나와
나의 가족이
경험한
ADX

ADHD는 두뇌의 병으로서

유전인자를 통해

가족에게 전해 내려온다.

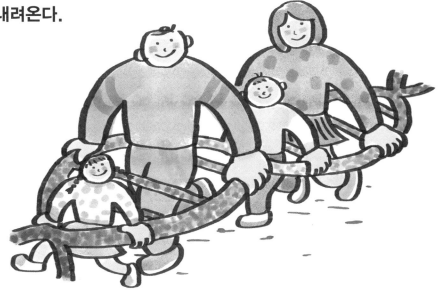

나와
나의 가족이
경험한
ADHD

지은이 **수잔 정**

[개정판]

나와 나의 가족이 경험한 ADHD

첫째판 1쇄 발행 | 2020년 12월 10일
둘째판 1쇄 인쇄 | 2024년 11월 04일
둘째판 1쇄 발행 | 2024년 11월 11일

지 은 이 수잔 정
발 행 인 장주연
출 판 기 획 임경수
책 임 편 집 이연성
편집디자인 최정미
표지디자인 김재욱
일 러 스 트 김명곤
제   작 황인우
발 행 처 군자출판사(주)
        등록 제4-139호(1991. 6. 24)
        본사 (10881) **파주출판단지** 경기도 파주시 회동길 338(서패동 474-1)
        전화 (031) 943-1888   팩스 (031) 955-9545
        홈페이지 | www.koonja.co.kr

ISBN   979-11-7068-198-4
정가   18,000원

1964	숙명여자중고등학교 졸업
1970	연세대학교 의과대학 졸업
1971	세브란스 병원 인턴
1971-1973	원주세브란스 병원에서 내과 수련
1973	뉴욕 알버트 아인스타인 병원, 링컨 트랙에서 정신과 전문의 일년차 수련
1974-1977	뉴올리언스 소재 튤레인 의과대학에서 일반 및 소아정신과 수료
1977-1978	서울 용산에 있는 121 부속 병원에서 미육군 현역 정신과 의사로 복무
1978-1981	미 워싱턴 주, 타코마에 위치한 메디간 육군 병원에서 소아정신과 과장
1981-1984	로스엔젤레스 소재 아시아 정신 건강 센터에서 정신과 의료 부장
1984-2020	카이저 의료 그룹에서 소아청소년 정신과 의사 겸 파트너
2001-2019	남가주 의과대학교(University of Southern California) 소아청소년 정신과 임상 조교수(Clinical Assistant Professor)
2020-현재	지난 30년간 로스앤젤레스에 위치한 한인 가정 상담소에서 자원 봉사와 정신과 환자를 치료하고 있음

그간 출판된 저서로는 <아메리카를 훔친 여자> <튀는 아이 열린 엄마> <문제아는 없다> <아이야, 너 때문에 행복해> 등이 있음

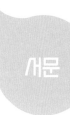

서문

"댁의 따님이 특별한 상을 받게 되었습니다. 다음 주 월요일 아침 9시, 조례 시간에 맞춰서 학교 강당으로 와 주세요. 단, 학생에게는 비밀로 해 주십시오."

큰 딸 은하가 다니는 고등학교 교장실에서 온 전화였다. '도대체 무슨 상일까?' 궁금하기 짝이 없었지만 아이에게는 비밀로 하라고 했으니 입을 꾹 다물고, 태연한 척하며 주말을 간신히 보냈다. 나는 그날 오전에 예약된 환자들을 다른 시간으로 옮기고 학교에 가기로 했다. 환자들에겐 무척 미안한 일이지만 고맙게도 내 환자의 부모들은 내가 소아청소년 정신과 의사지만, 동시에 아이 엄마로서 피치 못할 사정이 있을 수 있다는 것을 이해해 주었다. 마취과 의사인 남편은 새벽에 수술받을 환자들을 방문하고, 마취 상담을 해주어야 하기 때문에 스케줄을 바꾸는 것이 불가능했다. 따라서 휴가 기간이 아닌 동안에 일어나는 아이들에 대한 모든 일들은 내가 도맡아서 할 수밖에 없는 형편이었다.

은하가 다닌 말보로 여자 중고등학교(Marlborough school)는 백삼십 년 역사를 가진 사립학교로, 로스엔젤레스 한인타운 서쪽 행콕팍에 있다. 학교 주위에는 오래된 저택들과 유서 깊은 월셔 골프장이 있어서 이곳이 시내 한복판임을 잊게 한다. 학교 강당에 들어서자 은하 친구들의 부모 몇 분이 뒤쪽에 앉아 있는 게 보였다. 잠시 후 오십대 초반의 교장선생님 바바라가 강단으로 나와 학생들의 이름을 부르기 시작했다. 그리고 앞으로 나오는 학생이 받는 특별상이 어떤 상인지도 말해 주었다. '영어 작문상', '수학상', '자연과학상' … 그런데 한참이 지나도 은하의 이름은 들리지 않았다. 혹시나 내가 못 들은 것은 아닐까 하여 두리번거리는데 비로소 은하의 이름이 들렸다. 바로 이어 내 딸이 받게 될 상이 '봉고북상(Bongo Drum Award)'이라고 소개했다. 그 순간 잠재해 있던 지극히 한국적인 편견이 고개를 들었다. '아프리카 북 치는 게 무슨 큰 상이람?'

돌이켜 생각해 보면, 내가 큰 딸에게 거는 기대는 지나칠 만큼 컸던 것 같다. 이 아이는 수학이나 물리 분야에서 뛰어난 지능을 보였다. 초등학교 과정을 마친 후, 나는 딸을 대부분의 또래 아이들처럼 집 근처 공립학교에 보내자는 남편의 의견과 달리 집에서 멀리 떨어져 있는 데다 등록금이 대학 교육비에 버금가는 말보로 여학교에 보내자고 했다. 항상 내 의견에 귀를 기울이고, 존중해 주었던 아이 아빠는 이번에도 내 결정을 따라 주었다. 아마도 '내가 다녔던 여학교와 비슷한 환경에서 딸을 교육시키고 싶다.'라는 내 마음을 이해해 주었나 보다. 우리 집 주위에 남학생이 없는 여자 중고등학교는 가톨릭 학교나 사립학교 외에는 없었다. 그리하여 은하는 엄마의 큰 기대를 등에 업고 LA 최고의 명문 사립 여중고로 꼽히는 이 학교에 입학하게 된 것이다.

초등학교 시절, 이미 아빠가 물어보는 고등 수학 문제에도 척척 대답했던 것을 감안하면 은하의 학교 성적표는 기대에 미치지 못했다. 한 학년 60명 정도의 학생 중 5등 정도였다. 좀 더 높은 점수를 받지 못한 것은 대부분 숙제를 제때에 못 했거나, 해놓고도 잊어버리고 제출하지 못했기 때문이었다. 한 번은 숙제를 집에 놓고 왔다며 급히 학교에 가져다 달라는 연락이 왔다. 나는 점심 시간에 집에 들러 과제물을 학교에 가져다주었다. 표지에 'My Mother is a Fish'라는 제목과 함께 온갖 생선들이 그려진 꽤 커다란 스크랩북이었다. (나는 그 내용에 대해서 물어보진 못했다. 그 아이와 난 부딪히기 일쑤였는데 그때마다 난 화를 다스리기 힘들었던 기억이 많았기 때문이다) 나는 비상한 지능에도 불구하고 성적이 잘 안 나오는 이유가 오로지 '게으름' 때문이라며 은하를 나무랐다.

이런 일들은 은하가 고등학교 졸업 후 북가주에 있는 버클리 대학에 진학하게 되어 집을 떠난 후에도 끝난 것이 아니었다. 그 애가 다니던 미용실이나 책방에 들르노라면 "은하가 두고 간 우산이 있는데요", "스웨터를 놓고 갔어요"라는 말을 수없이 들어야 했다. 그러나 그런 일이 내게는 그리 놀라운 일은 아니었다. 나 자신을 보는 듯했기 때문이다. 사실 나도 늘 쉽게 주의가 산만해지거나, 한 가지에 정신이 쏠리면 다른 것들은 모두 잊어버리는 성향이 있었던 것이다.

은하는 대학교 2학년이 되던 해, 그토록 사랑하던 아빠를 심장마비로 잃고 심한 우울증세에 빠졌다. 어느 날, 나는 은하를 무척 사랑했던 그녀의 유대인 남자 친구의 전화를 받았다. 몹시 걱정스러운 목소리였다. "은하가 자기 물건들을 다른 사람들에게 주고 있어요." 나는 대학교 기숙사에 가서 그녀를 집으로 데리고 왔다. 원래 은하는 자기보다 처지가 불리한 사람들을 도와주는 것을 즐겼다. 버클리에 있을 때, 그녀는 남자 친구와 함께 한인 이민자 노인들의 미국시민권 시험 치르는 것을 도와주는 일을 했었다. LA로 돌아온 후에도 그녀는 같은 일을 계속했다. LA에서 영어가 힘든 노인들에게 시험 문제와 답을 가르쳐 드리고 연습하는 것을 도와드리는 한편 시험 당일에는 자신의 차로 그분들을 시험장에 모셔다 드리기도 했다. 가는 도중에도 노인들에게 계속 용기를 북돋아 드렸다고 한다. 그 덕분에 외할머니와 할아버지도 미국시민권을 받으시게 되자 은하는 자기 일처럼 기뻐했다. 그리고 얼마 후 버클리로 되돌아갔다. 그리고 전기 공학 전공으로 대학교를 다니다가 남편을 만나 결혼하게 되었다.

행복한 가정을 꾸미며 살던 은하가 어느 날 전화를 했다. "엄마, 이 책을 읽어 보니까 나에게 주의산만증 증세가 있는 것 같아. 그래서 정신과 의사를 찾아가 보았는데 내 말이 맞대. 약 처방을 해주어서 써 봤더니 효과가 아주 좋아."

소아정신과 전문의 할로엘 박사(Edward Hallowell, M.D.)가 쓴 책 〈Driven To Distraction〉을 읽은 후, 은하가 놀라움에 넘쳐서 내게 전화로 말한 내용이다. 나는 갑자기 머리를 어디에 꽝 부딪친 기분이었다. 그렇다. 은하가 쉽사리 산만해져서 여러 가지를 잊어버리고, 실수할 때도 많았지만, 자신이 좋아하는 '봉고북치기'라든가 어려운 수학문제를 자신이 사랑하던 아빠와 풀 때면, 끝을 모를 정도로 집중을 하곤 했다. 틀림없는 ADHD의 증상이었다. 90% 이상이 백인 학생인 자신의 학교에서 '아시안 학생 클럽'을 조식하여 회장이 된 후, 제 어미인 나를 초청하여 '아시안 문화, 무엇이 서양문화와 다른가?'라는 강의를 한 적도 있다. 그때까지 아무도 생각하지 못했던 동양 문화의 교육을 전교의 학생들과 선생님들에게 뿌리 박게 한 것이다. 이른바 '상자 밖으로의 생각'을 하며, 창의력이 번쩍였던 아이였다. 가끔 충동적이거나, 한 군데에만 몰두하는 행동으로 나를 화나게 했던 적도 적지 않았다. 예를 들어, 중학생 때 자신의 왼쪽 머리카락 전체를 완전히 삭발해 버린 후 오른쪽 머리카락은 새파란 색깔로 염색해 버렸던 사건, 화장실에 갈 때면 두꺼운 백과사전을 들고 들어가서 한 페이지씩 읽으며 한두 시간을 보내던 모습 등.

더욱 충격적인 사실은 내가 왜 은하의 ADHD 증상을 빨리 눈치채지 못했는가였다.

일반 정신과 수련의 과정을 마친 후, 2년에 걸친 소아청소년 정신과 수련 과정을 끝내었고, 두 분야의 전문의 자격(board certified)을 갖추었던 나 아닌가. 물론 자신의 가족이나 가까운 친지에게 문제가 있다면 다른 정신과 의사에게 진단이나 치료를 맡기는 것이 바람직하다. 하지만 내 딸에게 비슷한 증상이 있는 것을 뻔히 보면서도 왜 이 아이에게 병이 있다는 것을 의심하지 않았을까? 나는 비로소 나 자신이 똑같은 문제를 가지고 살아왔음을 깨달았다. 아마도 그 때문에 아이의 행동을 병(?)이라고 진단하지 못하지 않았을까. 내가 어린 시절에 겪었던 몇 가지 사건들이 떠올랐다.

나는 중2 때부터 혜경이라는 친구와 친하게 지냈다. 돈암동에 사는 그 친구의 집에 자주 놀러 갔었는데, 그 친구네 집에 갈 때마다 번번이 내려야 할 정류장에서 내리지 못했다. 어떤 때는 미리 내려서 걸어가야 했고, 또 어떤 때에는 지나쳐 버렸다. 잠이 들거나, 책을 읽지도 않았는데도 말이다. 나중에 생각해보니 분명 집중이 안 되고, 다른 공상에 빠져 있었던 것 같다. 학창 시절, 이런 기억도 있다. 가끔 오후 나른한 수업 시간이 되면 나는 '반장의 권한(?)'을 최대한 이용하기도 했다. 마음 좋은 선생님들에게 오락시간을 갖자고 청해서 한바탕 노래 마당을 펼쳤다. 칠십여 명의 급우들과 선생님이 친해지는 즐거운 시간이 되었음은 물론이다. 다른 반 아이들은 모두 우리 반을 부러워했다. 사실 그런 미친 짓(?)을 충동적으로 해치울 반장은 어느 반에도 없었다.

ADHD는 두뇌의 병으로서 유전인자를 통해 가족에게 전해 내려온다. 나는 나와 은하에게 유전인자를 전해준 장본인이 바로 나의 아버지임을 짐작할 수 있었다. 일제 시대에 북한에서 태어나신 아버지는 일본으로 유학을 갔었다. 심각한 경제난으로 중간에 돌아오신 후, 25세 때, 당시 17세였던 나의 어머니와 결혼했다. 그리고 그 다음 해에 내가 태어났다. 그는 국민학교 교사로 재직했었는데 어느 날, 동료 교사들과 대화 중 공산주의 비판을 소리 높여 외쳤단다. 충동적인 본인의 행동으로 인한 위험을 직감한 그날 밤, 몰래 공산당들을 피해서 서울로 홀로 떠나셨다. 월남한 후 북한에 남아있던 엄마와 나를 데리러 올 생각도 안한 채, 서울에서 가수가 되기 위해 기타 공부를 했었노라고 어머니는 언제인가 말씀해 주셨다. 결국 외할머니가 막내딸인 엄마와 한 살 된 나를 데리고 이제는 위험해진 삼팔선을 밤새 넘어 남한으로 피난을 오셨다. 내가 다섯 살 되던 해에 6.25 전쟁이 발발했다. 일요일이었던 그 날 아침, 아버지가 공무원으로 일하던 전매청 사택에 이런 방송이 나왔다고 한다. "남자 직원들은 이미 배로 피신을 했으니, 아내들은 자녀들과 함께 자신들의 살길을 찾아서 피난 가라"는 어처구니없는 말이었다.

어머니는 나를 앞세우고, 동생 인숙이를 등에 업으신 채, 정처 없이 남쪽을 향해 걷기 시작했다. 아버지는 위험한 순간에 한 번도 어머니와 자식들을 지킨 적이 없었다. 가장 먼저 안전한 곳으로 피했고 자신의 생명과 안전을 지켰다. 90세에 돌아가신 아버지가 남기신 것은 두 명의 자녀와 몇 명의 손자들에게 물려주신 ADHD 유전자다. 나의 조국 한국은 오천 년의 유구한 역사 동안 중국, 일본, 몽골 등으로부터 약 팔백 번의 침략을 받았다. 그런 위기 상황에서 우리 아버지처럼 충동적이고, 사고하기 전에 행동이 앞섰던 사람들이 살아남기에 유리하지 않았을까. 그래서 우리 민족의 많은 수가 나와 은하처럼 ADHD의 유전인자를 받고 태어난 것은 아닐까.

은하가 주의산만증 치료를 시작한 후, 나도 곧장 다른 병원에서 근무하는 성인 정신과 의사를 찾아가서 진단을 받았다. 담당 의사는 캐나다의 가난한 가정에서 태어나서 의과대학 졸업 후, 미국으로 이민 와서 정신과 수련을 마친 분이었다. 나하고는 직접 연관된 부분이 전혀 없으니 내가 은하의 증상을 보지 못한 것 같은 실수를 범할 염려는 없을 듯했다. 또한 중요한 것은 주의산만 증세만이 아니라, 다른 동반 이환(comorbidity) 문제가 있는 것을 놓치지 않는 것이다. 특히 나는 마흔 아홉 살에 사랑하는 남편을 갑작스러운 심장마비로 잃은 상태여서 우울증이 염려되는 상황이었다. 다행히 나에게는 아침이면 도시락을 싸서 직장으로 달려갈 정도로 좋아하는 소아정신과 의사로서의 일과 따뜻한 마음을 가진 동료들이 주위에 있었다. 나는 종일 환자들을 대하며 그들의 아픈 사연에 귀를 기울이고, 정성을 다해서 치료 방법을 찾았다. 가능한 한 혼자 집에 있는 것을 피했다. 남편과의 추억이 많이 담겨있는 크나큰 집은 외로움과 고독의 온상이었으니까. 남편이 떠난 후, 나는 LA 동부에 위치한 클레어몬트 신학대학원에 등록했다. 갑자기 신앙심이 강해져서가 아니었다. 그토록 선하고 모든 일에 열성이었던 아이들의 아빠, 나를 그토록 사랑하고 위해 주던 남편을 어이없이 앗아간 하느님의 심보(!)를 알아보기 위해서였다. 독립기념일 일주일 후에 남편의 장례식을 치르고, 무엇보다 두렵고 하기 싫었던 회계사와 변호사와의 만남들을 처리하다 보니 어느새 가을이 왔다. 나는 매일 마지막 환자의 상담을 마치자마자 동쪽을 향해 프리웨이를 달렸다. 차창 뒤편에는 석양이 하늘을 붉게 물들이며 지평선 너머로 지고 있었다. 베토벤의 음악을 평상시에 사랑했던 것이 크나큰 축복이란 것을 새삼 깨달은 것도 이때다. 베토벤을 몰랐다면 어떻게 두 시간 동안 수많은 자동차들 홍수를 뚫고 클레어몬트에 다다를 수 있었겠는가. 90분간의 신학 강의의 내용이 무엇이었는지, 내가 무엇을 배웠는지는 솔직히 기억나지 않는다. 다만 어두운 캠퍼스를 빠져나와 다시 한 시간 반 동안 차를 달려 집에 돌아오면 잠을 이룰 수 있었으니 그것으로 의미는 충분했다.

연세대학교 동문인 데이빗의 권유로 시작한 로우즈 보울에서의 마라톤 훈련도 주말과 이른 새벽의 우울하기 쉬운 시간을 피하는 데 큰 도움이 되었다. 나는 생각하거나 선택하는 과정을 없애기 위해 늘 침대 옆에 운동복을 놓아두었다. 새벽에 눈이 떠졌을 때 아무 생각 없이 그 옷으로 갈아입고 대문을 나섰다. 겨울이 되어 추운 날엔 정말 나가기가 싫었지만, 무조건 집 밖으로 나왔다. 약 4.8 km 정도를 달렸는데, 처음 0.8 km 정도가 가장 어려웠다. 그러다가 마라톤 대회 날짜가 가까워지면 8 km, 또는 11.2 km까지도 달렸다. 처음에는 롱비치에서 열린 하프마라톤에 나갔고, 그후 LA 마라톤에 우리 훈련 팀들과 함께 참가하여 네 번 완주했다. 둘째 딸 카니의 권유로 시카고에 가서 '백혈병 협회를 위한 기금 모금 마라톤'에서 딸과 함께 뛰었는데 그때까지의 기록 중 가장 성적이 좋았던 것으로 기억한다. 샌프란시스코에서 큰 딸 은하 부부와 영국 런던에서 일하던 학용이 우리를 응원하러 와준 것이, 나의 기록 경신에 도움이 되었는지도 모른다. 그 날 마지막 1.6 km 구간에서 세 아이들이 나랑 같이 뛰어주며 "마마 정, 마마 정!"을 외치며 용기를 북돋아 주었던 기억은 아직도 생생하다.

내가 가장 두려워했던 것은 가끔씩 생기는 '한가한 시간(unstructured time)'이었다. 그럴 때면 남편에 대한 그리움이 절로 솟구쳐서 가슴을 먹먹하게 만들었고, 그를 따라가고 싶은 마음이 들기도 했다. 주위의 사람들은 "닥터 정은 똑똑하고, 정신과 의사이니 감정 해결을 잘 할 거야"라고 말했다. 그들은 감정이 얼마나 어린아이처럼 변덕스럽고 이기적인지 미처 몰랐던 것이다. 나는 책상 위에 늘 놓여 있는 녹음기를 향해 홀로 말하기 시작했다. 우선 남편과 나의 아름다웠던 만남과 4년간의 연애 기간, 그리고 결혼 후 신혼 생활에 이르기까지. 말하는 동안은 무엇인가가 마음을 채워주는 듯해서 외로움으로부터 벗어날 수 있었다. 이 녹음된 기록들은 훗날 의과대학 친구인 닥터 유의 주선으로 나의 첫 번째 책으로 엮어진 바 있다.

닥터 골드는 내 사연을 듣고 두 가지의 약을 처방해 주었다. 우선 주의산만증을 돕기 위해 '아데랄(미국명 Adderall, amphetaine salt combo)'이라는 항진제와 우울증을 예방하기 위한 '프로작(미국명 Prozac, fluoxetine)'이라는 항우울제였다. 아데랄은 복용한 지 대개 삼십 분 정도 지나면 약효가 나타나는 약이다. 나는 어쩐지 머리가 맑아 오고 집중력이 강해지는 기분이 들어서 보통 때에 하기 싫어서 미루고 있던 수표 정리를 삼십 분 만에 해치울 수가 있었다. 그러나 프로작은 처음에 두통을 가져왔다. 10 mg이 가장 약한 용량인데 부작용이 오다니. 그래서 이삼 일을 끊었다가 다시 써보니 이번에는 아무 문제가 없었다. 그 후 나는 수년간 프로작을 복용했다.

나의 외할머니는 6.25 사변 중에 외아들인 외삼촌을 잃으셨고, 둘째 딸을 이북에 두신 채 남한으로 피난 오셨다. 그 이모님이 자신의 시부모를 지켜야 한다며 함께 내려오기를 거부하셨기 때문이다. 그래서 할머니의 세 자녀 중 유일하게 그녀 곁에 남은 것은 막내 딸이었던 나의 엄마였다. 내가 중학교에 갓 들어갔을 때, 할머니는 "나는 빨리 죽어야 해"라는 말을 되뇌이셨다. 나는 그것이 늘 걱정되었었다. 그것이 할머니의 우울증에서 오는 죽음에 대한 집착이었음을 알게 된 것은 아주 먼 훗날이 되어서였다. 할머니는 내가 의과대학을 졸업하고, 결혼한 후 미국에 온 다음 세 아이들을 낳은 뒤에 돌아가셨다.

할머니는 돌아가시기 전, 몇 년 간 우울증이 더욱 심해지셔서 자신을 돌보아 드리던 손주 며느리와도 문제가 많이 생겼고, 그 때문에 나의 어머니는 상심이 크셨던 것 같다. 6.25 전쟁은 민족의 큰 상처였다. 많은 사람이 죽었고, 많은 것을 잃었다. 그러나 상실을 경험한 사람들 모두가 나의 할머니처럼 우울증을 앓은 것은 아니다. 어떤 분은 미래에 대한 불안과 인간에 대한 불신 때문에 심각한 불안 증세나, 강박 증세를 앓았을 수도 있고, 다수의 사람들은 외상후 스트레스 증세(post traumatic stress disorder)로 고생하셨을 것이다. 나는 할머니의 유전인자를 통해서 우울 장애가 나에게도 올 수 있으리라 여겼고, 이를 예방하기 위해 많은 노력을 기울였다.

이제껏 나는 대단할 것 없는 나와 내 가족의 이야기를 길게 늘어 놓았다. 그 이유는 간단하다. 우리 가족의 예에서 보여지듯 우리 주위에는 많은 주의산만증 환자가 있다. 그러나 이 분야를 주업으로 일하고 있는 나조차 실수했던 것처럼, 많은 사람들이 자신이나 사랑하는 식구들에게 이런 장애가 있다는 것을 모르는 채 살아간다. 나의 조국에 이런 장애를 가진 사람이 많을 거라는 나의 추측은 성미 급하고, 분노를 쉽게 조절하지 못하던 나의 아버지 같은 분들이 많이 살고 있는 것을 알기 때문이다.

위기 상황에 처했을 때 충분히 생각하고 행동하려던 많은 사람들은 목숨을 잃었다. 오히려 생각하기도 전에 자신을 위한 fight or flight 반응을 했던 사람들이나 '상자 밖의 생각'을 할 수 있는 창조적 능력을 가진 사람들이 살아남은 것은 아닐까. 그리고 그런 사람들이 현재 대한민국을 구성하고 있는 다수가 아닐까라는 상상을 가끔 해 본다.

유럽인들이 주의산만증을 '아메리칸 병'이라고 부르는 것도 이와 비슷한 경우가 아닐까? 생각한다. 영국에서 아무리 종교적 탄압이 심했다고 하더라도 청교도들 무리가 고향 땅을 등지고 덜컥 메이플리워호에 올라 신대륙을 향해 떠날 수 있었던 것은, 그들 개개인의 속성에 '새로운 것을 좋아하고, 충동성이 강하고, 생각하기 전에 행동이 앞서며, 한 가지에 몰두하면 다른 것은 모두 잊어버리는 기질'을 가진 것 때문은 아니었을까? 그들의 후손들이 지금 미국을 이끌어 가고 있다면 주의산만 장애가 많은 것은 당연한 게 아닐까?

주의산만증을 갖고 태어난 사람들에게 훌륭한 점도 많이 있다. 미국의 케네디 대통령, 과학자 알버트 아인스타인, 유명한 저술가, 발명가이자 외교관이었던 벤자민 프랭클린 등이 모두 ADHD 증상을 가졌었다. 건축에 대한 아무런 교육도 받지 않았던 나의 아버지는 전쟁 후 모든 것이 무너져버린 이 땅에서 건축업으로 가족들을 먹여 살리고, 나와 나의 세 동생들을 교육시키는 창조력과 교육열을 발휘했다. 주의산만증을 가지고 태어난 나의 손자는 지루한 공부는 질색이지만, 새로 이사간 나라 덴마크의 친구들 사이에서 그의 출중한 비디오 게임 실력 덕분에 폭발적인 인기를 누리고 있다고 한다. '빨리, 빨리'는 한국인의 '느긋하게 기다리지 못하는, 참을성의 결핍'도 나타내지만 한편으로는 무엇인가에 all-in하면 열심히 목적을 향해 전진하는 맹렬함도 뜻할 수도 있다.

의과대학을 졸업한 지 금년으로 꼭 54년이 된다. 세브란스 병원에서 인턴을 하며 보냈던 1년, 원주 기독 병원에서 내과 수련의로 보내었던 2년을 빼면 51년 동안 이민자로서, 정신과 의사로서 보낸 셈이다. 내 주위에는 항상 사랑하는 나의 가족과 어머니, 한인 교회 친구들, 그리고 봉사하면서 만난 이민사회의 많은 한인 환자들이 있었다. 나를 낳아주고, 꿈을 길러 주고, 세계 어느 무대에 나가더라도 꿋꿋하게 버틸 수 있는 힘을 불어넣어준 것은 나의 어머니, 그리고 어머니의 나라, 한국이다. 그래서 나는 이런 사랑의 빚을 갚아야 한다는 생각을 잊어버린 적이 없다.

그동안 한국에서는 정신병이나 정신과에 대해 가르치는 데 소극적인 편이었다. 한국에서 간호대학 공부를 끝내고 미국에 온 동생 영희는 이곳에서 자격 시험을 치르면서 가장 어려웠던 과목이 정신과였다고 말할 정도다. 전쟁 이후 힘들었던 시절, 온통 경제 재건에만 몰두하느라 정신 건강에 대한 관심은 뒤로 미루었던 탓이었을까? 아니면 흑과 백이 분명하지 않은 회색의 지대에서 변동이 많은 감정의 세계를 이해하고 받아주는 훈련이 힘들었기 때문이었을까? 아니면 이런 것들은 시험과는 관계가 없기 때문이었을까?

나는 이제 한국인이 정신과에 대해서 더 많이 알고, 필요할 경우 기꺼이 도움을 받아야 한다고 믿는다. 그래서 우리들 중 많은 이들이 겪고 있는 주의산만증에 대해 내가 그동안 공부해왔고, 임상에서 경험하며 익힌 모든 것을 나누고 싶다. 주의산만 장애의 60-70%가 합병증으로 주요 우울증을, 20%가 양극성 질환(조울증)을, 75%가 반사회성 인격장애를, 50-60%가 음주 중독자가 된다는 통계가 있다. 또한 이런 병으로 고생하는 사람들은 삶이 힘들어지면 문제해결의 방법으로 자살이나 타살을 택하는 경우가 많다.

우리 국민의 자살률이 세계에서 가장 높다는 사실은 무척 안타까운 일이다. 자신을 사랑하고, 가족과 친지들을 사랑한다면, 몸과 마음의 건강을 살피고, 문제가 있다면 빨리 치료를 받아야 한다. 우리 자신이나 자녀, 또는 손주에게 주의산만 장애가 있다면 빨리 도와주도록 하자. 이 병은 그냥 놓아둔다고 없어지지 않는다. 이것이 우울증과 알코올 중독, 마약 중독, 교통사고, 범죄, 도박, 조울증, 그리고 자살에까지 이를 수 있다는 점을 잊지 말자.

자신의 이야기를 책에 써도 좋다고 허락한 사랑하는 딸 은하와 그녀의 첫째 아들, 세종에게 다시 한 번 고마움을 보낸다. 미국 오하이오 주에서 소아청소년 정신과 수련을 마치고 지금은 미국의 대학교에서 교수로 일하는 바쁜 시간에 전문적이면서도 아름다운 글이 되도록 애써준 나의 연세대학교 의과대학 후배, 윤예지 교수에게 감사를 보낸다. 바쁜 시간에 추천서를 써주신 연세대학교 의과대학 후배이자, 소아정신과 전문의로 열심히 환자를 치료하고 계신 신의진 교수, 로스엔젤레스에서 아동청소년 심리학 박사 겸 nurse practitioner로 활동하고 계신 숙명여고 후배 오정열 박사, 오랜 시간 동안 삼가 초등학교 교장으로 재직 후 지금은 대학에서 후학을 기르느라 미국과 한국을 오가며 교육 사업에 바쁜 수지 오 박사에게 심심한 감사를 보낸다. 또한 이 책이 태어나도록 격려해주신 군자출판사의 장주연 대표님 및 모든 편집인들께 심심한 감사를 드린다.

ADHD는 한국 내뿐만 아니라, 외국에 나가 있는 이민자 가족에게도 많이 있다. 이런 분들을 위하여 가능하면 영어 원문을 그대로 사용하였다. 또한 한국에서의 학업을 마친 후에 외국으로 유학을 오는 학생들에게도 영어 사용에 도움이 되리라 믿는다.

*이 책에 나오는 환자의 실례는 사생활의 보호를 위해서 이름이나, 성별, 기타 사항 등을 변경했음을 알려드립니다.

카이저 병원에서 일하는 35년 반 동안, 나는 엘에이 시의 서북쪽에 위치한 파노
라마 시티 카이저의 외래 클리닉에서 소아 및 청소년 정신과 의사로서 일을 하였다. 순
서에 맞추어서 공휴일이나 주말이면 응급실로 오는 환자들을 보는 것 이외에는 거의 모
든 시간을 한 군데에서 보낸 셈이다.

그리고 이 덕분에 나는 많은 것을 배울 수 있었다. 내가 돌보았던 자폐증 아이들, 조
울증 환자들, 수많은 ADHD 꼬마들이 나의 치료를 받고서, 어른이 된 후에, 아니면 대학
을 졸업하고 직장인이 되어서, 다시 찾아왔을 때의 감격들을 나는 고스란히 기억한다.
내가 한곳에 35년 이상 있었기에 누릴 수 있는 행복이었다.

2020년, 1월에 나는 정든 일터로부터 은퇴를 했다. 그리고 큰딸 은하네 식구는 모두
덴마크로 이사를 가기로 결정했다. 이미 사위와 두 손자는 덴마크의 수도 코펜하겐에 도
착해서 직장과 학교를 시작했었다. 대부분의 짐들을 보낸 뒤의 텅 빈듯한 집에 혼자 있
는 은하를 도와서, 멋지게 수리한 집을 재빨리 매매하는 것이 내가 간 목적이었다.

밤마다 은하는 덴마크 언어를 습득하느라 낮은 어조로 웅얼거렸다. 데니쉬(Danish)
로 은하가 공부하는 것을 듣고 있노라면, 하루의 사 분의 삼이 밤이고, 가끔 오로라가 펼
쳐져 보인다는 북극의 겨울바람이 불어오는 듯했다. 은하와 사위 마이크는 "버클리 공
화국"(Republic of Berkeley)의 시민답게 정의에 불타는 청년들이다(비록 50이 가깝지만
여전히 버클리 대학교의 자유주의 정신에 투철한…)! 자신의 두 아들들이 학교에 출석해
서 연습하는 것이 겨우 집단 살인범이 학교로 침입해 들어와서 총을 난사하는 경우, 어
떻게 도망가거나, 총알을 피할 수 있는지를 배우는 것이라니…!

대학원에서 빅 데이터(big data)를 가르치던 마이크에게 덴마크에서 좋은 직장을 약
속하는 요청이 들어왔었단다. 트럼프가 코로나바이러스를 "차이나 바이러스"니 "컹후

바이러스" 등으로 부르는 저질의 인종 차별 행위를 자신의 아내나, 절반의 아시안 피가 섞인 두 아들에게 보이고 싶지 않았던 것은 아닌지….

우리 모녀가 신나게 벽지를 뜯어내고, 정원을 가꾸던 2020년, 3월 어느 날 가주 지사의 Lock Down(밖으로 나오지 말고 집에만 있으라는 명령) 지시가 우리를 놀라게 했다. 민첩하게 은하는 본인이 신뢰하는 월남인 여성 부동산 업자에게 집을 송두리째 맡기고, 나는 엘에이로 다시, 본인은 그리운 가족이 기다리는 코펜하겐으로 떠났다. 그리고 나는 일생에서 처음 맛보는 여유로움을 만끽하였다.

늘 누군가가 한국인 부모님들이나, 환자들을 위해 번역해주기를 바라던 책, 『Driven To Distraction』을 꺼내 들었다. 처음 이 책을 읽었을 때 나를 가장 감동시켰던 것은 저자, Edward Hallowell, M.D.의 머리말이었다. 초등학교 2학년이 끝날 때까지도 책을 읽을 수 없던 자신을 담임 선생님은 방과 후에 자신의 옆에 바짝 앉혀 놓으시고 열심히 가르치셨다. 자신은 세상에서 가장 바보라고 여겼던 소년의 병은 바로 ADHD와 난독증(dyslexia)이었다.

의과대학을 졸업하고, 정신과 수련을 받던 어느 날, 주의산만 및 행동 항진증의 강의를 들으며, 그는 드디어 자신이 ADHD 환자임을 깨달았다. 그리고 배웠던 대로 자신을 위한 항진제 약물을 사용하고서 놀라운 경험을 하였다. "눈이 잘 보이지 않다가 갑자기 새 안경을 쓴 것처럼 세상이 잘 보였어요." 이러한 자신의 경험을 일반 민중에게 알리고 싶어서 쓴 책이 바로 『Driven To Distraction』이다.

나는 서둘러서 Dr. Hallowell에게 편지를 썼다. 한국인들이 이 병에 대해서 더 많이 알고, 서둘러서 치료를 받음으로써 우울 증세로 인해 올 수 있는 한국인들의 높은 자실 행동을 줄일 수도 있으리라는 생각이 들었기에 번역을 허락해 달라는 내용으로….

편지를 보낸 지 수주가 지나자 나는 드디어 이 분이 주의산만증 환자라는 것을 다시 상기했다. 별로 재미도 없는 어느 여의사의 번역 허락 편지를 읽은 후에, 아마도 어딘가에 던져 놓은 후, 잊었을지도 모른다. 그렇다면 내가 잘 알고 이해하는 우리 한인들을 위한 책을 내가 써야겠다는 결심이 굳어졌다.

한인 주의 산만증 환자들을 많이 진단하고 치료한 곳은 카이저 외래가 아니라, 나의 교회 삼층에 있던 작은 사무실이었다. 실력이 출중한 후배, 심리학 박사이며 nurse practitioner인 오정열 박사와 함께, 박소영 목사님을 소장으로 모시고 주말에만 일했던 염가의 정신과 외래였다.

대부분의 한국인 환자나 부모님들은 정신과란 자신들과 상관없는 아주 먼 곳에 있다고 믿는다. 게다가 대학 입학이나, 직장 입사 시에 큰 결격 사유가 될 거라고 믿어서 2세의 젊은이들이 도움을 청해도, 화를 내고 참으라고 권하거나 기도하라고 말한다. 그러다가 정말 문제가 터지면 이 부모님들은 "왜 의사가 당장에 환자를 봐주지 않는지?" 이해할 수가 없다고 화를 내며, 결국은 카이저 보험을 떠난다.

내가 일하던 엘에이 북부, 샌퍼난도 벨리는 150여 개의 언어를 사용하는 다민족들이 사이좋게 모여 사는 곳이다. 주로 안정된 직장을 가진 회사원들이나 공무원들이 직장에서 주는 혜택으로 카이저 의료보험 혜택을 받는다. 주 공무원인 선생님들이나 교수들, 우체국 직원들, 병원 직원들…. 그러나 개인이 직접 카이저 의료 보험을 사기에는 부담이 크다. 한인들은 아시안 중에서도 의료보험 가입이 가장 저조한 민족이다. "내게는 병이나 응급상황이 오지 않을 텐데, 왜 쓸데없이 돈을 낭비하느냐?"고 말하는 한국인 어른을 나는 보았다. 그리고 자신의 가족이 맹장염으로 고생할 때 비행기를 타고서 한국으로 수술을 받으러 나가는 것도….

한 아버지는 가족을 사랑하고, 책임감을 느껴서, 비싼 보험료를 지불하면서 카이저 의료보험을 매입했단다. 약 2년간 아들은 부모에게 반항하고, 학교 가기를 싫어하며, 밤이면 컴퓨터 게임에 몰입했다. 화가 난 아버지가 드디어 정신과에 전화하고 도움을 청해, 2–3주를 기다리라며 약속 시간을 주었다.

정신과 환자가 의사와의 약속 시간을 받은 후에는, 마음의 안정과 기대에 차서 행동이나 심리에 많은 향상을 보인다. 그러니 부모님의 마음도 많이 안정되었다. 그래서 정작 약속 날짜가 되면, 이들은 정신과에 갈 필요를 느끼지 않는다. 그러나 문제가 해결되지 않은 상태이니, 아들과 아버지의 사이는 다시 과거의 알륵 상태로 돌아간다. 자연히 몇 주 지나서 다시 약속 날짜를 정했다가, 또다시 약속을 지키지 않고…. 결국 2년 후에 아버지는 카이저를 원망하며 떠났고, 아들은 학교에서 쫓겨나게 되었다.

이 아버지는 바로 나와 미육군 재향군인회에서 만났던 분이다. 나에게 2년간의 본인의 고생을 큰소리로 불평만 하였지, 큰 의료기관에서 2–3주의 기다림은 응급상황이 아닌 경우, 반드시 지켜서 환자의 치료를 시작했어야 했다는 사실을 알고 싶어 하지 않으셨다. 이 아버지의 "빨리, 빨리"라는 오래된 습관이 본인의 아직 진단되지 않은 ADHD 때문이었는지, 아니면, 한인 타운에 있는 몇 개의 외래처럼 "walk – in"(사전 약속 없이도, 기다리면 진찰을 받을 수 있는 제도) 제도에 익숙해졌기 때문인지 알 수 없었다.

교회의 라이프케어 센터에 오는 많은 한국 남자 어른들은 가정 폭력이나 아동 학대, 또는 알코올중독, 도박 문제, 심각한 우울이나 불안 증세가 많았는데, 이런 문제들의 바닥에는 치료받지 못한 채로 그냥 진행되어 온 주의산만증이 자리잡고 있는 경우가 많았다.

이런 아버지에게서 태어난 많은 자녀들이 학교에서 고통을 받다가, 우울해지고, 결국은 학교 무단결석, 마약 사용, 갱단 입단, 그리고 소녀들의 임신 사건으로 귀결돼, 뒤늦게 정신과 의사에게 오는 경우가 많았다. ADHD는 한인들에게 너무 많이 발견되는 병이다. 그런데 이 병은 그냥 보기에는 병 같지도 않아서, 미국에 있는 어느 사회학자가 "제약 회사와 의사들이 돈 벌려고 만들어 낸 병"이라는 말을 공공연하게 할 정도이다. 이분은 두뇌에 관해 공부를 하지 않았음이 분명하고, 뇌전파물질인 도파빈에 대해서도 문외한인 듯하다. ADHD는 과학적으로 증명된, 세계의 많은 사람이 앓는 병이다. 한국인에게 왜 이 병이 특히 많은지를 나는 짐작만 한다. 그리고 앞으로 계속해서 그 원인을 찾아볼 생각이다.

4년 전 삼월의 봄볕을 받으면서, 급히 써 내려갔던 초판이 매진되고, 이제 두 번째 출판을 제의해 주신 군자 출판사에 깊은 감사를 드린다. 이즈음 한국에서 이십 대와 삼십 대의 젊은이들이 정신과를 찾아와 이 병을 진단, 치료받고자 한다는 기쁜 소식을 들으면시, 더 많은 사람이 도움을 받아서 행복한 삶을 누리기를 간절히 빈다.

무척이나 뜨거운 엘에이의 칠월을 보내며,
김 영 숙(수잔 정)

ADHD: 이해와 극복을 통해 발견한 희망의 길

수잔 정 선생님을 처음 만난 것은 2007년 의과대학 본과 3학년 선택 실습으로 USC 소아정신과를 다닐 때였다. 무모할 정도로 용기백배한 나에게 따스하고 열정적인 모습을 보여주셔서 언젠가는 나도 선생님처럼 멋진 소아정신과 의사로 활약하고 싶다고 생각하게 되었다. 그녀의 무한한 에너지와 애정 있는 대상에 대한 무서운 집중력은 지금 소아정신과 전문의로서 돌이켜 보면 ADHD로 인한 그녀의 superpower가 아니었나 싶다. ADHD(주의력결핍 및 과잉행동장애)는 많은 가족에게 깊은 영향을 미치는 복잡한 장애이다. 그러나 수잔 정 선생님의 『나와 나의 가족이 경험한 ADHD』는 ADHD를 새로운 시각에서 바라보고 그 특성을 이해함으로써 장애가 아닌, 하나의 장점으로 승화시킬 수 있는 희망을 제시하는 귀중한 책이다. 이 책의 저자는 ADHD를 치료하는 전문가로서, 그리고 스스로 ADHD를 경험한 당사자로서, 깊이 있는 통찰을 제공한다. 그는 자신의 치료 경험과 가족의 사례를 통해 ADHD에 대한 전반적인 이해를 돕고, 더 나아가 이를 극복하는 방법에 관해 설명한다.

이 책에서는 과학적 사실과 연구 결과를 통하여 ADHD가 단순히 부정적인 측면만 있는 것이 아니라, 올바른 이해와 접근을 통해 긍정적인 측면도 발견할 수 있음을 강조한다. 저자는 자신의 치료 경험을 바탕으로, ADHD가 있는 사람들에게 어떤 접근법이 효과적인지 설명하며, 이로 인해 환자들이 스스로를 더 잘 이해하고 자신의 강점을 활용할 수 있도록 돕는다. 또한, 가족 구성원이 ADHD를 어떻게 이해하고 지원할 수 있는

지에 대한 구체적인 조언을 제공한다. 저자는 자신의 가족이 겪었던 도전과 이를 극복해 나가는 과정에서 얻은 교훈을 솔직하게 공유하고 있는데, 이는 같은 상황에 놓인 다른 가족들에게 큰 위로와 용기를 준다. 특히 가족 간의 소통과 지지가 얼마나 중요한지 강조하며, 이를 통해 가족들이 서로를 더욱 잘 이해하고 지원할 수 있도록 안내한다. 『나와 나의 가족이 경험한 ADHD』는 단순한 에세이에서 그치는 것이 아니라, ADHD가 있는 이들과 그 가족들에게 실질적인 도움을 줄 수 있는 가이드 북이다. 저자는 다양한 사례를 통해 독자들이 자신과 자신의 가족의 경험을 더 잘 이해하고, ADHD를 보다 긍정적으로 바라볼 수 있도록 돕는다.

수잔 정 선생님을 만난 지 17여 년이 지난 지금, 그때 내가 동경했던 선생님처럼 수많은 가족을 미대륙의 반대쪽 뉴욕의 진료실에서 만나고 있다. ADHD 진단에 좌절하는 환자와 가족들을 만나며 종종 선생님과 가족들을 떠올리기도 한다. 이 책은 ADHD에 대한 새로운 시작을 제시하며, 이를 통해 ADHD가 있는 이들이 자신의 잠재력을 최대한 발휘할 수 있도록 돕는다. 『나와 나의 가족이 경험한 ADHD』는 ADHD로 고통받는 이들과 그 가족들에게 큰 희망과 용기를 줄 수 있는 소중한 책으로, 내가 만나는 진료실의 수많은 환자 가족들과 그들을 깊이 사랑하는 모든 이들에게 적극 추천한다.

뉴욕에서

윤 예 지

Yesie Yoon M.D. / Maum Psychiatry, PLLC

　　미국의 질병통제국의 2022년 통계에 의하면 2-17세 아동에서 흔히 보이는 대표적인 정신장애는 주의산만증, 행동장애, 불안 장애 그리고 우울증이다. 그중 가장 흔한 것은 주의산만증이다. 주의산만증은 미국 아동인구의 11.1%, 약 7백만 명이 조금 넘는 아동들이 가진 장애라고 한다.

　　이 장애를 가진 아동들은 집중력 부족, 정보 이해와 기억력 부족, 예민한 감정, 언어 표현의 부족, 기쁜 감정의 부족과 자제력 부족을 경험한다. 이것은 전반적인 뇌의 집행 기능력 부족을 말한다. 그러므로 이 장애를 조기에 진단하여 적시에 필요하고 효과적인 치료를 받지 못한다면 학습장애, 친구 사귀는 데의 어려움, 친구 부족으로 인한 외로움, 사회적 고립, 따돌림, 불리(bullying) 받음, 자신감 상실, 불안 장애, 행동장애와 우울증이 더욱 심각해지거나, 그에 수반되는 이차적인 증상을 경험하게 된다.

　　다시 말하면 이 장애를 가진 아동들의 삶은 예민한 감정과 표현력 부족, 자제력 부족과 적절한 사회적 상황 판단력 부족으로 인해 또래와의 싸움/갈등, 외로움, 만성 좌절감, 축적된 울화, 부모와의 갈등/다툼, 그리고 선생님과의 갈등과 나쁜 성적 등으로 일상의 삶이 어둡고 힘들고 슬프고 화가 쌓이게 된다.

　　이런 아동들에게 뇌 집행기능을 올려주는 약(각성제, stimulant)을 주면 뇌의 화학물질 중 도파민(dopamine) 수치를 올려줌으로써 뇌 집행기능을 올려준다. 그러면 아동의 전반적인 뇌의 집행기능이 향상되어 집중력과 자제력 등이 증가되며 자신감이 올라 공부를 효과적으로 할 수 있게 된다. 그러면 성적이 좋아지고 아동이 꿈꾸는 장래를 스스로 설계하여 의미 있는 삶을 살아갈 수 있다.

　　이 분야에 미국에 에드워드 핼로웰 박사(저명한 소아정신과 의사이며 주의산만증에 대한 책을 쓰신 분)가 있다면 미국 한인 사회에는 수잔 정 박사가 있다. 수잔 정 박사가 주의산만증에 관한 책을 저술한 것은 우리 모두에게 진정한 축복이다. 이 분야에서 50여 년을 치료, 연구, 강연, 그리고 후학을 양성해온 저자는 이런 주의산만증을 가진 아동들이 자신의 치료로 주의산만증을 극복하여 훌륭하게 성장하고 그들이 전문 분야에서 활약하는 성공 사례들에 대해 이야기한다. 이런 이야기들은 주의산만증은 효과적인 약물치료와 심리치료, 가족치료 등을 통해 얼마든지 이 장애에서 오는 증상을 완화시킬 수 있으며 아동들이 효과적으로 주의산만증을 극복할 수 있게 됨을 말하여 준다. 그럼으로써 이들을 이런 장애가 없는 아동들 못지않게 잘 키울 수 있다는 점을 강조한다.

그리고 치료를 제때 못 해줬을 때 올 수 있는 2차적인 심리적 합병증을 쉽게 예방할 수 있다고 강조하고 있다. 이는 매우 중요한 사실로 부모들이 명심하여 이 장애가 악화되지 않도록 적극적인 조기치료에 앞장을 서야 한다고 말하고 있다. 아동들이 조기에 진단을 받아 충분히 방지할 수 있는 2차적인 장애들를 경험하지 않도록 하는 것은 부모로서 해줘야 하는 중요한 책임 중의 하나이다.

저자는 주의산만증에 관한 책을 일반 부모들이 쉽게 읽을 수 있도록 출판하였다. 그럼으로써 수많은 부모들이 자녀들의 주의산만증을 일찍 알아차리게 해주는 눈과 마음을 열어주고 이런 아동들이 제때 치료를 받을 수 있도록 길을 만들어주는 중요한 역할을 하고 있다.

저자는 이 책에서 자신의 주의산만증 이야기, 같은 장애를 가진 딸과의 관계와 삶을 솔직히 들려 준다. 명망 높은 소아정신과 의사이자 교수이면서도 자신도 모르게 저지른 실수를 돌아보며 주의산만증을 그렇게 어처구니없이 알아차리지 못했음을 솔직하게 얘기한다. 이 글을 쓰는 사람도, 저자와 비슷하게 주의산만증을 가진 아동을 도와주며 40여 년을 수없이 보았으면서도 자신의 자녀가 대학원을 간 후에야 주의산만증을 가진 남편, 딸 그리고 아들의 주의산만증을 뒤늦게 알아보게 되었다. 수십 년을 같이 살면서도 제대로 알아차리지 못 했음을, 제때에 도와줄 수 없었음을 한동안 후회하고 아쉬워했었다.

저자는 이 책을 통해 다음과 같은 사항을 부모들에게 부탁하고 있다. 자녀를 보다 더 자녀의 입장에서 이해해 주고 주의산만증을 조기에 진단하여 치료해 주어야 한다. 또한 자녀가 주의산만증 증상들을 효과적으로 이겨낼 수 있도록 옆에서 코치하고 뒤에서 밀어주어야 한다. 부모들이 이렇게 할 때 자녀의 행복한 미래는 분명히 성취될 수 있다고 믿는다. 부모들이 이러한 장애를 일찍 발견하여 적절한 시기에 치료해주면 그들의 자녀들도 다른 아이들 못지않게 잘 자랄 수 있으며 또한 자녀들이 스스로의 꿈을 꾸어 본인들이 원하는 삶을 살아갈 수 있게 된다. 많은 부모들에게 자녀들의 성공적 삶이 가능함을 느끼게 해준다는 것은 그들에게 희망을 불어넣어 주는 것이다.

저자의 풍부한 경험, 연구, 사랑 그리고 열정으로 쓰여진 이 책이 보다 많은 사람, 특히 주의산만증 자녀를 가진 부모들에게 읽혀지길 기원한다. 그리하여 그들의 자녀들의 주의산만증이 일찍 발견되고 적시에 치료를 받아 그들의 능력과 삶이 향상되길 진심으로 바란다. 더 나아가서는 주의산만증을 가진 아동들이 자신들의 타고난 능력을 최대한으로 살려 자신의 인생을 멋지게 꾸밀 수 있게 되길 바란다. 그러면 저자가 희망하는 대로 우리의 지역사회가 좀 더 활력 있고 평화로운 바람직한 사회가 되리라고 믿는다.

오 정 열

아동 전문 임상 심리학 박사/정신과 전문 임상 간호사

추천사

까마득한 대선배님의 저서에 의견을 다는 일은 참으로 조심스러운 일이다.

본 저서의 저자는 올해로 졸업 50주년을 맞는 연세대학교 의과대학 선배님이시다. 예전에 두어 번 뵌 적이 있고 미국에서 소아청소년 정신건강의학과 전문의로 씩씩하게 지내시는 선배님 정도로 아는 사이였다. 이번에 추천사를 부탁하셔서 같은 길을 가는 후배로서 호기심 반, 부담스러운 마음 반으로 꼼꼼히 읽어보았다. 책장을 넘기면서 가슴이 먹먹해지다가 급기야 눈물이 흘러 자주 멈추어야 했다. 이 감동은 어디서 왔을까?

자신과 가족들에게 흐르는 ADHD의 피를 과감하게 공개하는 용기! 자신과 딸, 손주의 정신적 어려움을 긍정적으로 극복하는 그 마음으로 다른 이의 아픔까지 어루만지는 따스한 인간미! 그리고 진료 상황을 그대로 실황 중개하는 듯 위트 넘치는 묘사! 바로 이런 점들이 같은 길을 가고 있는 후배에게 진한 감동과 연대감을 불러일으킨 것이 아닐까?

대한민국은 단시간에 경제 부흥을 일으켜 이차대전 이후 가장 눈부신 성장을 이룬 나라이다. 또한 한류 문화가 세계를 놀라게 하고, COVID-19 방역을 통해 선진직 의료와 방역시스템이 또 한번 전 세계의 모범이 되고 있다. 하지만 이 책에서도 지적했듯이 한국의 높은 자살률과 가정폭력, 각종 중독현상 등을 보면 외적인 성장에 비해 정신건강은 적신호가 켜진 지 오래이다. 바로 그런 사회적 위험신호 뒤에는 치료가 가능한데도 그대로 방치한 ADHD, 우울증 등의 정신병리가 똬리를 틀고 있는 것이다. 많은 한국인들은 자신의 고통이 정신 병리에서 비롯된 것을 인정하기 싫어하고, 정신과 의사에게 진료 받는 것을 자신과 집안의 수치로까지 생각한다. 인간의 정신적 고통을 과학적으로 연구하고 치료하는 지식을 익힌 의사 입장에서 이런 편견과 무지가 너무 안타깝다.

이 책은 저자가 겪은 ADHD라는 정신 병리를 자세히 알림으로써 우리 사회의 정신과 질환에 대한 편견을 깨는 데 큰 기여를 할 것으로 확신한다. 학령기 아동의 약 5%에 해당하는 ADHD 자녀를 둔 부모님, 심지어 어른이 되어도 ADHD 증상으로 고통을 겪고 있는 많은 분들에게 전문가가 바로 곁에서 속삭이듯 세세한 도움을 줄 것이다. ADHD에 대한 많은 책들이 있지만 이 책만큼 아동기와 성인기 ADHD 증상 모두를 아울러 전문적 지식을 쉽게 풀어낸 책은 드물다고 생각된다.

어려서 틱 장애와 불안 증상으로 고생한 아들을 둔 내게 김 선배님과 동병상련의 마음으로 이 책이 더욱 귀하게 다가온다. 이제는 건강한 어른으로 자란 큰아이를 보면서, 결국 정신적 문제에 대해 편견 없이, 제대로 보고 과학적인 방법으로 관리를 하면 행복하고 건강한 삶을 살 수 있다는 믿음을 가지게 된다. 젊은 부모들이 자신과 자녀의 어려움도 잘 헤쳐나갈 수 있도록 따스하게 인도하는 책이니만큼 많은 분들이 접해보시길 바란다.

신 의 진

연세의대 정신건강의학과 교수/아이심리백과 저자

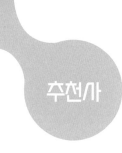

존경하는 정신과 의사이신 수잔 정 박사의 귀한 책에 지난 23년간 Los Angeles 공립학교의 교장으로 지내면서 경험한 ADHD 학생 및 학부모에 대한 저의 생각을 나눌 수 있게 되어서 감사합니다.

교장으로 있으면서 제가 관찰한 것은 학부모가 자녀 교육에 적극적으로 참여하고, ADHD에 대해 공부하면서 학교 측과 팀이 되어 학교 교사를 나무라지 않고, 긍정적인 성장적인 태도(growth mindset)를 가지면 그 자녀들이 그렇지 않은 자녀들에 비해 훨씬 학교생활에 적응을 잘하는 편이라는 것입니다.

미국에서는 특수아동을 위한 법으로 IDEA(Individuals with Disabilities Education Act) 교육법과 Section 504 of Rehabilitation Act가 있으며 이 법에 따라 ADHD나 자폐증 등 특수아동에게 IEP(Individualized Education Program)를 교육할 의무가 있습니다.

따라서 가정, 학교, 친구관계(peer interaction)에 주의산만, 충동성, 시간관리 스킬 부족, 좌절감에 대한 인내심 부족, 분노 조절 부족 등등의 증상을 보이는 ADHD 학생들을 지도하기 위해 학교 심리학자(school psychologist), 언어교정가(language-speech pathologist), 행동수정가(behavior therapist), 교사, 학부모, 교장 또는 교감 등이 학생을 관찰하고, IEP meeting을 해서 한 가지 테스트로만 아동을 ADHD라고 판별하는 게 아니고, multimodal treatment로 학생을 위해 종합적인 의견을 냅니다.

제가 역임한 학교에서는 학부모도 서포트그룹(support group)이 있어서 서로 net-working하고, family therapy도 같이 받는 등 서로 도와주며 배우는 기회도 제공했습니다. 또한 일년에 한두 번 학생들의 고정적 태도(fixed mindset)를 바꾸기 위해 전교생에게 "Special Education Awareness(특수아동에 대한 인식 바꾸기)"를 교육하기도 했습니다.

학부모, 학교 그리고 가정이 인내심을 가지고 노력해서 학생들 중에는 대학에 진학해서 성공하는 케이스도 봤습니다. 이처럼 모든 학생은 태어날 때부터 배울 권리가 있다고 학교, 가정의 어른들이 굳게 믿으면 사회에 공헌하는 인물로 성장시킬 수 있다고 믿습니다.

Dr. Suzie Oh

교육학 박사

목차

PART 01 | ADHD 이해하기

PART 02 | 어린이 ADHD

PART 03 | 성인 ADHD

ADHD란?

주의력결핍 및 과잉행동장애(attention-deficit/hyperactivity disorder)는 성장 과정에서 생기는 두뇌의 발달 장애로서 부주의, 과잉 행동, 충동성 등의 증상을 보인다. ADHD 분야의 전문가인 바클리 박사(Dr. Russell Barkley)는 ADHD의 핵심 문제로 '조절의 불가능성'을 지적한 바 있다. 이로 인해 자신의 감정이나 행동을 조절하지 못하고, 미래에 생겨날 사고도 방지하지 못하며, 행동에서 충동성, 산만함, 부주의성, 무책임성이 나타난다는 것이다.

독일에서 1845년에 출간된 하인리히 호프만의 동화에 Fidgety Phil이라는 소년의 이야기가 나온다. 삽화 속에서 7-8세 정도로 보이는 이 녀석은 어찌나 부산하고 덤벙대는지 가만히 앉아 있지를 못한다. 한 번은 음식이 가득 놓인 식탁 앞에 앉아 의자를 뒤로 젖히며 건들거리다가 그만 균형을 잃어버려 식탁보를 붙잡은 채 뒤로 넘어졌다. 상 위에 있던 음식들이 바닥에 모두 쏟아지고 아수라장이 됐다. 백여 년 전에도 과잉행동장애(hyperactive syndrome)를 가진 아이들이 있어서 부모들의 속을 뒤집어 놓은 듯하다.

제1차 세계 대전이 끝난 직후 인류는 모기로 인해 큰 역경을 겪는다. 모기를 통해 전염된 바이러스가 전 세계를 '뇌염(Japanese B. encephalitis)'의 공포 속에 몰아 넣었던 것이다. 뇌염이란 두뇌에 생긴 염증이다. 뇌염에 걸린 많은 환자가 사망했지만, 그중에는 목숨을 건진 사람들도 있었다. 그런데 뇌염에 걸렸다가 살아남은 사람들 중에 발병 이전과 다른 행동을 보이는 사람들이 적지 않게 보고되었다. 그들 중 일부는 의자에 가만히 앉아있지 못하고 일어섰다 앉기를 반복했고, 앉아 있더라도 팔다리를 흔들거나, 손을 비벼대는 등 과잉 행동을 보였다. 또는 생각하기 전에 불쑥 행동부터 하는 충동성도 관찰되었다. 학자들은 뇌염이 뇌에 남긴 '미소 뇌기능장애(minimal brain dysfunction)'가 이러한 과잉행동 또는 충동적 행동을 일으킨다고 생각했다.

또한 뇌염에 걸렸던 사람이 아닌, 새로 태어난 아이들 중에도 이와 유사하게 충동적이고 과잉행동하는 아이들이 있다는 것을 발견했다. 이런 아이들 중에는 운동할 때 균형을 잘 잡지 못하거나, 오른손잡이인데, 발차기는 왼쪽을 쓰는 dominance crossing 현상을 보이는 경우도 있었다. 이에 대해 연구한 결과, 부주의하거나 행동 항진 현상을 보이는 아이들 모두에게 뇌의 '미소 대뇌 기능 장애' 현상이 나타나는 것이 아니라는 것이 밝혀졌다. 그렇게 해서 만들어진 병명이 '주의력결핍 및 과잉행동장애(attention deficit hyperactivity disorder)'다.

1994년 이전에는 과잉 행동의 유무에 따라 ADHD(과잉 행동이 있는 경우)와 ADD(부주의만 주로 보이고 과잉 행동은 없는 경우)로 나누었다. 지금은 ADHD라는 하나의 진단명을 사용하며, 부주의형(inattentive type), 과잉행동-충동성형(hyperactive-impulsive type), 복합형(combined type)의 세 가지 세부 유형(subtype)으로 나눈다.

여기서 ADHD에 대한 폭넓은 이해를 위해 '정신 질환 진단 및 통계 편람(Diagnostic and Statistical Manual, DSM)'을 간략하게나마 소개하고자 한다.

1844년, 미국 정신의학협회(American Psychiatric Association)는 정신 병원에 입원해 있는 환자들의 통계를 위하여 DSM의 전신을 최초로 출판하였다. 제2차 세계 대전 이후에는 정신과 의사와 다른 과 의사, 정신 건강 전문가들을 위해 정신 질환 전체의 필수적인 특징을 서술한 DSM이 출판되었다. 이후 정신질환에 관한 과학적 연구가 계속해서 진행되어 왔다. DSM-4 개정판 발간 이래 20년 동안 인지 신경 과학, 뇌영상학, 역학, 유전학, 쌍둥이 연구, 분자 유전학 연구, 가족내 질환 전달 등 분야에서 현저한 발달이 이루어져서 DSM-5의 편찬이 요청되었다. DSM의 가장 중요한 목표는 임상 치료자들 사이의 의사 소통을 위한 공통의 언어를 만드는 일이다. 지난 20여 년간의 연구를 통하여 발표된 DSM-5에 따르면 ADHD는 한 가지 병이며 주된 증상에 따라 3개의 부류로 나누어진다.

ADHD는 아동기에 시작한다. 몇 가지 증상이 12세 전에 나타나야 한다는 요건은 이 질병이 아동기에 시작한다는 것을 강조한다(DSM-4에서는 7세 전에 나타나야 했다).

2 진단적 특징

1) 만약 어른이 되어 처음으로 이 병의 진단을 받은 경우에는 다른 가족이나 과거 성적 표 등의 증거를 참조하는 것이 좋다. 본인의 기억은 신뢰도가 떨어질 수 있기 때문이다. 그러나 내 경험에 의하면 환자 자신의 기억이 가장 중요하다.
2) 문제가 되는 행동은 한 군데 이상에서 나타나야 한다(예: 학교, 가정, 직장, 학원 등). 만일 아이가 집에서는 아무 문제가 없는데, 학교에서만 이상 행동이 있다거나, 집에서는 문제 행동이 많은데 학교에서는 아무 문제가 없다면, 그 아이는 ADHD가 아닌 다른 장애로 진단되어야 한다.
3) 성인기 초기에 ADHD 환자의 자살 시도 위험성이 증가되는데 우울증, 조울증, 품행 장애, 물질 사용 장애(음주, 마약 등) 같은 동반이환이 있는 경우가 대부분이다.
4) 간혹 ADHD 환자의 뇌파 검사에서 서파가 증가되고, MRI에서 낮은 뇌 용적이나 피질 성숙의 지연이 발견되기도 하지만 이는 진단적 특징이 아니다.
5) 다음의 상황에서는 증세가 많이 좋아지거나 나타나지 않는다.
   (1) 일대일(1:1) 상황(예: 임상 의사의 사무실)일 때
      1:1 상황에서 증세가 드러나지 않기 때문에 많은 소아과 의사들은 환자의 주의력결핍장애를 진단하지 못하는 경우가 많다(ADHD 환자들은 1:1로 만났을 경우에 주의력이 좋아지고 새로운 곳에 대한 흥분, 그리고 authority figure에 대한 호기심 등으로 많은 도파민이 분비되므로 문제 증상이 나타나지 않는다).
   (2) 새로운 환경에 있을 때
   (3) 세심한 감독 하에 있을 때
   (4) 특별히 흥미로운 활동에 참여할 때
   (5) 지속적인 외부 자극이 있을 때(예: 전자식 화면)
   (6) 적절한 행동에 대한 빈번한 보상을 받을 때

(7) 성별의 차이

남성이 여성보다 발생률이 높은데 아동기의 남아와 여아의 발병률은 2:1 정도이며, 성인의 경우엔 1.6:1 정도다. 특이한 점은 여성은 주로 부주의형(inattentive type)을 보인다.

3 위험 및 예후 인자

1) ADHD는 유전성이 높다. 생물학적 일차 친족에서 흔하다.
2) 환경적 요인: 극소저체중 출생아(1,500 g)에게 ADHD의 위험이 2-3배 증가하지만, 모두가 그런 것은 아니다.
3) 임신 중 흡연과 관계가 있다고 하지만 이는 공통적 유전 영향과 관계가 있다.
4) 아동 학대, 방임, 다수의 위탁 양육, 신경 독성 물질에 대한 노출(예: 납)
5) 감염(예: 뇌염), 태아기 알코올 노출 등의 과거력과 관계가 있다.

4 발달과 경과

1) 4세 이전에는 ADHD와 정상 행동을 구분하기 어렵다.
2) 초등학교 기간에 주로 진단되며, 부주의 현상이 뚜렷해진다.
3) 전체적인 장애는 청소년기를 지나면서 많이 좋아지나, 반사회적 행동이 나타나면서 경과가 악화될 수 있다(전두엽이 성숙해지면서 executive function의 발달로 청년기에 감정 조절이 많이 향상된다. 그러나 어린 시절에 자신감 결여, 열등감, 감정 조절의 문제가 있었던 경우에는 범죄나 마약 사용 등으로 이어져서 악화되는 경우가 있다).
4) 청소년기에 과잉 행동은 줄어드나 만지작거림이나 내적인 신경과민, 좌불안석, 참을성 부족 같은 현상으로 나타난다. 성인기에는 부주의, 좌불안석과 더불어 충동성이 문제가 되는 경우가 많다.

1) 미국에서는 백인(Caucasian)이 흑인이나 라틴계보다 ADHD 진단율이 높다. 이 점에 대해서 나는 두 가지의 가능성을 생각한다; 첫째, 미국을 건국했던 백인들은 새로운 것(novelty)에 대한 열정이 높고, 많은 생각을 하는 대신에 행동이 앞섰고, '상자 밖의 생각'이나 창조성이 강했다. 즉 ADHD의 소인이 높았기 때문에, 아무리 종교적 탄압이 있었다 해도 Mayflower호에 겁 없이(?) 올라 타고 오다가 거의 반이 사망한 후에 남은 사람들이다. 이들의 후예인 백인들이 그후에 온 흑인이나 라틴계보다 ADHD 환자가 많을 것은 역사적으로 이해가 된다.

2) 두 번째 가능성은 백인 부모들의 교육열이 다른 유색인들보다 높아, 적절한 시기에 전문가를 만나서 진단을 받고, 치료에 임한다는 것이다.

3) 아동의 행동에 대한 태도나 해석에 있어서 문화적 차이가 존재할 수 있다.

4) 정보 제공자를 통한 증상 평가는 아동과 정보 제공자가 속한 집단의 문화에 의해 영향을 받을 수 있다(예: 한국인 또는 어떤 이민 가정 어머니들의 경우, Vanderbilt Questionnaire의 질문에 대해 청소년기 자녀의 문제를 축소시켜서 보고하는 경향이 있는데 반해, 환자는 정직하게 답하는 경우를 많이 보았다. 백인, 흑인 가정의 부모들은 정직하게 자신의 청소년 자녀를 관찰하여 보고하는 반면, 환자 자신들은 문제를 축소화 시키는 경향이 있어, 문화적 차이를 느낄 수 있었다).

1) 학업 수행, 학업 성취를 저하시키며, 사회적 거부와도 연관이 있다.

2) 성인의 경우 낮은 직업적 수행이나 성취, 소극적인 참여도를 보인다. 따라서 무직의 가능성이 있고, 대인 관계에서 갈등을 겪을 가능성이 크다.

3) 청소년기에는 품행 장애로 인해 부상을 입을 가능성이 있으며 교통 사고와 법규 위반의 가능성도 크다.

4) 성인기에는 반사회성 성격 장애, 물질 사용 장애, 또는 투옥의 가능성이 있다.

5) 콘서타(Concerta: Long Acting Methylphenidate)처럼 약효가 10-12시간 지속하게 되며, 전두엽을 항진시키는 작용을 하는 약물을 복용하는 청소년의 경우에는 교통사고의 횟수가 많이 감소했다는 연구 논문이 다수 발표되었다.

1) 어떤 치료 약물은 과잉 행동이나 충동성 증상을 일으킬 수 있으므로 감별이 필요하다(기관지 확장제, 갑상선 치료약, 이소니아지드, 신경이완제 등).

2) 불안 장애: 불안 장애와 ADHD는 둘 다 부주의라는 증상을 공유한다. ADHD의 경우, 외부 자극과 새로운 활동에 대한 흥미, 즐거운 활동에 대한 집착 때문에 부주의하게 된다. 반면 불안 장애의 경우는 걱정과 반추 때문에 부주의하게 된다.

3) 신경 인지 장애: 초기의 주요 신경 인지 장애(치매)에서 ADHD와 비슷한 증세를 보일 수도 있고, 또는 사고나 두뇌의 부상 등에 의해 ADHD와 같은 증상이 나타날 수도 있다. 그러나 이런 경우에는 ADHD라는 진단을 내리지 않는다. ADHD는 12살 이전에 나타나며, 성장 과정에서 생기는 장애이기 때문이다.

DSM-5에 의거한 진단 기준은 3장(성인 ADHD 장)에서 자세히 다루었다. 어린이의 경우 9가지의 행동 장애 중 6가지 이상의 문제가 발견되어야 하며, 그 장애가 적어도 6개월간 계속되었으며, 문제 행동이 시작된 때가 12세 이전이어야 한다. 17세 이상 어른의 경우 9가지 행동 장애 중 5가지가 해당되어야 하고, 6개월 이상 계속 되었으며, 다른 정신 질환이나 육체적인 병이 없을 때 ADHD로 진단 받을 수 있다.

뇌(Brain)란 어떤 기관인가?

　의과대학 본과 일 학년이 되니 우리를 공포에 휩싸이게 하는 수업이 기다리고 있었다. 그것은 바로 무섭기로 유명한 박 교수님이 맡고 있는 해부학 수업이었다. 이 과목에 실패하고 낙제했던 학생들이 무척 많았던 것이 공포의 가장 큰 이유였지만, 절대로 미소를 보이지 않는 그 분의 근엄한 얼굴 표정도 한 몫을 했으리라. 인간의 사후 모습은 저마다 다르겠지만 그 날 김씨 성을 가진 4명의 학생(김영숙, 김인수, 김윤회, 김승원) 앞에 놓인 분은 심한 교통 사고로 인한 처참한 모습을 하고 있었다.

　해부학 시간에 우리가 처음 해야 할 일은 피부의 바로 밑에 감추어져 있는 말초 신경(peripheral nerve)을 찾는 일이었다. 말간 투명색의 실보다 가느다란 신경들을 조심스럽게 찾아내어 실로 묶은 후 교수님의 검사를 받아야 했다. 지금도 그때의 기억을 떠올리노라면 신경이 곤두서는 듯하다. 몸 전체에 퍼져 있는 숱하게 많은 말초 신경들을 금맥 찾듯이 온몸과 마음을 다해 찾다가 하나라도 잘못 잘랐을 때의 그 두려움이라니. 어쨌든 살벌했던 해부학 공부 중에서도 가장 어려웠던 기관은 뇌였다. 뇌와 척추는 우리 몸의 가장 중요 본부이다. 직접 뇌를 해부할 기구나 시간이 없던 우리는 이미 안팎의 조직들이 모두 제거된 뼈, 즉 해골과 등뼈 표본을 가지고 공부해야 했다. 밤늦게까지 시체들에 둘러싸인 해부학 교실에 남아 해골을 손에 쥔 채 해골 사이로 뚫어져 나온 작은 구멍들의 이름을 모두 외워야 했다. 수십 개가 넘는 라틴어로 된 이름들을.

　정신과 의사가 된 후 나는 뇌에 특별한 관심을 갖게 되었다. 그래서 시간이 날 때마다 뇌세포들의 기능에 대해서 공부하기 시작했다. 대뇌와 척추 신경을 합쳐서 중추 신경계(central nerve system)라 하고, 본과 일 학년 때 나를 골탕 먹였던 말초 신경계는 전신에 퍼져 있어서 여러 가지 감촉(touch, pain, temperature 등)을 느낀 후 척추를 거쳐서 대뇌까지 전달하는 기능을 한다. 이 말초 신경계에 문제가 생겨서 감각을 느끼지 못하게 되면 당뇨 환자는 감염된 것을 감지하지 못해 염증이 심해지기도 하며, 나병 환자의 경우 사지를 잃어버리는 수도 있다.

뇌(brain)는 우리 몸 안에 있는 꽤 큰 기관 중 하나로서, 우리의 생각과 느낌, 그리고 행동을 조절한다(어른 뇌의 무게는 3파운드 정도다). 뇌 안에는 1천억 개 이상의 뇌세포가 있다. 뇌세포의 숫자는 어린이와 어른이 비슷하다. 실제로 중요한 것은 뇌세포들을 연결하는 시냅스(synapse)이다. 생후 2년 동안 매 1초마다 이백만 개의 시냅스가 생성된다. 그러나 자라면서 불필요하거나, 사용되지 않는 시냅스들은 '가지 치기(pruning)'를 당한다. 즉, 성장기를 지나는 동안 불필요한 연결체들은 없어지게 된다. 어린아이가 사랑과 보호를 받으면서 성장하는 경우에는 이러한 뇌의 발전에 이상이 없다.

나는 루마니아에서 입양된 고아 두 명을 치료한 적이 있다. 언니가 5살, 동생은 3살이었는데, 두 아이는 뇌의 발육에 큰 차이를 보여주었다. 이들은 음주벽이 심했던 부모로부터 격리되어 일정 기간 고아원에서 지내야 했는데, 그동안 누군가가 안아주거나, 사랑을 주고 받는 기회가 없었다고 한다. 두 아이 모두 같은 또래들에 비해 지능이 낮았고, 분노를 조절하지 못했다. 어린 시절의 불행했던 환경에서 일찍 벗어나 사랑과 보호를 받을 수 있는 가정으로 옮기면 뇌 발달이 많이 향상 된다고는 하지만, 언니의 경우에는 결국 17세가 되던 해 거주 치료 프로그램(Residential Treatment Program)에 위탁되어야만 했다. 반면 동생은 학교와 가정에서 가끔씩 실패할 때도 있었지만 비교적 잘 적응했다.

우리가 살아가는 동안 뇌세포의 20%만을 사용하고 간다고 한다. 그러나 많이 사용하는 뇌의 부분에는 나이에 상관없이 새로운 뇌조직이 생성되는 것이 발견되고 있다. 그 좋은 예가 런던 택시기사들이다. 약 50명의 런던 택시기사들의 뇌 안에 있는 해마 조직(hippocampus) 크기를 택시기사가 아닌 50명의 뇌 사진과 비교해 보았다. 두 그룹은 비슷한 나이와 성별, 건강 상태를 갖고 있었다. 연구 결과 런던의 택시기사들은 보통 사람들에 비해 해마 부위가 더 크게 발달해 있다는 사실이 밝혀졌다. 해마 조직은 뇌의 조직 중 기억을 관장하는 곳이다. 약 14세기에 만들어진 런던의 길은 복잡하기로 유명하다. 또한 택시 운전면허가 까다로운 것으로 악명이 높은데 택시기사가 되려면 런던의 모든 거리를 익히고 그에 대한 시험을 치러야 하기 때문이다. 그뿐 아니라 기사로 일하는 동안에도 계속해서 공부를 해야 한다. 그러다 보니 비슷한 나이의 다른 직종의 사람들에 비해 특정 부위의 뇌세포가 더 많이 자라나게 된 것으로 보인다.

몇 년 전 노벨 의학상을 받은 에릭 켄들 박사(Eric Kandel, M.D.)는 일생 동안 달팽이의 뇌를 연구했다. 그는 달팽이에게 여러 가지 학습을 시켰는데 그 후에 뇌의 구조에 변화가 오는 것을 발견했다. 즉 경험이 뇌의 구조를 바꾼 셈이다. 또한 이렇게 변한 뇌는 새로운 경험을 유도할 것이다. 한 개의 뇌세포에서는 천 개 이상의 돌기(dendrites)가 나와서 다른 뇌세포들과 연결되어 '대화'를 할 수 있고, 한 개의 긴 축삭돌기(axon)가 멀리 뻗어나가 다른 뇌세포의 수상돌기(dendrite)나 뇌세포에 정보를 제공한다. 뇌세포 간의 대화를 도와주는 화학 물질을 신경전달물질(neurotransmitter)이라 한다. 이때 전기 신호를 통한 전달(transmission)도 이루어진다.

우리가 전화를 걸 때 누르는 전화번호 7자리는 외우기 어렵지 않다. 이때 기능성 자기공명영상(Functional Magnetic Resonance Imaging, FMRI) 촬영을 하면 전두엽 일부에 혈액량이 현저하게 증가되어 있는 것을 알 수 있다. 기억을 관장하는 전두엽에서 많은 열량을 소모하면서 열심히 일을 하고 있다는 증거이다.

만일 한국에 전화하기 위해 15개의 숫자를 암기한다고 하자. 이때 FMRI를 찍으면 전두엽은 물론 후두엽(occipital lobe; 조류에게 많이 발달되어 있는 부위이며 시각 중추이다)에도 혈액량이 일부 증가되어 있는 것을 발견하게 된다. 즉 그냥 외우는 것이 힘드니까 '눈 앞에 그려보는 일'을 후뇌가 혼자서 시작한 결과다. 또한 뇌는 15개의 숫자를 따로따로 외우는 대신 '011'이나 '822'처럼 묶음으로 만들어 기억한다. 묶음을 만드는 방법 외에도 '연상 작용'을 만들면 외우기가 쉬워지는데 어떤 연상작용을 하느냐에 따라 혈액량이 증가하는 뇌의 위치가 달라진다.

최근 학자들은 대뇌와 호르몬들, 그리고 대뇌와 면역 능력(immune system)이 많이 연결되어 있는 것을 발견했다. 뇌하수체(hypothalamus) 안에 있는 Neuronal Secretory Product of Neuroendocrine Transducer Cells의 활동에 의해 호르몬의 생성이 증가된다. 예를 들어 Corticotropin Releasing Hormone(CRH)이 나오면 Adrenocorticotropic Hormone(ACTH)를 증가시키고, Thyrotropin-Releasing Hormone(TRH)은 Thyroid-Stimulating Hormone(TSH)의 생성을 증가시킨다.

우리 몸 안에서 분비되는 호르몬의 종류는 다음과 같다.

1) Adrenocorticotropic Hormone--Corticotropin-Releasing Hormone
2) Thyroid-stimulated Hormone--Thyrotropin-Releasing Hormone

3) Luteinizing Hormone--Luteinizing Releasing Hormone

4) Follicle-Stimulating Hormone--Gonadotropin-Releasing Hormone

5) Growth Hormone--(inhibited) Somatostatin

6) Prolactin Progesterone--Oxytocin

갑상선 호르몬은 뇌 발달에 매우 중요하다. 영아가 태어난 후 갑상선 호르몬이 부족하면 뇌 발달이 지연되어 심각한 행동 장애를 유발할 수 있다. 성호르몬의 분비는 어른이 된 이후의 성적 행동에 영향을 미칠 수 있다. 중추 신경과 면역계는 서로 긴밀하게 관련되어 몸의 평형을 지켜주며 병의 발생에 영향을 끼친다. 면역 세포에서 생성되는 cytokines는 중추 신경계에 많은 영향을 미친다.

만성 스트레스나 만성병이 있을 때 중추 신경계와 연관하여 올 수 있는 행동 변화를 '질병 증후군(sickness syndrome)' 또는 '질병 행동(sickness behavior)'이라 부르는데, 흥미 상실, 피로감, 인간관계 회피, 식욕 부진, 불규칙한 수면과 같은 증상이 나타난다.

신경계와 면역계의 연관성에 의해 올 수 있는 병으로는 주요 우울증, 만성 피로 증후군(chronic fatigue syndrome), 암(cancer), 당뇨병(diabetes), 심혈관 질환(cardiovascular disease) 등이 있다.

1990년대를 학자들은 'Decades of Brain'이라 부르는데, 많은 연구 결과를 통해 뇌가 우리의 정상적 또는 병적 행동에 깊이 관여한다는 사실이 밝혀졌기 때문이다. 특히 1950년 이후부터 사용하기 시작한 각종 정신과 치료 약물의 효과를 통해서 뇌가 어떻게 개인의 행동과 연결되어 있는지 알게 되었다. 한편으로는 마약이나 술, 다른 약물들이 어떻게 뇌 기능을 의학적으로 변화시키는가를 조사하며 뇌의 중요성을 깨닫게 되었다.

1930년에 Papez가 발견한 limbic system(변연계)의 중요성, 전기자극요법을 통한 정신병 치료(ECT), 그리고 뇌 촬영기술(MRI, CAT Scan, Pet Scan 등) 등도 뇌 연구에 박차를 가하게 하였다.

뇌에서 가장 중요한 부위로서, 목표지향행동(goal-directed activities)을 하며 가장 앞쪽에 위치한 뇌이다. 만일 전두엽이 병이나, 부상, 암, 중풍 등에 의해서 파괴되는 경우에는 판단력 손상, 인간 관계의 단절, 사고의 불능, 쉽게 화를 냄, 호기심의 부재 등의 증상이 오며 이를 '전두엽 증세(frontal lobe syndrome)'라고 부른다.

이런 증상을 보여준 유명한 철도 인부가 있었다. 25세의 Phinea Gage는 철도 건설 현장에서 폭발물을 다루는 일을 하던 중 사고를 당했다. 쇠기둥이 그의 전두엽을 뚫고 나가는 큰 사고였으나 기적적으로 생명은 구할 수 있었다. 1868년, Harlow라는 의사가 그의 상태에 대해 기술한 다음과 같은 기록이 있다.

"그는 불합리하고, 발작적이며, 아주 저질의 쌍소리를 해대고, 주위 사람들에 대한 아무런 고려심도 없고, 누구의 말도 듣지 않고 자신이 원하는 대로 행동했다. 옛 친구들이 그를 두고 '저 녀석은 더 이상 Gage가 아니다'라고 말했다."

이렇듯 인격 형성이나 사람다운 행동을 하는 데 중요한 역할을 하는 전두엽의 크기가 인간에게는 모든 피질의 30%에 해당한다. 인간이 다른 포유 동물에 비해 얼마나 집행 기능(executive function)과 판단, 계획, 감정의 제압 등에 탁월한가를 나타낸다. 참고로 고양이의 전두엽은 피질의 3.5%, 원숭이의 전두엽은 11.5%이다.

10-18개월 사이의 어린 아이가 참혹한 가정 환경에 처해서 학대 상황을 보거나 직접 경험한 경우, 편도체(amygdala)의 공포 회로(circuit)가 심한 자극을 받는다. 이는 아이가 성장하며 사용해야 할 언어 습득이나 다른 역할 등에 악영향을 줄 수 있다. 이것은 성인이 심한 심리적 상처를 입은 후 오는 '외상후스트레스장애(post traumatic stress disorder)'처럼 아무리 안전한 상태에 있을지라도 공포에 쌓여 있다.

어린이의 전두엽은 25-30세까지 계속 성장한다. 따라서 감정조절 능력이나, 집중력, 판단 기능, 기억력, 기타 집행 기능(executive function)이 계속해서 발달한다. 나는 환자나 부모들에게 이 점을 강조하고 환자의 현재 증세가 아무리 심할지라도 희망을 잃지 말라고 말했다. 단, 두 가지 상황에서는 예외라고 못 박았다.

첫째, 환자가 술이나 마약에 깊이 빠진 경우

둘째, 집안이 파괴되어 버린 경우(dysfunctional family)

정신병(psychosis)은 환자가 자신의 생각과 현실을 구분하지 못하는 상태이고, 정신과의 응급 상태이다. 정신병(조현병, 조울증, 심한 주요 우울증)이나, 약물 중독(코카인, 알코올, 환각제 등), 내과 질환(간 질환 말기, 신부전증, 치매)은 응급실에서 진단을 받고 필요하면 입원 치료를 해야 한다.

양극성 장애(bipolar disorder, 또는 조울증)와 주요 우울증(major depressive disorder)의 공통적인 주요 증상은 심한 우울 증상이다. 따라서 과거력과 가족력을 자세히 알아봐서 양극성 장애 여부를 확실히 하지 않으면 의료과실(malpractice)이 되거나 치료가 실패할 가능성이 높다.

주요 우울증에 사용하는 SSRI는 정서를 과격하게 뒤집어 놓는 부작용(mood shifting side effects)이 가끔 있어서 환자가 더욱 우울해지거나 자살의 위험성이 높아지고 조증을 유발할 수도 있다. 조울증의 치료는 리튬(lithium), 간질 치료제(anticonvulsants), 항정신제(antipsychotics) 등이다. 간질약을 쓰는 기전은 다음과 같다. 우리 뇌에서 발생되는 전기 파장들이 불규칙하게 될 때 오는 증상이 간질인데, 이를 안정시키는 약을 사용해보니 뇌에서 분비되는 화학 물질의 불규칙적인 생성도 안정되었다. 그래서 정서의 변동이 심하던 양극성 질환이 안정되었다. 이처럼 주요 우울증과 양극성 질환, 두 질병의 치료 방법은 아주 다르고, 조울증의 자살 성공률은 5명 중 1명으로 무척 높다.

ADHD 진단 및 치료의 역사

내가 미국에서 소아정신과 수련 과정을 끝내었던 1977년경에는 ADHD라는 병명이 없었다. 그리고 주로 행동 항진이 주요 증상인 환자들을 hyperkinetic child syndrome 이라 부르고, 가족 치료를 중요시했다. 왜냐하면 이런 아이들로 인하여 부부 싸움은 물론, 형제들과의 불화나 이웃들과의 문제가 자주 불거졌기 때문이다. 1980년대와 1990년대를 지나면서 MRI 촬영술, 유전인자의 연구, 뇌 안의 뇌전파 물질에 대한 연구를 통해서 주의산만 및 행동 항진 증세가 뇌에서 일어나는 생리적(biological or neurological) 현상임을 알게 되었다. 더 이상 부모가 잘못 길렀기 때문이라든가, 아이의 도덕성이 부족한 것으로 취급해서는 안 된다는 것이 밝혀진 것이다.

동양권에서는 어린 아이가 태어난 후 약 4-5살까지는 문제 행동이 어느 정도 보이더라도 어른들이 그대로 받아주었다. 아이들에 대한 훈련과 교육에 관심을 보이는 것은 5살 이후였다. 그 시기를 아이들의 발육 및 성장 과정 중 부모나 선생님을 본받아서 그들과 같이 되려고 노력하는 시기(identification stage)로 본 것이다. 그래서 엄한 규율을 세워 따르도록 했고 필요한 경우에는 체벌을 가하기도 했다. 아마 서당에서 훈장님에게 회초리로 종아리를 맞는 아동이나 청소년들의 그림을 본 적이 있을 것이다. 이에 비해 서양에서는 훨씬 더 어린 나이에 훈육을 시작한다. 예를 들어서 나의 한 살 반 된 환자의 경우, 그의 어머니는 아이가 장난감을 가지고 논 후 깨끗이 치우지 않는다고 엄하게 혼을 냈다. 술을 많이 마시던 자신의 어머니에게 실망했기 때문에 '내 아이는 정말 잘 길러야지!'라고 결심했다는 것이다. 아이를 잘 기른다는 것과 열심히 훈련시켜서 빨리 어른같이 만든다는 것을 동일시하는 듯했다.

가끔 박물관에서 중세기 시대의 그림을 보면서 놀라는 것은 어린 아이들의 표정이나 몸짓이 어른들과 똑같다는 사실이다. 몸의 사이즈만 작을 뿐 영락없는 '작은 어른'들이다. 그러니 말 안 듣는 아이들을 벌해서 'moral character'로 만들려다가 죽여버리는 일도 있었다는 것이 별로 놀랍지 않다. 유럽의 일부 지역에서는 아이를 낳은 후 어린 시절에 시골에 사는 소작농에게 보내 키우도록 한 다음, 12살 정도 되었을 때 집으로 데려왔다고 한다. 피아제가 말하는 '조작적 사고(operational thinking)'가 가능해지는 시기이니, 어른 비슷한(?) 때가 된 것이 아닌가. 이러한 사회 환경 속에서 어떤 아이가 정신없이 휘젓고 다니고, 제 나이보다 두세 살이나 어리게 행동하며, 교회 예배 중에 팔다리를 흔들어 대고, 자꾸 옆 사람을 찔러대며 말을 시킨다면 누구나 부모를 탓했을 것이 분명하다. 1904년 영국의 의학 잡지 〈The Lancet〉에 실린 '꼼지락대는 필립'이라는 시는 바로 이런 아이들에 대해 쓴 것이다.

The Story of Fidgety Philip

"Let me see if Philip can

Be a little gentleman;

Let me see if he is able

To sit still for once at the table"

Thus Papa bade Phil behave;

And Mama looked very grave.

But Fidgety Phil,

He won't sit still;

He wriggles,

And giggles,

And then, I declare,

Swings backwards and forwards,

And tilts up his chair,

Just like any rocking horse–

"Philip! I am getting cross!"

See the naughty, restless child

Growing still more rude and wild,

Till his chair falls over quite.

Philip screams with all his might,

Catches at the cloth, but then

That makes matters worse again.

Down upon the ground they fall,

Glasses, plates, knives, forks and all.

How Mama did fret and frown,

When she saw them tumbling down!

And Papa made such a face!

Philip is in sad disgrace.

꼼지락대는 필립

"어디 보자, 우리 필립이 작은 신사같이 행동할 수 있을지,

오늘 식사 시간 한 번만이라도 얌전하게 앉아 있다면 말이야."

아빠가 이렇게 필립에게 선언하셨지요.

엄마의 표정도 무척 심각했어요.

꼼지락대는 필립은 가만히 앉아 있지 못하죠.

필립은 휘둘러 대고,

필립은 깔깔대고,

앞뒤로 의자를 흔들어 대고,

뛰어 다니는 말처럼 의자를 제끼면서 흔들어 댔죠.

"필립, 너 아빠를 화나게 하고 있어!"

안절 부절 악동, 필립은 더욱 버릇없고, 걷잡을 수 없게 되었어요.

드디어 의자가 뒤로 넘어지는 순간

세상이 떠나도록 소리지르며, 필립이 식탁보를 움켜 쥐었죠.

문제는 더 커져서, 모든 것들이 바닥으로 떨어졌어요.

유리잔들, 접시들, 칼이랑 포크들 모두가

그걸 보며 속상해 하시는 엄마의 찡그린 얼굴,

참담한 아빠의 표정이란!

필립이 서글프고, 창피하게 되어버렸네요.

이 시를 읽으면 현재 미국 신문들에 많이 연재되는 만화, '개구쟁이 데니스(Dennis the Menace)'나 '캘빈과 홉스(Calvin and Hobbes)'가 연상된다. 아무 데나 뛰어들고 나무 꼭대기로 기어오르고, 동생들을 울리고, 말이 많은 아이, 즉 아무리 부모가 열심히 노력을 해도 자신을 조절하지 못하는 아이들을.

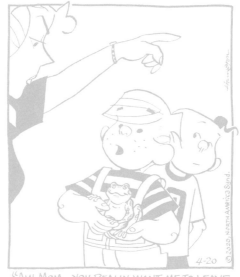

"AW, MOM... YOU REALLY WANT ME TO LEAVE
THIS POOR FROG ALL ALONE IN A POND?"

이 시가 실리기 2년 전인 1902년에 스틸(George F. Still)이라는 영국 소아과 의사가 말을 잘 안 듣고, 지나치게 감정적이며, 심술궂고 화를 잘 내며, 규율을 따르지 않지만 열정이 강한 20명의 아이들에 대해 보고했다. 이런 문제 행동들이 8세 이전에 나타난 아이들이며, 남자 아이 3명당 여아는 한 명꼴이었다. 그런데 놀라운 사실은 이 아이들의 부모들이 꽤 좋은 환경에서 아이들을 양육한 '충분히 훌륭한 부모들(good enough parents)'이라는 사실이었다. 저자는 불우한 환경에서 자라난 아이들은 연구 대상에서 제외했다. 그는 이렇듯 좋은 환경에서 잘 길러진 아이들이 자기조절능력을 잃은 채 도덕적으로 문란한 행동으로 빠져나가는 이유에 유전이나 다른 체질적인 원인이 있을지도 모른다는 가설을 내어 놓았다.

　게다가 이 아이들의 가족력을 알아보니 우울증, 음주벽 환자 또는 행동 장애자들이 많이 있었다. 당시에는 이런 아이들의 '조절되지 않은 행동'이나 '나쁜 행동'들을 도덕의 결여로 봤고 그것에 대한 치료 방법은 체벌이었다. 그러니 닥터 스틸의 생각은 새로운 사고로의 전환이었다. 미국 심리학의 아버지라 불리우는 제임스 박사(William James)도 비슷한 생각을 했다. 이런 아이들은 행동의 제압, 도덕적 조절, 주의 집중에 문제가 있다고 본 것이다. 그는 조심스러운 가설을 내어 놓았는데, 여러 자극에 대한 반응을 제압하는 뇌 작용의 문제, 또는 두뇌 피질 안에서 자신의 지식과 자신이 원하는 것, 의지(will) 사이에 연결이 끊어진 상태라고 봤다.

　Eugen Kahn, M.D.와 Louis Cohen, M.D.가 1934년에 발표한 'Organic Driveness'라는 연구에 따르면 행동이 항진되고 충동적이며 미숙한 어린이들의 행동이 마치 세계 대전 이후(1917-1918) 뇌염에 걸렸던 환자들이 보이던 주의 집중 불능, 높은 산만 증세, 안절부절함과 매우 비슷하다는 것이었다. 즉 ADD 증상이 뇌염이라는 신체적 병의 증상과 같다는 보고였다.

　1937년에는 소아과 의사인 Charles Bradley가 벤제드린(미국명 Benzedrine, Amphetamine)이라는 각성제를 사용하여 이렇게 문제가 있는 어린이를 성공적으로 치료했다. 이 각성제가 이미 심하게 정신적으로 항진되어 있는 환자를 어떻게 안정시키는지에 대한 기전을 설명하진 못했지만 어쨌든 중요한 발견이었다. 이런 환자들을 MBD(Minimum Brain Dysfunction)라고 불렀는데, 또 다른 각성제인 리탈린(미국명 Ritalin, methylpheniate)과 페모린(미국명 Cylert, pemoline)을 쓰며 많은 효과를 보았다(현재는 Benzedrine, Cylert는 사용하지 않음).

　1957년에 Laufer는 중뇌(midbrain) 안에 있는 시상(thalamus)의 기능에 문제가 생겨 많은 자극이 오는 것을 걸러내지(filter) 못하는 것이 이런 증상의 원인이라고 보았다. 비록 이 가설이 증명되지는 못했지만 이 연구를 통해 ADHD가 뇌의 문제라는 것이 다시 대두되었다.

　1960년대와 1970년대를 지나면서 행동 문제만이 아니라 주의산만이나 충동성 등 눈에 잘 보이지 않는 증상들도 관찰되었다. 그리고 한 가족 안에 ADHD 환자들이 많이 있다는 것을 발견하면서 이 병이 유전에 의한 것이라는 것이 확실시되었다. 즉 부모들이 잘못 길러서가 아니라 태어날 때부터 정해진 아이의 성향이라는 것이다.

　1970년에 Kornetsky는 각성제가 환자의 치료에 큰 도움이 되는 이유가 뇌 안에서 생성되는 도파민(Dopamine)과 노르에피네프린(Norepinephrine)의 양을 증가시켜 환자들이 집행기능(executive function)을 원활하게 할 수 있기 때문이라고 발표했다. 그러나 이것을 확실히 증명할 수 있는 방법은 아직 발견되지 않았다. 임상 경험이나 다른 많은 정신과 의사들의 치료 결과를 토대로 볼 때, 각성제는 의심할 여지없이 큰 효과를 나타내고 있다(약 70-80%에서 긍정적 효과가 나타난다). 현재 우리는 뇌세포에서 노르에피네프린을 도파민으로 전환시킬 수 있음을 안다. 또한 세로토닌도 서로 밀접하게 관여하여 ADHD를 돕고 있다.

1990년에 Zametkin은 기능성 MRI(당분의 탄소 원자에 동위 원소를 부착시킨 채 MRI 촬영을 하여 어느 부위에서 당분의 소비가 가장 많은지 측정하는 방법)를 사용하여 ADHD가 있는 환자와 정상인의 뇌를 비교하였다. ADHD 진단이 확진된 25명과 정상인 50명의 뇌를 PET(Positron Emission Tomography) 기법으로 촬영하였다. 그 결과 ADHD 환자들의 당분 사용량이 비교 그룹에 비해서 8% 낮았다. 그리고 당분 사용량의 차이가 가장 컸던 부분은 전두엽(prefrontal lobe)이었다. 즉 과잉 행동과 충동성은 결국 자극을 억제하지 못하기 때문에 오는 기능의 문제(disinhibition)이고, 이것은 전두엽이 파괴되었을 때에 나타나는 frontal lobe syndrome과 유사하다. 즉 자동차의 브레이크가 고장나면 멈출 수 없는 것처럼, 전두엽의 기능이 떨어지면 제어 작용을 못하기 때문에 충동성과 과잉 행동이 증가된다.

1984년, H.C.Lou는 ADHD 환자들의 경우 전두엽으로 가는 혈액양이 많이 감소되어 있는 것을 발견하였다. 즉 전두엽의 활동이 다른 분야에 비해서 많이 떨어져 있음을 나타낸다. 그는 특히 오른쪽 뇌로 가는 혈액량이 감소되어 있는 것을 발견하였다. 오른쪽 뇌는 우리의 위치 감각(space concept)을 도와주는데, 여기에 문제가 생기면 길을 잘 잃어버리게 된다. 나는 LA에서 40여 년째 살고 있는데 GPS 장치가 나오기 전에는 길을 헤매기 일쑤였다. 교회나 봉사 단체, 편부모 모임 등에서 정신과 문제나 자녀 교육, 노인 문제 등으로 강의를 부탁하면 나는 항상 기쁘게 응했다. 그런데 처음 나서는 길은 특히 더 헤매느라 2-3시간 미리 떠나도 늦게 도착하거나 간신히 제시간에 도착하곤 했다. 나는 나의 ADHD 증상이 우측 뇌의 기능 저하와 관계가 있음을 처음 알게 되었다. 이제 자동차의 navigator를 켜고 운전을 할 때마다 '와, 오래 살다보니 이렇게 좋은 세상을 만나게 되었네!' 하고 감사한다. 또한 우측 뇌가 큰 그림을 볼 수 있는 기능도 한다고 하니 내가 눈앞에 있는 것들도 자주 못 보고 실수했던 것이 이해가 된다.

Biederman의 연구에 의하면, 주의산만증 환자의 30%는 부모도 같은 병을 가지고 있는 것으로 나타났다. ADHD의 중요한 발병 원인이 유전인자에 의한 것이라는 것은 일란성 쌍둥이와 이란성 쌍둥이 연구에서도 증명이 되었다. 127쌍의 일란성과 111쌍의 이란성 쌍둥이들을 조사해보니 이란성 쌍둥이가 같이 ADHD 증상을 가진 경우는 33%(이것은 형제 사이의 유전될 확률과 동일), 일란성인 경우에는 55%였다(조현병의 경우도 50%로 이와 비슷하게 높은 유전 가능성을 보임).

유전적인 발병 원인을 밑받침하는 또 다른 연구가 1991년에 David & Brenda Comings에 의해서 행해졌다. 도파민의 Receptor인 D2 receptor는 많은 정신과 질환에 관여되며 음주벽, ADHD, 뚜렛증후군, 자폐증 등의 유전과 연관이 있음을 밝혀냈다.

지금까지의 연구와 역사적 배경을 통해 ADHD 전문가들의 견해를 다음과 같이 정리해 본다.

1) Paul Wender: ADHD는 뇌 보상 중추(reward center)의 기능 저하 때문에 일어난다. 따라서 상을 받거나 벌을 받는 데 대한 감각이 저하되어 있다. 이 학설은 환자들이 잘못한 행동에 따르는 결과(consequence)를 계속 망각하고 같은 잘못을 반복해서 저지르는지에 대해 잘 설명한다.
2) Russell Barkley: ADHD는 뇌의 Motivation System의 문제로서 끊임없는 feedback이나 보상이 없는 한 오랫동안 주의를 집중시키지 못한다. 따라서 자신을 조절하는(self-regulation) 능력에 큰 문제를 보인다.
3) Larry Silver: Faulty Filter system in lower parts of the brain: 뇌 안으로 들어 오는 수많은 자극들을 스크린하는 일은 신경전달물질에 의해서 이루어지는데 이 여과 과정에 문제가 생기면 너무 많은 자극들이 전두엽으로 밀려 들어오게 되어, 결국엔 모든 기능을 포기하게 된다.

학자들의 의견을 종합하면, ADHD의 주요 문제는 전두엽의 제어 기능(inhibitory function), 즉 행동, 생각, 감정 등을 조절할 수 있는 능력을 잃어버린 상태라는 것이다. 은하나 나의 경우, 좋아하는 것에 심취하면 'hyperfocus'하여 시간 가는 줄 모르게 되는데 아마 브레이크를 걸어야 하는 것을 잊어버린 상태는 아닐까라는 생각도 든다. 내 환자들 중에도 암벽 타기나 예술 활동 준비 중에 모든 것을 잊어버리고 아주 평온한 상태에서 골몰하는 자신을 발견한다고 하니 ADHD를 가진 것이 아주 불행한 일만은 아니라는 것을 알 수 있다. 토마스 에디슨, 알버트 아인슈타인, 벤자민 프랭클린, 케네디 대통령 등이 모두 이런 장점을 잘 누리고 살았던 본보기라고 역사는 말해준다.

ADHD 자가 진단 방법

아직도 많은 한국인들이 정신 질환에 대해 잘 알지 못하거나 편견을 갖고 있다. 이것은 사회적 인정 또는 낙인에 민감한 사회문화적 배경과도 연관되어 있을 것이다. 가족이나 친척 중에 정신 질환자가 있는 경우 동네에 소문이라도 날까 두려워 쉬쉬하지 않았던가. 그러다보니 정신 질환에 대해 제대로 배울 기회를 갖지 못해 환자를 방치하거나 그릇된 처치를 하는 경우가 드물지 않았다. 내가 LA 한인타운에 있는 아시아 태평양 정신상담 및 치료센터(Asian Pacific Counseling and Treatment Center)에서 일하고 있던 1982년, 아주 끔찍한 사건이 있었다. 23세의 한인 조현병 환자의 가족이 그를 산 속에 있는 어느 기도원에 데리고 갔다. 안수 기도를 받으면 병이 낫는다는 말을 믿고 딸을 그곳에 맡겼는데, 환자에게 심한 폭행이 가해져서 결국 사망한 사건이었다. 각 정신 질환마다 나타나는 증상도 다르고 치료법과 과정에도 차이가 많다. 종교 행위를 빙자한 비의학적인 방법으로 '병을 빨리, 근본적으로 치유한다'는 터무니 없는 꼬임에 넘어 간 것은 환자의 치료를 도와야 할 가족들이 병에 대해 무지했기 때문일 것이다.

가족 중 정신과 질환을 가진 환자가 있는 경우, 우선 정확한 진단을 받은 다음에 환자와 가족이 함께 이 질환에 대해 공부하는 것이 바람직하다. 정신 질환도 다른 질병과 마찬가지로 적절한 치료를 통해 최상의 행복을 누리며 만족한 삶을 살도록 하는 것이 치료의 목적이 되어야 한다. 이제 많은 사람들이 당뇨병은 췌장에서 분비되는 인슐린이 부족하거나, 기능에 문제가 생길 때 오는 병임을 알고 있다. 그래서 인슐린 주사나 약을 복용해서 필요한 화학 물질을 보충하고, 건강한 식단과 운동을 통해서 면역 기능을 올리는 한편 스트레스를 예방하기 위해 취미 활동이나 대인 관계에도 신경을 쓴다. 대부분의 정신 질환, 특히 많은 사람이 겁내는 조울증, 우울증, 조현병 등은 뇌에서 분비되는 신경 전달물질의 불균형에서 비롯된다. 따라서 치료도 당뇨병과 비슷하게 약물을 통한 화학 물질의 균형, 강한 면역성을 기르기 위한 건강한 식사와 정기적인 운동, 삶에서 항상 경험하는 각종 스트레스를 극복하는 데 도움이 되는 사회적, 정신적 활동이 중요하다.

어느 약사분은 내가 ADHD에 관한 책을 쓴다는 말에 "아, 그건 어린 아이들의 병이 아닌가요?"라고 물으셨다. 그 분은 이민 온 지 40년이 넘었으니, 학교 다닐 때나 한국에서 일할 때 들어보지 못한 병명일 것이다. 그래도 의료계에서 일해온 덕분에 그 정도의 지식이라도 가질 수 있었을 것이다. 그래서 나는 이렇게 대답했다. "그렇습니다. 초등학생 때 진단을 받는 경우가 많은데, 약 60-70%의 경우는 어른이 되어서도 일부 증상이 그대로 남아 있기도 합니다. 이 병에 대해 잘 모르고 있는 상태에서 다른 병들, 즉 알코올 중독, 우울증, 불안증, 분노조절 장애 등이 동반되는 경우가 많은데, 가정 폭력이나 자녀 학대, 교통사고, 심하면 자살과 같은 불행한 결과를 야기하기도 합니다. 한동안 한인 타운에서 가장들이 가족들을 살해한 후, 자신들도 자살을 한 경우가 많았거든요. 저는 한국에 사는 한국인이나 해외의 한인 이민자들 중 많은 분들이 이 병을 갖고 있다는 판단에서 책을 써야겠다는 마음을 먹게 되었습니다."

"저는 정신과 의사이고, 소아나 성인 ADHD 환자를 오랫동안 치료했으면서도 저 자신이나 제 딸에게 이 증상이 있다는 것을 모르고 있었지요. 그러다가 딸이 'Driven To Distraction'이라는 책을 읽은 후 정신과 의사를 찾아가서 확실한 진단을 받았다고 하더군요. 그 때 그 아이의 나이가 삼십대 중반이었지요. 그 후 곰곰이 생각해보니 저나 제 딸이 무엇을 종종 잘 잊어버리고 정돈이라면 질색을 하는 것, 그리고 엉뚱한 '상자 밖의 생각'을 하거나, 생각하기 전에 행동부터 해서 후회를 많이 하는 것 등과 같은 증상이 상당 부분 비슷했어요. 그래서 저도 정신과 의사를 찾아갔지요. 그때는 제가 사랑하던 첫 번째 남편을 잃은 직후라 우울 증상도 심했는데, 산만증 치료를 위해 각성제 복용을 시작하면서 우울 증상도 많이 좋아졌어요. 아마도 그 덕분에 74세 넘어서까지 병원에서 일할 수 있었을 거예요. 저의 딸이나 제가 그처럼 빠르게 ADHD 진단을 받아들일 수 있었던 것은 성질이 급하고, 불같이 화도 잘 냈지만, 머리는 비상했던 저의 아버지에 대한 기억이 우리가 공부했던 ADHD에 대한 묘사와 많은 부분 일치했기 때문일 거예요."

성인들의 경우 다른 문제들에 가려져서 ADHD로 인한 증상을 구별해내기 어려울 수 있다. 나에게는 남편을 사별한 후 거의 7년간 충격에서 벗어나지 못하며 생긴 우울증이 그러했다. 다행히 직장이 병원이라는 좋은 환경이 나에게 있었고, 딸을 통해 ADHD 진단과 치료를 받게 된 덕분에 비교적 빨리 회복할 수 있었다고 생각한다. 혹시 가족이나 친척 중에 참을성이 없거나 화를 잘 내며, 술이나 마약에 빠져 있거나 능력에 비해 직장 생활에 적응하지 못하고, 대인 관계에도 문제가 많은 이가 있는가. 그렇다면 당신도 ADHD의 가능성을 의심해 보고 빨리 전문가를 만나 진단을 받고, 필요한 경우 치료를 받는 것이 좋을 것이다. 그 후 가족이나 친척에게도 진단을 받게 하여 알코올 중독 뒤에 숨겨진(masked) 산만증을 찾아낸다면 가문 전체에 큰 공을 세우는 것이 아니겠는가.

이 병에 관한 선입견 중 하나는 'ADHD가 있는 사람은 공부를 못 한다'라는 것이다. 그러나 전혀 그렇지 않다. ADHD의 특징 중에 자신이 관심이 있는 특정 일 혹은 과업에 대한 '초집중(hyperfocus)'이 있다. 그렇기 때문에 ADHD 환자 중엔 자신이 좋아하는 분야를 찾은 후 그것에 몰두하여, 의사나 변호사, 교수, 심리학자, 공학자, 컴퓨터 과학자 등과 같은 전문가가 된 사례들을 많이 찾아볼 수 있다. 환자들의 부모 중에는 자신도 어렸을 적 아이와 아주 비슷한 증상이 있었는데 이제라도 치료받을 수 있냐고 묻는 분들이 더러 있다. 모 대학 교수가 그런 경우로서 결국 치료를 받게 되었다. 어느날 그는 자기 주위의 여러 여성들이 나에게 감사하다는 인사를 전해달라고 했다며 웃으며 이야기했다. 그의 아내는 자신이 평생토록 못했던 일, 즉 양말을 벗어서 빨래통에 넣게 된 것에 대해 감사했고, 그의 비서는 이전엔 10가지 정도의 프로젝트를 한꺼번에 벌려 놓곤 했던 상사가 이제는 한 가지 일을 정리한 후에야 새 일을 시작하게 된 것에 대해 고마워했다고 한다. ADHD 진단을 받고 치료를 시작하면 대부분의 환자들은 증상이 눈에 띄게 좋아진다. 모 변호사는 ADHD 증상이 있는 아들을 나에게 데리고 왔는데 아빠와 이야기를 나누다가 그에게 작은 안면 틱 증상이 있는 것을 확인했다. 언제부터 틱 증상이 있었냐는 질문에 그는 자신에게 틱이 있었는지 전혀 몰랐다고 하였다. 틱 증상은 대개 15-16세 정도에 사라지기 때문에 그의 기억에 없었을 수 있다. 그러나 스트레스가 심하거나 피곤한 경우, 틱 증상이 약하게라도 나타날 수도 있다. 중요한 것은 많은 경우 틱 장애와 주의산만 증세가 함께 나타나기도 하는데, 틱 증세와 달리 ADHD 증세는 어른이 되어서도 그대로 있는 수가 많고, 대부분 불안, 우울증, 강박 증세, 알코올 중독 등이 동반되어 있어서 그 병 치료에 지장을 준다. 이 변호사의 경우에도 직업상의 이유로 시작했던 알코올 사용도가 그즈음에 너무 심해져서 치료를 시작했지만 차도가 별로 없었다고 했다. 아내가 이혼하자고 할까봐 고민 중이었는데, 아들에게 치료 효과가 나타나는 것을 보면서 자신도 희망을 갖게 되었다고 했다.

나는 환자 부모가 진단받기를 원하는 경우 성인 환자를 전문으로 하는 다른 정신과 의사에게 의뢰한다. 환자가 치료 과정에서 나에게 털어놓았던 비밀을 내가 무의식적으로라도 자기 부모에게 이야기하지 않을까 걱정할 수 있기 때문이다. 그리고 병원에 갈 때 학교 성적표나, 교사, 코치 등 어린 시절 자신을 관찰하고 지도했던 분들의 소견이 기록되어 있는 생활기록부 등을 가지고 가라고 일러준다. 교사들은 대개 자기 학생들의 집중력과 친구 관계, 과잉 행동 등에 관한 소견을 남겨 놓는데 이런 자료들이 진단에 큰 도움이 되는 것은 물론이다. 본인의 기억이 가장 중요하지만, 때론 감정에 치우쳐서 과장하거나 축소 시키는 수도 많다. 코너스 진단 설문지(Conners Questionnaire)나 밴더빌트 평가척도(Vanderbilt Assessment Scale)를 사용하여 부모나 조부모, 또는 어린 시절 친구에게 자신의 과거 행동을 물어볼 수도 있다. 아니면 그중 한 사람을 데리고 가는 것도 도움이 된다. 그리고 정신 감정을 받기 전에 내과 검진을 받을 것을 권한다. 어린이나 청소년의 경우에는 반드시 갑상선 검사를 받아야 한다. 갑상선 기능항진증의 경우 불안증이 올 수 있고, 갑상선 기능저하증인 경우에는 체중이 증가하거나 추위에 예민해지며, 우울 증상도 올 수 있기 때문이다. 성인 환자의 경우에는 심장기능 검사와 혈압 및 당뇨 검사를 미리 받아보는 것이 좋다. 신체 기관 기능의 정상 여부가 정신과 진단에 큰 영향을 미칠 수 있기 때문이다.

다음과 같은 사항들을 부모와 친척들을 통해 미리 알아보면 치료에 큰 도움이 될 것이다.

1 ADHD 치료 전 준비 사항

1) 가족력: 부모, 조부모, 친척 중에 학교에서 문제가 많았거나, 술이나 마약 중독, 범죄 기록, 우울증, 조울증이 있었는지 여부를 알아본다. 또한 입양한 사람이 있었는지 여부를 알아본다(입양된 경우 주의산만증 유병률이 높다).
2) 성장 기록: 어머니가 임신 또는 분만 중에 여타의 문제가 있거나 위험 요소(흡연이나 음주)가 있었는지, 혹시 산소 부족 현상은 없었는지, 어린 시절에 자주 아팠는지 알아본다.
3) 현재 흡연, 음주, 혹은 코카인 등 마약을 하고 있는지 여부, 수면의 질은 어떤지 파악한다.
4) 학교: 읽기나 쓰기에 문제가 있었는지, 어떤 분야는 아주 잘하는데, 다른 분야는 아주 못하는 식으로 과목마다 차이가 많이 있었는지 떠올려본다.

5) 가정: 변화에 어떻게 적응했나, 예를 들어 아침에 잘 일어나서 학교에 갔는지 아니면 아침마다 일어나지 못해서 부모님과 언쟁을 했는지, 반대로 밤에 자지 않으려고 온갖 핑계를 대다가 할 수 없이 침실에 가서도 잠을 못 이루었는지 떠올려본다.

6) 고교나 대학: 혹시 학습 장애 진단을 받은 적이 있는지 알아본다.

7) 직장: 상관과의 관계에 문제가 많아 자주 직장을 옮겼는지, 마감일을 넘겨서 문제가 되었거나, 일을 미룬 적이 있는지, 어떤 상황에서 엉뚱한 말이나 행동으로 다른 사람들을 당황하게 한 적이 있는지, 가끔 신선하고 창조적인 의견을 낸 적이 있는지 생각해 본다.

8) 대인 관계: 가끔 말이나 행동으로 실수를 해서 친구를 잃은 적이 있는지, 친구를 무척 좋아하는데, 연락을 하지 않아서 관계가 끊어진 적이 있는지 생각해 본다.

2 DSM-5의 진단 기준에 따른 ADHD의 세 가지 유형

1) 부주의형: 다음 9개 증상 중 적어도 5가지가 6개월 이상 계속되었을 때(17세 이하에서는 6가지 이상)
  (1) 학업이나 직업 활동 등에서 어떤 행동을 할 때 세부적인 면에 면밀한 주의를 기울이지 못한다.
  (2) 과제나 놀이를 할 때 지속적인 주의집중에 어려움을 겪는다(강의, 대화, 긴 글을 읽는 경우).
  (3) 다른 사람이 이야기할 때, 경청하지 않는 것처럼 보인다.
  (4) 과업(학업, 잡일, 작업장에서의 임무 등)을 완수하지 못하며, 다시 시작하더라도 중간에 그만두는 경우가 많다.
  (5) 과제와 활동을 체계화하는 데 어려움이 있다.
  (6) 지속적인 정신적 노력을 요구하는 과제에 참여하기를 기피하거나, 싫어하거나 저항한다.
  (7) 과제나 활동에 필요한 물건들을 자주 잃어버린다.
  (8) 외부 자극에 의해 쉽게 산만해진다.
  (9) 일상적인 활동을 잊어버린다.

2) 과잉 행동-충동성: 다음 9개의 증상 중 적어도 5가지가 6개월 이상 지속되었을 때(17세 이하에서는 6가지 이상)
  (1) 손발을 만지작거리며 가만두지 못하거나, 의자에 앉아서도 몸을 꿈틀거린다.
  (2) 제 자리를 지켜야 하는 교실이나, 어떤 상황에서 자리를 뜬다.

(3) 부적절하게, 지나치게 뛰어다니거나 기어 오른다.

(4) 여가 활동 시 조용히 참여하거나, 놀지 못한다.

(5) 끊임없이 활동하거나, 마치 태엽 풀린 자동차처럼 활동한다.

(6) 지나치게 수다스럽게 말한다.

(7) 질문이 끝나기 전에 성급하게 대답한다.

(8) 자신의 차례를 기다리지 못한다.

(9) 다른 사람의 활동을 방해하거나 침해한다.

3) 복합형: 위의 두 가지 형을 모두 만족시킬 때 둘 이상의 장소에서 문제 행동을 한다
(예: 가정과 직장 모두에서).

3 ADHD와 증상이 비슷하거나 함께 오는 병

1) 불안증
2) 조울증, 특히 조증 상태
3) 학습 장애
4) 강박 증세
5) 충동 조절 장애(방화, 절도 등)
6) 우울증
7) 갑상선 항진 또는 갑상선 저하증
8) 과도한 커피 복용
9) 만성 피로
10) 도박
11) 인격 장애: 경계성 인격 장애, 반사회성 인격 장애 등
12) 물질 남용 장애(술, 코카인, 대마초)
13) 외상 후 스트레스 증세

나는 환자의 과거력과 가족력을 자세히 알아보고, 환자와 대화를 나누는 것이 ADHD의 진단에 가장 큰 도움이 되었다. 간혹 함께 나타나는 다른 질환, 예를 들어 심한 우울증, 조울증, 자폐증 등을 알아보는 데는 심리 검사가 큰 도움이 되었다. 어린이들을 위한 WISC(Wechsler Tests of Intelligence)에서 subtests score에 많은 차이가 있는 것도 ADHD 진단에 도움이 되었다. 이민 사회를 위한 봉사를 위해 설립한 라이프 케어 센터를 함께 운영했던 오정열 심리학 박사는 TOVA(Test of Variability of Attention)를 썼던 것으로 기억한다. 그런데 꼭 기억해야 할 것은 심리 검사에서 'False Negative' 즉, 병이 있어도 없는 것처럼 나올 가능성이 있다는 사실이다. 왜냐하면 검사 자체가 ADHD 환자에게는 '치료' 효과가 있기 때문이다. 이 환자들은 1대 1 상황에서 집중도가 높아진다. 그리고 '새로운 경험'을 즐긴다(novelty). 뿐만 아니라 처음으로 만난 심리학자가 자세히 설명을 해주고, 자신에게 친절하게 대하니까 의욕이 높아진다(motivation). 따라서 함께 나타나는 다른 질환들은 진단이 가능하지만, 주의산만증 자체는 일시적으로나마 치료가 된 상태이므로 진단이 어려울 수도 있다.

ADHD 어린이의
발달 과정과 가족 치료 방법

    딸만 둘을 두었던 한 친구가 세 번째 아이를 출산했는데 그토록 기다리던 아들이었다. 이 아이는 임신 기간에도 아무 문제가 없었고 출산도 수월하게 했다. 또한 남자 아이치고는 성장도 빨라 한 살이 되기 전에 벌써 걷기 시작했다. 그러나 말은 느려서 두세 살이 되어서야 겨우 한두 마디 말을 시작했다. 그러니까 보통 아이들에 비해서 어떤 것은 발달이 훨씬 빠르고, 어떤 분야는 발달 속도가 아주 느린 편이었다. 아이는 밖에서 노는 것을 아주 좋아했다. 그래서 식사 시간이 되어도 집에 오려고 하지 않고 친구 집에 함께 가겠다고 떼를 쓰곤 했다.

    엄마가 간신히 달래서 집에 와도, 저녁 식사 시간에 가만히 앉아서 식사를 하는 적이 없었다. 장난감을 손에서 놓으려 하지 않고, 온 몸을 계속해서 움직여 댔다. 가족들이 식탁에서 대화하는 것은 거의 불가능한 일이었다. 아이는 식사에는 도무지 관심이 없고 1초라도 빨리 일어나 친구와 다시 놀 생각에 빠져 있었다. 아이의 시중을 드느라 쉴 틈이 없었던 내 친구는 기발한 착상을 했다. 아이가 친구와 같이 그 집에 가는 것을 막지 않기로 한 것이다. 오히려 쌀과 반찬거리를 아이 친구 집에 미리 가져다주고 그 집에서 친구와 함께 저녁을 먹도록 했다. 아이의 친구 어머니 말에 따르면 아이는 얌전히 앉아 그 집 세 남자 형제들이 먹는 것을 지켜보며, 자기 음식을 남기지 않고 깨끗하게 먹어 치운다는 것이었다. 새로운 환경(novelty)이 흥분을 불러 일으키고, 새로운 사람들(친구 가족)이 자기에게 관심 보이는 것이 '상(reward)'을 받은 것처럼 느껴졌음이 틀림없다.

어느 날, 이 사내 녀석은 늘 하던 대로 큰길로 튀어 나갔다. 물론 길을 건널 때 좌우를 잘 살피라는 엄마의 말은 전혀 생각할 틈이 없었다. 그 동네에 새로 이사 온 사람의 이삿짐 차에 부딪친 것은 찰나의 일이었다. 다행히 트럭기사가 급정거하여 크게 다치지는 않았으나 이것이 그의 과잉 행동 증상과 충동성, 생각하기 전에 행동부터 하는 문제가 야기된 첫 번째 큰 사고였다. 녀석은 학교에 가노라면 친구와 노는 것에 정신이 팔려 집에 오는 것을 한껏 거부하곤 했다. 반면 아침에는 깨워서 학교에 데리고 가는 것이 큰 문제였다. 그러니까 하나의 상태에서 다른 환경으로 바꾸는 것이 무척 힘들었다.

학년이 올라갈수록 아이는 공부하는 것을 싫어했다. 우선 책상 앞에 앉아 있는 것을 못 견뎌해서 5-10분마다 자리에서 일어나 물을 마시러 가거나 화장실에 간다고 하고는 십여 분이 지나도 돌아오지 않기 일쑤였다. 내 친구는 자주 아이의 담임 선생님을 찾아가서 상의하는 한편 선생님의 수고에 감사했다. 선생님도 아이가 수업을 방해하려는 의도를 갖고 그러는 것이 아니라 스스로 조절할 수 없는 어떤 기질 때문이라는 것을 눈치챈 듯했다. 아이 엄마는 선생님의 조언을 따라 코치 겸 가정교사를 두기로 했다. 숙제는 물론 감정 조절이나 반응 제압 등의 집행 기능 발전을 도와주도록 한 것이다. 내 친구는 4학년이 된 아이의 숙제를 도와주는 것이 서로의 관계를 악화시키는 첫걸음임을 눈치챈 터였다. 아들이 어렸을 때 친구 집에 음식을 조달해 주는 것으로 아이의 영양 상태를 지켰던 것처럼 이번에도 다른 사람의 도움이 필요함을 느꼈던 것이다. 다행히 아이의 가정교사는 농구 선수로서 스포츠에 능했고 친구 관계도 원활한 대학생이라, 누나들만 있고 형이 없었던 사춘기 남자아이에게 좋은 역할 모델이 될 수 있었다.

덕분에 아이는 간신히 초등학교를 마치고 중학교에 진학했다. 이제 틴에이저가 된 녀석은 또 다른 문제를 일으키기 시작했다. 당시 중고등학생은 누구나 교복을 입어야 했다. 그는 1970-80년대 엄격한 학교 규율을, 한국 사회의 규범을 제멋대로 깨부쉈다. 이 아이에게는 다른 사람들의 주의를 집중시킬 수 있는 튀는 옷, 그리고 멋진 옷들이 필요했다. 아이는 허락도 없이 아버지 옷을 빌려(?) 입고 나가기 시작했다. 이제부터 그와 아버지와의 투쟁이 시작된 것이다. 그의 아버지도 심한 ADHD 증상을 가진 듯했고, 자기 자신 위주로 사는 자기애성 성격 장애(narcissistic personality disorder)의 화신처럼 보이는 분이었다. 그러나 당시 한국에서는 이런 문제가 정신병의 일종이라고 아는 사람도 없었고, 치료가 필요하다고 여기는 사람은 더더욱 드물었다. 내 친구는 아들이 아버지 옷을 몰래 입고 나갔다 올 때마다 체벌은 물론 집안이 온통 전쟁터로 변하는 것을 참고 견뎌야만 했다. 그러나 아이는 다른 산만증 환자들처럼 과거 잘못에 대한 결과(conse-quence)를 기억하지 못했다. 그래서 혼이 난 다음 날도 똑같은 행동을 반복하고, 그 때마다 체벌이 뒤따랐다. 이렇게 가족 전체의 평화는 깨어져 가고 있었다.

성숙한 사고능력을 가진 아버지라면 아이와 단 한 번이라도 대화를 해서 아들이 어떻게 변하고 있는지, 아버지의 옷은 무엇을 상징하는지, 아이에게 정말로 필요한 것은 무엇인지 파악해 보려는 노력을 해 봤을 것이다. 아니면 아이와 함께 나가서 새 옷을 한 벌 사줄 수도 있었으리라. 그러나 아버지는 자신의 아버지에게서 그런 인격적인 존중을 받은 적이 없었다. 더구나 그에게 학교나 사회가 규범으로 정한 것(학생은 교복만 입어야 한다는)은 이유 여하를 막론하고 따라야만 하는 것이고, 자식은 아버지가 말하는 대로 절대복종하는 것이 '도리'라는 생각이 강력하게 자리 잡고 있었다.

이런 사연을 들으면서도 내가 직접 친구를 도와주지 못했던 이유는 1970년경에 미국에서 정신과 수련을 받은 우리조차 ADHD에 대해서 잘 모르고 있었기 때문이다. 그 이후 1994년에 편찬된 DSM-4-TR에 명시된 ADHD와 ADD에 대한 진단 기준 및 통계 열람은 진단 기준으로서 많은 도움을 주었다. 그동안 많이 발달된 뇌 연구 결과와 각성제와 항우울제를 사용하여 치료에 성공한 많은 사례들을 보면서 나는 내 친구의 아들이 심한 ADHD 장애를 가지고 태어났다는 것을 알 수 있었다. 나는 그녀에게 다음과 같이 말해주었다.

"ADHD라는 병이 많이 알려진 지 겨우 이삼십 년밖에 안 되었어. 지금 미국에서도 이 아이들의 뇌에서 일어나는 화학 물질의 불균형 상태를 모르는 사람들은 이것이 병도 아닌데 제약 회사와 의사들이 짜고서 만들어낸 것이라고 비난하기도 한단. 이 병의 특징은 아이들이 자기 또래들에 비해서 2-3살 정도 어리게 행동하고, 주의 집중을 못 하고, 행동이나 감정 표현이 충동적이고 주위 사람들을 방해하는 거야. 많은 어른들이 '그러니까 아이들이지!'라는 식으로 지나치는 경우가 많아. 그런데 또래보다 2-3살 정도 떨어진다고 생각해봐. 그 아이가 학교나 교회에 가서 제자리에 앉아 있지 못한다면 누가 그 애와 친구 관계를 맺겠니? 이런 문제가 계속되다 보면 아이는 '왜 남들이 나를 싫어할까?', 아니면 '나는 바보인가?'라는 생각을 할 수 있겠지. 그렇게 되면 자존감이 떨어지게 되는데 그런 감정이 내부로 향하면 우울증세나 불안감이 높아지게 되고, 외부로 향하면 불량아가 되거나 갱단에 들어가게 되는 경우도 있지. 또한 술이나 마약 중독에 빠지거나, 범죄 행동으로 갈 가능성도 많아질거야. 그러다 보면 자살도 많아지고.

이 병은 아이의 잘못도 아니고, 부모가 잘못 길러서 생기는 것은 더더욱 아니야. 네가 시어머니에게서 들은 바로는 네 남편이나 시아버지가 별 이유도 없이 화를 잘 내고 정서 변화가 많은 반면, 머리는 비상해서 사업도 성공했고, 끼도 많은 분들이라고 했지? 이 병은 후손에게 대를 이어 유전되는데 남자 아이들이 여자 아이들보다 2-3배 많아.

여자 아이들의 경우, 주의 집중을 잘 못하거나 시시때때로 공상에 잠기는 증세가 가장 흔하고 행동이 부산하거나 충동성을 보이는 경우는 별로 없어. 하긴 과잉 행동하던 남자 아이들도 성인이 되면 과잉 행동이나 충동성이 많이 줄어들고 그 대신에 다른 문제들, 예를 들면 재미없는 일은 피하거나, 일을 시작하더라도 끝을 내지 못하는 경우가 많아. 또한 일을 체계있게 하거나 세밀하게 검토하여 마무리하는 대신 다른 재미있는 것이 있나 두리번거리고 찾아 나서지. 지금 네 아들은 어떤 일을 하고 있니?"

"아들은 친구 소개로 좋은 회사에 들어가서 열심히 일을 하고 있어. 시골에 있는 생산 공장에 내려 가서 직원들을 독려하고 며칠씩 같이 지내다 올라오는 것이 주로 하는 일이지. 만일 사무실에 앉아서 꼼짝 못하고 컴퓨터만 보면서 일을 해야 한다면 하루만에 뛰쳐 나왔을 거야. 이 장소, 저 장소로 옮겨 다니며 많은 사람들을 만나니 지루해질 틈이 없고, 노동자들과 먹고 자며 고락을 같이하니 자존심에 상처를 주는 사람도 많지 않단다."

그녀가 ADHD가 의심되는 아들과 미숙하고 이기적인 남편 사이에 벌어지고 있는 세계 대전(?)을 지나가고 있을 당시에 나는 다음과 같은 것을 권고했다.

1 가족 치료 방법

1) 대학 병원에 아이를 데리고 가서 정신과 의사의 진단을 받아야 한다.

만일 그 의사가 오래 전에 수련을 받았고, 평생 교육 과정을 통해서 주의산만증에 대해 많이 공부하지 않은 분이라면, 내가 보내준 CHADD나 DSM 기준에 관한 인쇄물을 가지고 가서 보여 드리는 것이 좋다(나와 같은 병원에서 근무하는 한국 태생 소아과 의사 한 분이 ADHD 진단을 받은 환자가 각성제를 복용하는 것을 보고 왜 그런 약을 쓰냐며 화를 냈던 기억이 있다. 그분도 1970년경에 소아과 수련을 받았으니 ADHD에 대한 지식이 많지 않았을 것이다. 재미있는 것은 그 분이 소아과 초대로 이에 대한 강의를 하러 갔던 내 동료에게 자신의 딸 중 한 명에게 ADHD 장애가 있는 듯하니 진단과 치료를 부탁하더란다). '아는 것이 힘'이고, 아는 것만큼만 눈에 보인다.

나는 친구에게 이것도 강조했다. 혹시 정신과 의사가 '학습 장애'나 '행동 장애' 등의 진단을 내리면, 동반 질환으로 ADHD가 있는지를 물어보게 했다. 왜냐하면 ADHD 진단에서 가장 중요한 것은 관심이 있는 부모가 자세히 관찰한 아이의 성장 과정과 과거사이기 때문이다. 어떤 동반 질환이 있더라도 그 밑에 숨어 있는 산만증 증세를 치료하지 않는다면 충분한 효과를 기대할 수 없다.

2) 아이가 ADHD라면 온 가족이 이에 대한 교육을 함께 받아야 한다. 특히 아들에게 발생한 문제가 자신의 유전인자와 관련되어 있음을 환자의 아버지가 알게 되어 본인도 치료에 참여할 수 있다면 효과가 더욱 커질 수 있다.

3) 교회 교우들이나, 친척들에게 아들이 주의산만증 환자이고 이제 치료를 시작했다는 이야기를 한다. 이야기를 함으로써 그전에 따라 다니던 부정적인 '평판'을 좋게 바꿀 수 있다. 그리고 그의 변화를 보는 사촌들이나 혈통이 같은 시가 쪽 친척 중에 비슷한 문제가 있는 경우, 곧 치료를 시작하도록 도와줄 수 있다.

4) 산만증은 아이가 게을러서도 아니고, 부모의 잘못도 아니므로 가능한 한 빨리 아이를 도와주는 것이 기를 죽이지 않고, 나쁜 친구들과도 사귀지 않게 하는 첩경임을 주위 사람들이 알도록 교육해야 한다.

5) 가족 모두가 환자를 도와주기 위해 힘을 합쳐야 한다.

6) 부모가 산만증 환자의 형제나 자매들에게도 충분히 주의를 기울이고 신경을 써야 한다. 이 병을 가진 형제가 있을 때, 비록 즐거운 attention이 아니더라도 많은 주의(attention)가 이 아이에게만 몰려 있기 쉽다.

7) 아버지와 아들 사이에 과거와 같은 심한 갈등이나 언쟁이 일어나지 않도록 미리 방지하는 방법을 찾아야 한다.

누구에게도 도움이 되지 않는 이런 파괴적인 사건들이 환자에게는 환영받는 사건이 될 수도 있다. 이들은 전두엽의 기능에 문제가 있어서 과거의 실수로부터 배우는 능력이 떨어지고 미래에 대한 계획을 미리 하는 것이 어렵기 때문이다. 그러나 이런 사건은 다른 모든 가족에게는 커다란 상처로 남을 수 있다. 특히 엄마에게는. 이 환자들은 현재만을 생각한다.

8) 아이가 어른으로 성장한다는 것은 그때까지 중요하게 여겼던 쾌락원리(pleasure principle)를 점차 포기하고, 현실원리(reality principle)로 이전해 가는 과정임을 알아야 한다.

아들도 자신이 원하는 바를 얻기 위해 어떻게라도 빌려(?) 입고 나가는 것을 포기할 때가 왔다. 이 과정에서 중요한 방법이 '흥정(negotiation)'이다. 이때 누구보다 중요한 사람은 그의 아버지였다. 이제껏 그는 독재자로서 모든 식구들 위에 군림해왔고, 화가 나면 누구에게나 소리지르고, 체벌도 서슴치 않았다. 그런데 문제는 거기서 그치지 않았다. 아들이 백화점에서 물건을 훔치다가 검거된 것이다. 유능한 변호사를 고용해서 정신과 의사의 소견서와 함께 아이가 그동안 치료받았던 과정을 알렸다. 치료를 계속하기로 하고 집행유예 판정을 받는 것으로 사건은 마무리 되었다.

나는 친구에게 하버드 프로젝트의 하나로 쓰여진 "Getting to Yes, Negotiating Agreement without Giving In"이라는 책을 보내 주었다. 이제 아버지나 아들을 믿을 수가 없는 처지였다. 왜냐하면 두 사람 모두 ADHD 환자들이기 때문이다(비록 아버지가 따로 진단을 받지 않았고, 받을 의지도 전혀 없었지만). 싸움을 하거나 때리고 맞는 것은 육체적 운동도 되고 흥분도 되지만, 식구가 모여 앉아 회의를 한다는 것은 ADHD 증세를 갖고 있는 두 남자들에게는 큰 고통이 아닐 수 없었다. 엄마와 두 명의 누나들이 흥정의 방법을 시도해 보았지만, 남존여비식 가치관에 빠져있는 아버지가 협조를 거부했다. 내 친구는 정신과 의사와 상의 끝에 남성 가족 치료사에게 의뢰했다. 내 친구는 치료사에게 가며 내가 보내준 책 "Getting To Yes"를 참고로 가지고 갔는데 그분도 이 책을 알고 있었다.

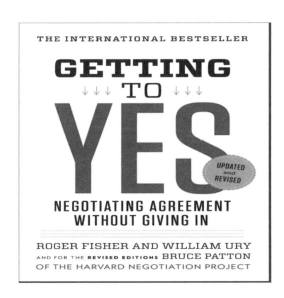

*출처: 375 Hudson St. N.Y., N.Y. 10014, U.S.A.
1st edition was published in 1981 by Houghton Mifflin Co.
2nd edition, 1983 Penguin Books
3rd ed. 2011 by Penguin books.

정신과 의사를 통해서 친구 집의 사정을 이미 알고 있었던 가족 치료사는 다음의 이야기로 서두를 시작했다.

"어머니가 가져오신 이 책은 하버드 법대 교수들인 Rogers Fisher, William Ury 그리고 Bruce Patton 교수가 세계에서 일어나는 핵무기 문제, 이란과의 문제, 중동 사태 등을 평화롭게 흥정하여 성공한 경험을 살려서 쓴 책입니다. 저도 이분들의 원칙을 좋아할 뿐 아니라 몇 차례 이를 이용해서 도움을 받은 적도 있었습니다."

책에서 말하는 원칙은 다음 네 가지였다.

1) 사람(People)

어떤 문제가 있을 때, 이것을 사람과 연결시켜서는 안 된다. 예를 들어서 아드님이 백화점에서 옷을 훔치려던 것은 아버지가 자신이 원하는 사복을 빌려주거나, 사주지 않았기 때문이었다고 하면 문제 속에 사람이 포함되므로 아버지는 자신의 체면을 위해서 절대로 마음을 바꾸거나 흥정에 가담하지 않을 것이다.

2) 이익, 이득(Interests)

중요한 것은 어떤 이익이 있느냐이지, 자신의 위치(position)가 아니다. 협상(negotiation)은 토론(debate)과 다르다. 토론에서는, 마치 육군 보병들이 자기의 영역을 끝까지 사수하는 것처럼 위치가 중요하지만 흥정을 할 때에는 어떤 이익을 가져오는가가 중요하다. 가끔 청소년들이 논쟁을 하다가 끝까지 밀리게 되면 체면을 세우느라 자기 위치를 고수하는데 사실은 손해를 보게 된다.

3) 선택권(Options)

어떤 결정을 내리기 전에 가능한 여러 가지 가능성을 만들어 놓아야 한다. 주의산만증이 있는 사람들은 무슨 결정이든 빨리 정해 버리고 더 이상 그 자리에 앉아 있는 것을 싫어하지만 항상 시간을 두고 생각해 보는 것은 도움이 될 수 있다. 그리고 원하지 않는 것을 우격다짐으로 결정을 내도록 억누르는 일은 없어야 한다.

4) 표준(Criteria)

가족이 내린 결정이 어떤 규칙이나 법규 등에 맞는지 검토해 봐야 한다. 예를 들면 '학교에서는 어떤 것을 추천하나?', '이 지역의 다른 가족들은 어떤 결정들을 했나?', '어떤 의학적 정보가 있나?' 등이 있다.

어떤 부모들은 자녀를 교육할 때 어떤 날에는 지나치리만큼 심한 벌을 주고, 그 다음 날에는 미안해서 특별한 선물을 주는 식의 예측 불가능한 행동을 한다. 이것은 이미 조절이 잘 안 되고 있는 아이의 혼돈 상태를 더욱 악화시킬 수 있다. 다행히 내 친구는 사랑이 많으면서 누구에게나 공평했고, 나이에 상관없이 인간에 대한 존엄성을 귀하게 여겼다. 아마 그의 이런 성숙함이 어려운 문제를 가진 아들과 그 아버지를 모두 쓸모있는 시민으로 이끌어 갔으리라 믿는다. ADHD 환자의 가족들은 늘 긴장하기 쉽다, 언제 새로운 사건이나 위기가 올지 모르니까. 내 친구는 유머 감각이 있어서 가족을 웃게 만드는 재주가 있었다. 이것은 나중에 그의 아들이 사회에 나가서 회사의 상사나, 공장의 노동자들과 잘 어울릴 수 있는 밑거름이 되었다. 그러나 무엇보다 중요한 것은 그녀가 언제나 아들에 대해 포기하지 않았다는 사실이다. 어머니가 끝까지 희망을 잃지 않았던 것이 환자와 가족 전체가 희망을 유지하는 데 결정적으로 기여했을 것이다.

한국인을 비롯한 많은 동양인들은 정신과 질환이나 치료에 대해 수치스럽거나 불필요한 것으로 여기는 듯하다. 이곳 LA에 사는 많은 한인 이민자들은 자신들이 이민 왔던 당시의 한국식 가치관을 그대로 지키고 사는 경우가 많다. 어쩌다 필요한 경우 오래된 옷에 새 헝겊을 대고 기워 입듯이 옛날 한국적 사고방식에 서양식 사고방식이나 가치관을 조금씩 짜깁기해서 붙여 가며 산다. 그런데에도 정신과 병이나, 그에 대한 치료는 그마저도 안 한다. 1980년도에 이민 온 분이라면 2020년에 이민 오신 분과 같은 나라, 같은 도시에 살더라도 사고방식에 있어서 큰 차이가 있을 것이다. 내가 이 책을 쓰면서 걱정되는 것은 바로 이런 차이점 때문에 독자들에게 엉뚱한 오해를 초래하지 않을까이다. 그런데 생각해 보자. 이곳에서 자라는 우리 자녀들은 24시간 서양식 교육과 SNS, 대인관계, 문화, 취미생활 등에 둘러싸여 있다. 이들의 사고방식은 우리와 다를 수밖에 없다. 우리는 필요할 때 짜깁기를 하는 경우도 있었지만, 결코 가치관 자체를 바꾸지 않았고, 바꿀 생각도 없다. 내 경험에 의하면 이러한 경향은 한국 이민자들에서 특히 상한 듯하다. 서로 다른 것은 절대로 나쁜 것이 아니다. 다만 좀 더 많은 대화를 통해서 서로를 이해하고, 또 서로에 대해서 배우고 가르쳐야 한다. 서양 사람들을 주로 대하는 직장과 아이들을 기르는 과정에서 내 가치관과 문화적 배경 때문에 가끔 혼란스러운 적이 있었다. 그러나 가장 원칙적인 가치, 즉 주위에 있는 사람(가족, 친구, 동료, 환자들)을 이해하려 노력하고, 그들의 감정을 받아주고(반드시 찬성은 하지 않더라도), 사랑을 줄 수 있다면 결국에는 갈등이 해결된다는 것을 느꼈다. 문화의 차이에 겹쳐서 집행 기능에 차이가 많은 ADHD 환자와 같이 살아가야 하는 이민 가정에서는 더 많은 대화와 인내심이 필요할 수밖에 없다.

많은 한인들은 불안하거나 우울할 때, 또는 화가 나면 술을 마신다. 술은 마취제이다. 전두엽의 기능을 마비시켜 잠시 잊어버리지만 두세 시간 후 술이 깨면 더욱 우울하거나 화가 난 상태로 돌아온다. 이때는 금단 증상을 막기 위해서 또 마셔야 한다. 술은 처음 몇 잔 마실 때는 양심이나 각종 억제 기능(censor)들을 눌러 버려 기분이 좋아진다. 그러나 술은 결국 우리의 뇌 중추 기능을 저하(depress)시키는 물질이다. 마지막에는 금단 현상의 고통 때문에 계속해서 마실 수밖에 없으니 몸이 파괴되거나 자살의 길을 택할 가능성이 높아진다. 최근 LA에서 자살하는 한인 노인들의 숫자는 다른 어떤 동양인 그룹보다 높다. 한인 공동체가 그 원인을 찾아내고 그런 분들을 도와드려야 할 때가 왔다.

두 형제의 이야기

내가 크리스토퍼를 처음 만났을 때 그는 6살이었다. 그는 학교 수업 시간에 제 자리에 가만히 앉아 있지를 못하고, 말도 너무 많이 해서 다른 아이들이 공부하는 데 지장을 많이 준다고 했다. 뿐만 아니라 거의 모든 급우들과 심심치 않게 싸움판을 벌이곤 했다. 부모님이 야단을 치면 5살 난 동생, 데니를 때리고, 소리를 지르며 부모님께 대들기 일쑤였다. 이 형제의 아빠는 트럭 운전사로 일하고, 엄마는 은행에서 일하는 평범한 백인 가정이었다.

나는 루이지애나 주, 뉴올리언즈에 위치한 튤레인 의대 소아정신과에서 수련의 과정을 밟는 중이었다. 그 당시 소아청소년 정신과 의사가 있는 곳은 루이지애나, 조지아, 미시시피, 알라바마 주를 모두 합쳐서 튤레인에 있는 의사들이 전부였다.

데니와 크리스토퍼를 우리 외래에 보낸 것은 그들의 학교 선생님이었다. 크리스토퍼를 유치원에서 지난 일 년간 가르쳤던 담임 선생님이 데니를 새로이 맡게 되었다. 그는 두 형제가 비슷한 문제를 지닌 것을 발견했다. 이들은 잠시도 가만히 있질 못하고, 교실 안을 계속 돌아다녔다. 잠깐이나마 앉아있을 때는 팔이나 다리를 계속 움직여댔다. 선생님이 수업 시간에 질문을 하면, 물음이 끝나기도 전에 손을 들었는데, 옳은 대답을 하는 경우는 한 번도 없었다. 문제를 다 듣지 못했으니 제대로 답을 할 리가 없었다. 이들 형제는 줄을 서서 차례를 기다리는 것을 못 참아 했고, 싸움을 일삼았다. 그러나 선생님과 일대일로 만나 복습을 하거나 문제를 푸는 경우에는 열심히 했고, 머리도 우수했다. 데니의 선생님은 말이 많아서 다른 학생들까지 산만하게 하는 것을 방지하느라 그를 교실의 제일 앞줄, 자신과 가장 가까운 곳에 앉게 했다. 또한 데니가 몸을 많이 움직이고 참기 어려워하는 기색이 보이면, 교장실에 다녀오게 하는 심부름도 시켜서 주의를 환원시켰다.

가끔 아빠가 집에 오면 엄마와 큰 소리로 싸운 후 집을 나가는 경우가 많았다. 엄마는 점점 우울해졌다. 수련의 한 명이 엄마의 치료를 맡았다. 우리는 당시 '베이커 판사의 소아정신과 외래' 모델을 본받아서, 소아정신과 의사, 심리학자, 사회복지사 등과 함께 청소년들의 문제를 다루었다.

1930년대에 미국 사회는 여성과 아동들의 권리를 보호하고, 아동 학대나 미성년의 노동 착취를 방지하는 법을 제정했다. 범죄를 저지르고 재판정에 출두한 많은 청소년들 중에는 파괴된 가정에서 학대 당했거나 방치되었던 경우가 많았다. 베이커 판사는 이들을 감옥에 보내는 대신 재판정에 부속되어 있는 '소아정신과 클리닉'에서 치료와 상담을 받아 선도되도록 조치했다. 이리하여 미국 최초의 소아정신과 치료소는 법원의 부속 기관으로 탄생했다. 산업의 발달과 더불어 도시로 몰리는 젊은이들이 많아지고, 이혼 가정도 늘어났다. 이런 환경 속에서 방황하는 젊은이들을 돕기 위하여 여러 분야의 전문인들이 이곳에서 일했다. 아이들을 도와 주려면 우선 그들이 속한 환경을 이해해야 되었다. 당사자인 환자를 소아정신과 의사가 감정하고, 적합한 치료를 하는 동안, 사회복지사는 그의 부모, 학교 적응 상태, 과거의 생활 상태 등을 조사하고 상담했다. 심리학자는 필요한 심리검사를 통해서 지능, 감정 상태 등을 면밀하게 알아보았다. 즉 세 분야의 전문가들이 힘을 모아서 환자를 돌보는 '종합적 치료 제도'였다. 많은 시간이 흐른 후 재판정의 부속 기관이었던 소아정신과 클리닉은 의과대학교의 정신과로 옮겨져 연구와 치료를 계속하게 되었다.

총 여섯 명의 수련의 중 네 명이 각각 환자를 맡게 되었는데, 나는 둘째 아들인 데니를 맡아서 치료했다. 그리고 일주일에 한 번, 지도 교수인 릴리안 로빈슨 교수와 함께 치료 경과와 앞으로의 방향을 의논했다. 대부분의 ADHD 환자와 마찬가지로 데니도 일대일의 상황에서는 집중력도 높아지고, 상담 시간을 즐기기도 했다. 그가 좋아한 것은 그림 그리기였다. 특히 각기 다른 종류의 자동차들의 개성을 살려서 그리고 난 후, 각각의 이름을 나에게 가르쳐주었다. 한 번은 '엘티디'라는 이름을 말하는데, 내가 알아듣지 못하자 무척 놀란 표정이었다. 사실은 자신이 나보다 더 많은 것을 아는 데에 대한 우월감을 느꼈던 것 같다. 나는 데니 덕분에 차에 대한 지식을 많이 갖게 된 것에 대해 고맙다고 말하는 한편, 내가 예전에 살았던 한국에 대한 이야기도 나누었다. 즉 내가 타본 것은 기차와 배, 비행기뿐이며 미국에 와서야 승용차들를 많이 봤고 운전도 시작했다는 것을. 데니는 아빠에 대한 관심이 많았다. 아마도 그래서 자동차에 대해 많이 알고 있지 않았을까. 데니는 아빠와 엄마가 자주 싸우는 것이 걱정된다고 했다. 아빠가 아주 집에 안 들어 올까봐 걱정을 하고 있었다. 그래서 형하고도 싸우지 않으려고 마음을 먹었는데, 웬일인지 아빠가 있으면 형은 더 싸움을 걸었고, 그때마다 아빠에게 벌을 받았다.

온 가족이 치료를 받는 동안, 가장 먼저 변화를 보인 것은 소년들의 아버지였다. 그는 자신의 어린 시절 아버지가 가족을 버리고 사라져버린 것에 대한 분노를 말해주었다. 사실 자신도 두 아들과 비슷한 행동을 해서 학교 선생님과 엄마에게 많은 꾸중을 들었다고 고백했다. 검사를 통해서 그 역시 두 아들처럼 과잉행동장애가 있는 것을 알게 되었고, 그는 소년들을 벌 주는 대신 운동장에 나가 야구나 축구를 가르치고, 즐거운 시간을 가지려 애썼다. 집에 있는 시간을 늘리고, 아내가 그동안 두 아들을 홀로 돌보느라 고생한 것에 대해서도 고마움을 표현하기 시작했다. 그는 점차 떠나 버렸던 자신의 아버지를 용서하게 되었고, 아들들에 대한 분노의 감정도 조절하는 방법을 배워 나갔다. 이 당시 과잉행동장애에 대한 과학적 지식은 아주 국한되어 있었다. 우리는 뇌신경 전파 물질인 도파민이나 노르에피네프린 등의 불균형 상태에 기인한 두뇌의 질환이라는 것을 알지 못했다. 따라서 오로지 '가족 치료'를 통하여 환자들을 도울 수밖에 없었다.

2년간의 소아정신과 수련을 마친 1977년, 나는 데니 가족과 이별을 했다. 그들과 만나는 동안 실로 많은 것을 배웠다. 지금도 그들을 떠올릴 때마다 감사한 마음을 잊지 못한다. 한 가지 유감스러운 것은 당시에는 '과잉행동장애'라는 진단명만 있었고, 두뇌에서 생성되는 뇌전파물질에 대한 지식이 없었기 때문에 필요한 '도파민'을 치료약으로 처방해 줄 수 없었다는 사실이다. 아마 그랬었다면 치료의 효과가 훨씬 빠르지 않았을까 생각해 본다. 1970년대와는 달리 지금은 진단명도 ADHD로 바뀌었고, 다방면의 종합 치료가 가능해졌다. 이를 위해 수고를 아끼지 않은 많은 연구자들과 선배 정신과 의사들에게 경의를 보낸다.

ADHD의 진단 기준은 다음과 같다. 기능 또는 발달을 저해하는 지속적인 1. 부주의 또는 2. 과잉행동-충동성의 특징을 갖는다.

적어도 6개월 동안, 다음 9개 증상 가운데 6개 이상이 발달 수준에 적합하지 않고 사회적 학업적/직업적 활동에 직접적으로 부정적인 영향을 미칠 정도로 지속된다.

1) 종종 세부적인 면에 대해 면밀한 주의를 기울이지 못하거나, 학업, 작업 또는 다른 활동에서 부주의한 실수를 저지른다(예: 세부적인 것을 못 보고 넘어가거나 놓침, 작업이 부정확함).

2) 종종 과제를 하거나 놀이를 할 때 지속적으로 주의 집중을 할 수 없다(예: 강의, 대화 또는 긴 글을 읽을 때 계속해서 집중하기가 어려움).

3) 종종 다른 사람이 직접 말을 할 때 경청하지 않는 것처럼 보인다(예: 명백하게 주의 집중을 방해하는 것이 없는데도 마음이 다른 곳에 있는 것처럼 보임).

4) 종종 지시를 완수하지 못하고, 학업, 잡일 또는 작업장에서의 임무를 수행하지 못한다(예: 과제를 시작하지만 빨리 주의력을 잃고 쉽게 곁길로 샘).

5) 종종 과제와 활동을 체계화하는 데 어려움이 있다(예: 순차적인 과제를 처리하는 데 어려움. 물건이나 소지품을 정리하는 데 어려움. 지저분하고 체계적이지 못한 작업. 시간 관리를 잘 하지 못함. 마감 시간을 맞추지 못함).

6) 종종 지속적으로 정신적 노력을 요구하는 과제에 참여하기를 기피하고, 싫어하거나 저항한다(예: 학업 또는 숙제, 후기 청소년이나 성인의 경우에는 보고서 준비하기, 서류 작성하기, 긴 서류 검토하기).

7) 과제나 활동에 꼭 필요한 물건들(예: 학습 과제, 연필, 책, 도구, 지갑, 열쇠, 서류 작업, 안경, 휴대폰)을 자주 잃어버린다.

8) 종종 외부 자극(후기 청소년과 성인의 경우에는 관련이 없는 생각들이 포함될 수 있음)에 의해 쉽게 산만해진다.

9) 종종 일상적인 활동을 잊어버린다(예: 잡일하기, 심부름하기, 후기 청소년과 성인의 경우에는 전화 화답하기, 청구서 지불하기, 약속 지키기).

*주의점: 이러한 증상은 단지 반항적 행동, 적대감 또는 과제나 지시 이해의 실패로 인한 양상이 아니어야 한다. 후기 청소년이나 성인(17세 이상)의 경우에는 적어도 5가지 증상을 **충족**해야 한다.

다음 9개 증상 가운데 6개 이상이 적어도 6개월 동안 발달 수준에 적합하지 않고 사회적, 학업적/직업적 활동에 직접적으로 부정적인 영향을 미칠 정도로 지속된다.

1) 종종 손발을 만지작거리며 가만두지 못하거나 의자에 앉아서도 몸을 꿈틀거림
2) 종종 앉아 있도록 요구되는 교실이나 다른 상황에서 자리를 떠남(예: 교실이나 사무실 또는 다른 업무 현장, 또는 자리를 지키는 게 요구되는 상황에서 자리를 이탈)
3) 종종 부적절하게 지나치게 뛰어다니거나 기어오름(주의점: 청소년 또는 성인에게서는 주관적으로 좌불안석을 경험하는 것에 국한될 수 있다)
4) 종종 조용히 여가 활동에 참여하거나 놀지 못함
5) 종종 '끊임없이 활동하거나' 마치 '태엽 풀린 자동차처럼' 행동함(예: 음식점이나 회의실에 장시간 가만히 있을 수 없거나 불편해함. 다른 사람에게 가만히 있지 못하는 것처럼 보이거나 가만히 있기가 어려워 보일 수 있음)
6) 종종 지나치게 수다스럽게 말함
7) 종종 질문이 끝나기 전에 성급하게 대답함(예: 다른 사람의 말을 가로챔. 대화 시 자신의 차례를 기다리지 못함)
8) 종종 자신의 차례를 기다리지 못함(예: 줄 서 있는 동안)
9) 종종 다른 사람의 활동을 방해하거나 침해함(예: 대화나 게임, 활동에 참견함, 다른 사람에게 묻거나 허락을 받지 않고 다른 사람의 물건을 사용하기도 함, 청소년이나 성인의 경우 다른 사람이 하는 일을 침해하거나 꿰찰 수 있음)

*주의점: 이러한 증상은 단지 반항적 행동, 적대감 또는 과제나 지시 이해의 실패로 인한 양상이 아니어야 한다. 후기 청소년이나 성인(17세 이상)의 경우에는 적어도 5가지 증상을 만족해야 한다.
- 복합형: 지난 6개월 동안 진단기준 A1(부주의)과 진단 기준 A2(과잉행동-충동성)를 모두 충족한다.
- 부주의 우세형: 지난 6개월 동안 진단기준 A1(부주의)은 충족하지만 A2(과잉행동-충동성)는 충족하지 않는다.
- 과잉행동/충동 우세형: 지난 6개월 동안 진단기준 A2(과잉행동-충동성)는 충족하지만 A1(부주의)은 충족하지 않는다.

변호사가 된 어느 소녀의 이야기

내가 근무했던 파노라마 시티 카이저 병원(Panorama City Kaiser)은 로스엔젤레스 북쪽에 위치해 있다. 이 병원은 남가주 소재 카이저 병원들 중에서 샌퍼난도 밸리에 있는 또 다른 카이저 병원 우드랜드 힐(Woodland Hill Kaiser)과 함께 쌍벽을 이루는데 약 300명의 파트너 의사들이 함께 일한다. 파트너 의사들은 기존의 파트너 의사들이 투표로 선정하기 때문에 대개 이름은 알고 지낸다. 나는 소아나 청소년을 주로 치료하는 관계로 소아과 의사들과 특히 친분이 깊은 편이다. 어느 날 내가 존경하고 좋아하는 닥터 세라로부터 급한 전화가 왔다. "어젯밤에 입원한 12세의 소녀를 빨리 봐 주셨으면 좋겠어요. 급성 복통으로 응급실로 왔는데 의사가 처음엔 맹장염을 의심해서 일단 피검사를 했어요. 그런데 백혈구 수치가 정상이라 우선 진통을 멈추게 한 후 정맥 주사를 놓아 수면을 취하게 했지요. 그런데 오늘 아침에 보니 통증이 완전히 없어졌더군요. 혹시 심리적인 원인에 의한 것이 아닌지 닥터 정께서 봐 주시겠어요?"

환자는 병실로 찾아간 나를 순순히 맞아주었다. 그리고 최근에 일어났던 일들에 대해서 묻는 대로 잘 대답해 주었다. 그녀는 세 살 때 부모님과 함께 한국에서 미국으로 이민 왔고, 이곳에서 태어난 여동생이 한 명 있다고 했다. 아버지는 목사인데 미국 교회 건물을 빌려쓰는 작은 한국인 교회를 이끌고 계신 지 꽤 오래 되었단다. "그런데 우리 아버지가 너무 불쌍해요!"라고 말하며 소녀가 울먹거렸다. "그래서 너도 마음이 아팠겠구나. 그런데 어떤 일로 아빠가 그토록 불쌍하게 느껴졌니?"

"우리 교회 사람들은 점심 식사 후 김치나 된장 국물들이 바닥에 흘러도 그대로 놓아둬요. 화장실도 너무 지저분하게 쓰고요. 그런 이유로 미국 교회 목사님이 아빠를 야단치는 일이 자주 있어요. 저는 왜 우리 교인들이 아빠를 도와주지 않는지 모르겠어요. 그래서 저라도 아빠를 기쁘게 하려고 노력했는데….” 그러면서 소녀는 드디어 참고 있던 울음을 터뜨렸다. 한참을 기다린 후에 조용히 그녀에게 물었다. “어떻게 아빠를 기쁘게 해드리려고 했니?”

"아빠는 제가 학교에서 열심히 공부하고, 친구들도 많이 사귀고, 즐겁게 살면 좋겠다고 하셨어요. 그래서 이번 학기말 시험을 잘 보겠노라 다짐하고 노력했어요. 그런데 막상 시험 공부를 하려고 하면 자꾸 딴 생각이 나고, 집중을 못하겠고, 걱정만 되었어요. 그러다보니 잠도 못 자고, 불안해서 미칠 것 같았어요. 어제 수학 시험을 보았는데 결과가 너무 나쁘게 나왔어요. 저 자신이 너무 미웠어요. 그런데 집에 오자마자 갑자기 배가 아프기 시작했어요. 방바닥에 데굴데굴 구르는데 직장에서 돌아오신 엄마가 저를 병원으로 데리고 왔어요.”

소녀의 어머니는 작은 옷가게를 경영하면서 남편 내조와 두 아이 양육도 결코 소홀히 하지 않았던 전형적인 이민 1세 여인이었다. “아빠를 워낙 좋아하는 아이라, 어른들의 문제는 우리가 해결할 수 있다고 타일러도, 쉽게 상처를 받네요. 6학년이 된 후부터는 숙제할 때나, 공부시간에 집중이 안 돼서 본인 스스로도 걱정을 많이 했어요.” 소녀는 건강하게 태어났고, 성장 과정도 별 문제 없이 정상적이었다고 했다. 미국에 온 후 유치원에 가서 처음에는 언어 때문에 고생하는 듯했으나 금방 친구도 사귀고 적응을 잘했다고 한다. 초등학교에 입학한 뒤에도 학업 성적은 항상 좋았으나 가끔 공부 시간에 잡담을 많이 한다는 지적을 받았다고 했다. 대부분 공부를 따라가지 못하는 옆의 학생을 도와주느라 생긴 일이라고 했다. “분명 A를 받을 수 있는 능력이 있는데, B를 받는 것이 이해하기 힘들다”는 선생님의 말씀에 소녀의 아버지는 웃음을 지으시며, “나도 어릴 때 똑같은 이야기를 선생님에게서 들었다”고 하셨단다. 아버지는 학교 성적이 아주 뛰어난 편은 아니었지만 작문 실력은 특출났고, 고교와 대학에 진학해서는 두각을 나타낼 수 있었다고 한다.

"이곳은 6학년부터 중학교로 올라가는데, 환경이 많이 바뀌어 적응하기 힘들었나 봐요. 갑자기 한 명의 선생님에게 배우는 대신 과목마다 다른 선생님을 찾아서 교실을 옮겨 다니는 것도 큰 스트레스였지요. 교실을 잘못 찾아가서 지각하는 경우도 여러 번 있었지요. 아마 딴 생각을 하느라 집중을 못해서였겠지요. 그러다 보니 본인에 대한 분노도 생기고, 작은 일로도 엄마 아빠와 부딪치는 일이 잦아졌어요. 저희는 아이가 사춘기에 접어들어 반항심도 생기고, 정서 불안으로 우울한 기색을 보이기도 하는구나 생각만 했지 이렇게 심한지는 몰랐어요."

가족력을 조사해 보니 시아버지는 평소에 화를 잘내고, 술도 과도하게 드시는 편이었는데, 참을성이 없는 분이셨던 것으로 보인다. 그래도 사업수단은 좋아서 가족들이 윤택한 생활을 할 수 있었다고 한다. 그러나 그가 두 번째 부인을 얻으면서 가정이 파괴되자 남편은 미국 이민을 결심하고, 자신의 아버지와 같은 실수를 범하지 않으려고 성직자의 길을 택했다고 한다. 이전에 좋아하던 술도 끊고, 모든 일에 최선을 다하려고 애썼지만 워낙 예민한 성격인데다 우울 증상이 심하다고 했다. 어쨌든 소녀는 우선 소아과 병실에서 일단 퇴원해서 집으로 돌아간 후 외래로 나를 찾아오기로 했다.

이 주일이 지난 후, 나는 외래로 병원을 찾은 소녀를 만났다. 엄마에 의하면 이전처럼 명랑하고 자신을 찾은 듯 보인다고 했다. 또한 위기를 무사히 넘겼다는 안도감 때문인지 학교에서도 적응을 잘 한다고 했다.

"전에도 가끔 머리나 배가 아픈 적이 있었니?"라는 나의 질문에 소녀는 "네. 그런데 엄마나 아빠에게는 걱정하실까봐 말을 안했어요. 저는 특히 역사 시간이 너무 지루했어요. 그 시간엔 다른 공상이 떠올라 공부가 안 되었고, 가끔은 낙제할까봐 걱정도 했어요. 그럴 때마다 머리나 배가 아프곤 했지요. 중학교 오기 전에는 그런 문제가 없었는데 말이에요."

나는 부모님과 선생님들에게 '행동 검사 질문지'를 보냈다. 그리고 그들의 답변을 토대로 소녀에게 ADHD 진단을 내릴 수 있었다. 소녀는 '부주의형'이고, 과도 행동 장애나 충동성이 별로 나타나지 않았기 때문에 아무도 그 병을 의심하지 않았던 듯했다. 게다가 지능이 뛰어났고, 초등학교 시절에는 성적도 우수했다. 또한 남들을 잘 도와주는 지도자 역할도 했다. 그러다가 사춘기에 나타나는 정서 변화를 감당하기 힘든 상태가 되었다. 정서 변화와 성호르몬 및 성장호르몬의 영향으로 왕성해진 감정의 노도를 제압시키기에는 전두엽의 기능이 충분하지 않았던 것이다. ADHD란 본래 전두엽을 강화시키는 도파민 분비에 이상이 있는 증상이 아닌가! 마치 '발정난 개'처럼 사춘기 아이의 감정뇌(변연계라고도 불리며 모든 포유 동물이 배가 고프거나, 몸이 아프거나, Fight or Flight의 스트레스 반응을 맡아 함으로써 생존을 가능케 하는 뇌)는 최고도로 항진되어 있는데, 이를 제압하고 조절해야 하는 전두엽이 제구실을 잘못하고 있으니 소녀가 힘들었을 수밖에.

나는 소녀와 어머니에게 두뇌 모형을 보여주며 이야기를 시작했다. "자, 여기 초록색의 감정뇌가 아주 머리의 깊숙한 곳에 있는 것이 보이지? 그리고 그 앞쪽에는 빨간색의 전두엽(prefrontal lobe)이 있는데 그것이 어떤 기능을 하는지 읽어볼래?" 소녀는 〈그림〉을 보며 전두엽의 기능을 큰 소리로 읽었다. "고도의 지적 기능. 집중, 계획, 판단, 감정의 표현, 창조, 감정 제압."

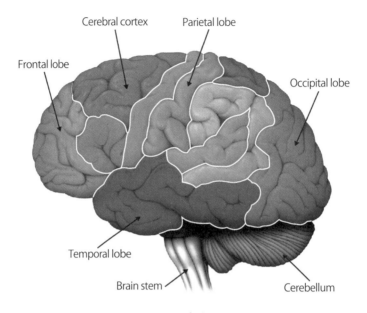

Lateral View

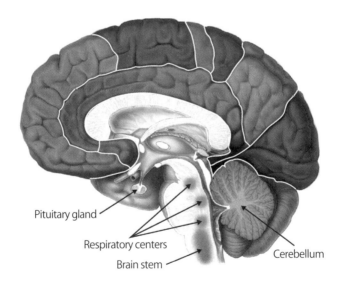

Sagittal View

"그러니까 제 감정을 조절하며 집중력과 계획성, 창조성, 판단력을 갖는 데 관여하고, 감정을 말이나 글로 정확하게 표현할 수 있는 능력을 주는 전두엽에서 도파민이 충분히 생성되지 않아서 제가 고생을 한 셈이군요."

"어떤 사람들은 선천적으로 지루하거나, 재미가 없으면 도파민이 잘 생성되지 않는 체질을 물려 받았는데, 그 사실을 잘 모르고 있는 경우가 많아. 어떤 아이들은 어릴 때부터 가만히 앉아있지를 못하고, 떠들썩하거나 충동적이라 금방 발견되어서 일찌감치 도움을 받기도 하는데, 어떤 아이들은 밖에서 보기에는 워낙 조용하고, 가끔 혼자서 공상이나 하니까 금방 발견이 안 되어서 십대까지 가는 거지. 그런데 어느 날 갑자기, 감정은 도저히 조절이 안 되고, 이성적인 사고를 해서 문제를 풀어야 하는 전두엽은 도파민 부족 때문에 제 구실을 못하니 본인이 얼마나 힘들겠어?" 소녀와 엄마가 동시에 고개를 끄덕이며 깊은 숨을 내쉬었다. "그럼 앞으로 어떻게 아이를 도와주어야 하나요?" 엄마가 질문했다.

"우선 식구들 모두가 큰 따님이 무엇 때문에 그동안 고생을 하다가 입원까지 하게 되었는지 이해하는 게 중요합니다. 제 생각에는 할아버지를 통해서 아빠에게도 주의산만 증세가 유전되었을 가능성이 크고 그 합병 증세로 우울이나 불안 증세가 올 가능성이 많습니다. 혹시 그런 증세가 나타나거나 계속되면 진단과 치료를 받으시면 됩니다. 부모님이 우울한 가정에서 자녀들은 고통을 받게 되니까요. 인간은 누구나 자기 위주이기 때문에 부모님이 우울해 보이면 대뜸 '내가 무엇을 잘못했나?', 아니면 '왜 아버지는 나를 싫어하시나?'라고 느끼기 쉽습니다. 저는 치료 방법으로 한 가지가 아닌 '복합적 방식'을 추천합니다. 심리적, 신체적, 사회적, 그리고 영적인 방법 모두를 가능하면 빨리, 동시에 행하는 것이 좋습니다.

우선 심리적인 문제 극복을 위해 상담 치료를 받을 필요가 있습니다. 이를 통해 자신감을 갖고, "I am OK."라고 느끼는 것이 중요합니다. 신체적인 방법으로는, 우선 사춘기에 흔히 올 수 있는 빈혈, 갑상선 질환, 피부질환 등을 진단, 치료받고, 규칙적 운동과 건강한 식단을 생활화하는 것이 중요합니다. 만일 집안에 심장병 환자가 있거나, 본인에게 그런 과거력이 있었다면 심전도를 찍어 보고 결과에 따라 심장 전문의를 만나보는 것도 좋겠지요. 또한 그동안 역사 시간이나 다른 몇몇 과목에서 집중이 안 되어 고생을 많이 한 경험이 있으니 적은 양의 각성제 약물을 시도해 보는 것도 좋을 듯합니다. 많은 분들이 약물에 대해 과도하게 걱정하시거나, 너무 안심하는 경우를 봅니다. 모든 약은 독과 같을 수 있으니 적은 양부터 시작해서 3–5일 간격으로 차차 양을 올리며 부작용 여부를 세밀하게 관찰하여 본인에게 적합한 양을 찾아내면 됩니다. 사회적 또는 환경적 치료는 환자가 속한 환경의 변화를 말합니다. 가정과 학교가 청소년에게는 중요한 곳이지만, 따님의 경우에는 교회의 역할도 아주 큰데, 가능하면 교회 청년부의 Big Sister or Big Brother 같은 역할 모델을 찾으면 좋겠습니다. 또한 교외 활동의 폭도 늘려 아버지에 대한 과도한 감정이입을 예방하는 것은 어떨까요? 영적으로 나보다 더 강한 어떤 존재에 대한 신뢰가 있다면 도움이 되지만 사춘기에는 이런 신뢰에도 가끔 의심이 올 수 있지요. 자기 자신에 대한 identity마저 흔들리기 때문에 에릭슨(Eric Ericson)이라는 학자는 이 시기를 정체성 혼란(identity confusion)의 시기라고 불렀답니다.

그러나 가장 중요한 것은 우리의 두뇌는 계속 성숙해 간다는 사실이지요. 태어났을 때에는 미숙했던 전두엽이 부모 교육, 학교 교육, 교회 교육, 사회 교육 등을 받으며 매일 성장을 하는데 최근의 연구에 의하면 25세 또는 30세까지 계속된다고 합니다. 게다가 ADHD 증상도 많은 사람들이 어른이 되며 좋아진다니 희망을 가지시기 바랍니다."

성실하게 치료를 받으며 훌륭하게 성장하는 모습을 보여주던 이 소녀는 북가주에 있는 좋은 대학교에 입학하여 부모님과 나를 기쁘게 했다. 환자들이 새로이 대학에 진학하게 되는 경우 대개 두 가지 유형을 보인다. 대학 생활에 적응하고 새로운 친구들을 사귀느라 몇 달을 바쁘게 보낸 후 봄방학이나 여름 방학을 맞아 집에 올 때 활짝 웃는 얼굴로 오는 경우와 더욱 우울하고 불안한 모습인 경우다. 또 어떤 환자들은 증상이 많이 좋아졌다는 내용을 성탄 카드에 써서 보내기도 하고, 다른 경우 부모나 친척을 통해 소식을 듣게 되기도 한다. 환자 낸시는 시간이 날 때마다 나를 찾아왔고, 전반적으로 적응하는 데 문제가 없어 보였다. 다행히 그녀의 어머니는 딸의 방학 날짜에 맞춰서 외래 예약을 미리 잡아 두곤 했기 때문에 나와 상담을 계속하는 데 문제가 없었다. 대개 대학생들이나 대학원생들의 경우엔 두세 달 앞서 상담 시간을 약속하는 것이 어렵기 때문에 본인이 원하더라도 나를 보지 못하고 가는 경우가 많다. 어머니의 이런 세심함은 남편과 두 자녀가 미국 생활에 잘 적응하는 데 큰 힘이 되었을 것이다. 본인의 의사에 따라시 프로작 용량은 줄이고 콘서타는 정량 그대로 유지하며 계속 좋은 효과를 유지했다. 프로작은 그녀의 예민한 감성으로 인한 불안감을 예방하는 데 도움이 되어 가장 적은 양인 10 mg을 복용했다. 다행히도 그녀는 심한 복통을 두 번 다시 느끼지 않았다고 했다. 월경을 며칠 앞두고, 혹은 월경 도중에 가끔 두통을 느끼거나 우울한 기분이 들 때도 있었는데, 프로작의 용량을 20 mg으로 올려서 1-2주일간 복용하면 어느 정도 도움이 되었다.

낸시는 언제나 주위 사람들에게 따뜻한 관심을 갖고 어떻게든 도와주려고 애쓰는 착한 기질을 가졌다. 또한 어떤 분야의 전문직이라도 잘 해낼 수 있을 만큼 총명한 아이였다. 동부에 있는 좋은 법과 대학에 다니던 어느 날, 남자 친구와 함께 내 앞에 나타났을 때, 나는 그녀의 밝은 앞날을 예견하며 축하해 주었다. 당시 그녀는 프로작은 끊은 상태였고, 콘서타는 계속 복용하고 있었다. ADHD를 가졌던 어린이들 중 약 30−50%는 어른이 되면서 증상이 없어진다. 나머지 경우에는 주의 집중을 못하거나, 안절부절(restlessness), 건망증(forgetfulness), 통합성 부재(disorganization) 등의 문제가 계속될 수도 있다. 그녀가 나를 찾아오는 횟수는 점차 줄어들었는데 그녀가 변호사 사무실에서 열심히 일 한다는 소식을 어머니를 통해 들을 수 있었다. 지금도 나는 뉴욕에서 행해진 그녀의 결혼식에 참석하지 못했던 것이 못내 아쉽다.

나의 첫 손자, 세종의 ADHD 이야기

큰 딸 은하가 북가주(Northern California)에 있는 버클리 대학교(University of California, Berkeley) 공과대학(Engineering)에 가게 된 것은 아빠의 꿈을 대신 이루기 위해서였을 것이라 생각된다. 남편은 수학과 물리학에 뛰어난 재능을 갖고 있었지만 집안 어른들의 강권으로 의과대학을 선택해야만 했다. 남편의 아버지는 대를 이어 살아온 고향 땅 평안도 선천을 떠나 부모님과 4명의 동생들 및 그들의 가족, 자신의 아내와 여섯 자녀 등 대가족을 부양하며 남산 중턱의 해방촌에서 피난민 생활을 하셨다. 삼촌들은 생활고에 시달리는 아버지를 도울 수 있는 직업은 의사밖에 없다며 남편이 의과대학에 가도록 종용한 것이다. 아빠의 수학적 사고력과 호기심을 이어 받은 것일까? 은하는 아빠가 미적분 문제를 내주면 신이 나서 몰두하여 풀었고, 결국에는 정답을 찾아내어 아빠를 기쁘게 했다. 이것은 마취과 의사인 아빠가 새벽부터 수술실에서 일하다가 유치원에서 은하를 집으로 데려오곤 했던 다섯 살 때부터 시작된 두 사람만의 특별한 재미였다.

대학에 간 지 2년 만에 갑작스러운 심장마비로 아빠를 떠나보낸 은하에게 그 빈자리는 너무나 컸고 그녀의 마음을 공허하게 만들었다. 고국을 그리워하던 아빠를 생각하며 은하가 한 일은 한인 노인들을 찾아가서 그들을 돕는 것이었다. 영어를 가르쳐 드리고, 시민권 시험 준비를 도와드렸다. 휴학 후 집에 돌아와 있는 동안에는 할머니와 할아버지가 시민권을 받을 수 있도록 도와드렸다. 2년 후 버클리 캠퍼스로 돌아가서 만난 청년, 마이크가 "너처럼 수학 잘하는 여학생은 처음 보았다"라며 다가왔으나 교제하는 것은 거절하였다. 아빠가 원했던 '한국 남자'를 기다리며 할로윈 파티를 하던 날, 깜빡 잠이 들었단다. 깨어나 보니, 자신이 입고 다니던 오래된 스웨터의 덜렁거리던 단추들이 모두 단단하게 잘 꿰매져 있더란다. 공학박사 학위를 받기 위해 공부하느라고 정신없이 바빴을 파란 눈, 금발 머리의 마이크 솜씨였다.

어느날 마이크가 우리 집으로 찾아왔다. "은하에게 결혼 신청을 하려고 하는데 반지 사는 것을 도와주세요."

결혼 후 마이크는 박사 학위를 취득했다. 신혼 부부는 마이크의 새 직장이 있는 오레곤주, 포틀랜드(Portland)로 이사를 했다. 그 후 드디어 은하가 첫 아이를 임신했다는 기쁜 소식을 전해왔다. 임신 기간 동안 은하는 장문의 편지를 나에게 보냈다. 남편과 의논 끝에 자연 분만을 하기로 결정을 했다는 내용이었다. 은하는 소아과 의사도 미리 정해 놓는 등 만반의 준비를 했다. 나는 자연 분만의 의미를 자세히 알지 못했다. 내가 큰 딸을 원주 기독 병원 분만실에서 출산했는데, 진통제나 마취약을 사용하지 않고 고통을 참아가며 낳았던 기억이 있다. 나에게는 그것이 자연 분만의 의미였다.

나는 은하의 분만 예정일을 며칠 앞두고 포틀랜드 공항에 도착했다. 그곳 비행장은 외양간에서 볼듯한 Hay와 옥수수로 수수하게 장식되어 있었다. 나는 이 도시의 자연 환경이 마음에 쏙 들었다. 이곳에서 나의 손자가 태어나서 첫 호흡을 하게 될 것을 생각하니 가슴이 벅차올랐다.

예비 부모인 은하네 부부가 출산할 곳이라며 나를 데리고 간 곳은 잘 정리된 정원이 딸린 아름다운 건물 안에 있는 침실 같은 방이었다. 나중에 알고 보니 모든 장비가 숨겨져 있어서, 언제라도 수술실로 전환이 가능한 곳이었다. 그곳에서 산모가 20시간 이상 고생하는 것을 보고 있노라니 내 머릿속에 산부인과 교과서에서 읽었던 온갖 합병증에 대한 기억이 또렷하게 되살아났다. 산파가 아기를 받기로 되었다지만 나는 한 번도 산파를 본 적이 없었다. 산부인과 의사가 어디엔가 대기 중이냐고 물어도 확실한 답이 없었다. 그러는 동안 은하는 방 옆에 있는 큼직한 목욕탕 안에 들어가서 점점 심해지는 분만의 고통을 참으려고 노력했다. 의사인 나의 눈에는 이 모든 상황이 현대 의학과 너무 동떨어져 보였다. 의과대학 시절에 겁이 많던 나는 수술이나 분만 실습 기회가 오면 우리 팀의 남학생들에게 배울 기회를 기꺼이 양보하곤 했었다. 다행히 아기가 무사히 세상에 모습을 드러냈다. 마이크는 사진을 찍는다고 정신이 없었지만 나는 또 다른 분만 후 합병증인 심한 출혈이 염려되어 신경이 곤두서있었다. 내가 그토록 걱정하던 분만 중 혹은 분만 후의 합병증은 생기지 않았다.

다음날 내가 은하의 병실을 찾아 갔을 때 그녀는 소리를 지르며 자기 방에 절대로 들어오지 말라고 화를 냈다. 나는 영문을 알 수 없었으나 아마 자기 부부의 결정에 대해 내가 불안해하고, 신뢰하지 않았던 것이 문제가 되었나 보다 생각하며 되돌아 나왔다. 또는 분만 후 우울 증세일지도 모르고. 어쨌든 그 일은 그렇게 지나갔고, 그 일에 대해 다시 이야기할 기회는 없었다. 서로 너무나 다른 가치관을 가진 사람들이 생명의 위험이 있는 위기 상황에서 오랜 시간을 같이 있는 일은 피하는 것이 좋겠다는 생각이 들었다. 심한 ADHD를 갖고 있는 나와 은하는 이렇게 가슴 아픈 순간들을 수차례 경험한 바 있다. 앞으로도 조심하지 않으면 언제 또 닥칠지 알 수 없는 일이다.

나는 일주일 동안 산후조리를 도와준 후 세종이를 돌보기 위해 갓난아기를 안고 LA를 향해 떠났다. 집에는 나를 늘 편하게 해주시는 나의 엄마, 세종의 증조할머니가 우리를 기다리고 계실 것이다. 포틀랜드 항공사 직원이 여행객의 나이가 8일밖에 안되었다며 의사의 진단서를 받아오라고 한다. 내가 종이에 자필로 진단서를 써주고 서둘러서 보안검색대로 갔다. 차례를 기다리며 신을 벗고 서있는데, 화물을 받아주었던 여행사 직원이 헐레벌떡 뛰어왔다. "아무래도 이걸 잘못 주신 것 같아서요"라며 100달러 지폐 세 장을 내민다. 아무리 갓난 아기 걱정에 신경이 집중되었다고 해도 어떻게 1달러 지폐와 100달러 지폐를 혼동할 수 있었을까. 나는 행여 내 ADHD 증상으로 인해 아기에게 문제가 생기면 어떻게 하나 걱정하며 비행기에 올랐다.

마이크는 결혼 전, 박사 과정을 하는 동안 새벽마다 시간을 내어 한글 공부를 했다. 한 번은 한글로 쓴 자신의 자전적 수필을 내게 가져와 보여준 적도 있다. 그는 한글을 배우며 세종대왕의 위대함을 알게 되었나 보다. 자신의 첫 아들의 이름을 '세종'이라고 지은 것이다. 세종이의 생일이 10월 8일인데, 한국 시간으로는 10월 9일, 바로 한글날인 것은 멋진 우연이라고나 해야 할까. 나는 학교에 가면 영어로 된 중간 이름(middle name)을 지어 주어야 하지 않았을까 하며 걱정스러워했는데 "세종도 부르기 쉬워요"라고 대수롭지 않게 말한다.

오레곤 주를 떠나 북가주로 다시 이사 온 후, 세종이는 샌 호세(San Jose)에 있는 초등학교에서 유치원을 시작했다. 아이는 학교를 좋아하고, 친구도 아주 많았다. 은하가 둘째를 임신 중이던 어느 날, 마이크가 나와 나의 재혼한 남편, 닥터 김에게 조용히 물었다. "은하수에서 떨어지는 별을 한국어로 뭐라고 하나요?" 닥터 김이 대답했다. "혜성이라고 한다네." "그럼 둘째 아이 이름은 혜성이로 하겠어요." 은하라는 이름이 은하수(galaxy)에서 온 것을 잊지 않고 있었던 것이다.

은하는 세종이가 학교에 들어가고 나서 곧바로 그에게 ADHD 증상이 있다는 것을 발견하였다. 세종을 데리고 찾아간 소아정신과의 젊고 패기가 넘치는 의사는 ADHD를 확진한 후 각성제를 처방해 주었다. 은하는 세종이의 담임 선생님과 자주 연락하는 한편, 자신은 일주일에 한 시간씩 세종이의 교실에 가서 미술을 가르치며 자원 봉사를 했다. 학년이 올라가며 세종이는 수업시간이나 숙제를 하는 동안 주의 집중이 잘 안 되어 힘들어했다. 각성제를 쓰면 많이 도움이 되었으나 부작용으로 식욕이 심하게 저하되어 몇 번이나 약을 바꾸어야 했다. 다행히 머리가 좋아서 성적도 잘 유지했고, 주위에 친구들도 많았다. 그러나 중학교에 진학한 후에는 증상이 더 심해지는 듯했다. 어느 날 다니는 교회의 한 부모님으로부터 ADHD가 있는 사춘기 학생들을 위한 특수 중학교에 대해 듣게 되었다. 마침 그 집 아들도 그 학교로 전학을 생각하고 있었기에 등굣길 운전을 카풀하는 계획을 세우기도 했다.

심한 산만 장애를 가진 아들을 둔 어느 어머니에 의해서 처음 세워졌다는 이 특수 학교는 한 반에 8–9명의 학생들이 선생님과 자유로운 분위기에서 즐겁게 학습을 한다고 했다. 교실 바로 옆 방에는 각종 운동 기구나 놀이용 공들이 비치된 'play room'이 있었다. 아이들이 공부하다가 너무 지루해지거나 집중이 힘들어지면 이 방에 와서 시간을 보내다가 되돌아가서 수업을 끝낼 수 있도록 도와주는 곳이었다. 처음에는 그 어머니가 다른 몇 명의 부모님들과 함께 교회 지하실에서 시작했던 학교인데, 이제는 학생 수도 많이 늘고, 평판도 좋아져서, 좋은 운동장과 건물을 갖게 되었다. 세종이의 중학교 졸업식에 나는 은하의 초대를 받았다. 함박 미소를 머금은 8명의 틴 에이저들이 파란색 가운을 걸친 채 무대 위에 자랑스레 앉아 있었다. 김밥을 만들어 간 은하와 나는 그들이 그린 그림과 행복함이 물씬 배어있는 비디오들을 봤고, 한 명씩 인사하며 졸업장을 받는 모습을 볼 수 있었다. 어느 여학생이 많이 자란 대나무를 물병에 담긴 채로 들고 나와 한 선생님께 드렸다. "우리가 이 학교에 처음 왔을 때 선생님이 주신 작은 대나무를 이만큼 크게 길렀습니다. 고맙습니다. 이제 이 대나무를 선생님께 다시 드리니 저희들을 기억해 주세요." 식이 끝난 후 우리는 부모들이 준비해 온 음식으로 점심식사를 하며 이들을 축하했다.

1년 전에 나는 세종이와 함께 스페인의 남부에 있는 강을 크루즈로 여행하며 가톨릭과 이슬람 건축물들이 조화를 이루고 있는 아름다운 문화를 접할 기회를 가졌었다. 돌이켜 생각해 보면 하루하루가 새롭고 즐거운 시간이었다. 하지만 두 사람의 ADHD 환자가 열흘이라는 짧지 않은 시간을 함께 보낸다는 것은 큰 모험이 아닐 수 없었다. 우선 그곳에서 만나는 모든 사람들은 우리가 모르는 분들이었다. 'Road Scholar'라는 회사가 1975년부터 노인들을 위해 '값싸고, 공부를 하는 여행' 프로그램을 시작했단다. 주로 노인 부부나 개인 위주였지만 간혹 손주들과 함께 떠나는 특별 프로그램도 있었다. 나는 몇 년 전에 혜성이와 텐트 생활을 하는 사파리 여행을 함께 가서 즐긴 적이 있다. 그때 혜성이는 열 살이었는데 책임감이 강할 뿐 아니라 모든 일에 집중도 잘하고 늘 침착한 모습을 보여주었다. 여행 가방에 차곡차곡 챙겨 온 옷이나, 양말 등을 아침마다 계획한 대로 꺼내 입었고, 저녁에는 다시 잘 개어서 집어넣었다. 웬만한 어른보다 나은 듯했다(특히 나보다는). 몇 년간 샌프란시스코에 살던 나의 막내 아들 학용이는 주말이 되면 두 조카를 자신의 아파트로 초대해서 시간을 보내 주었다. 플라이 피싱(fly fishing)을 가르쳐 주는가 하면 박물관에도 데려갔다. 아마도 누나에게 쉴 수 있는 기회를 주고 싶었던 것 같다. 그럴 때마다 혜성이는 자신의 여행 가방은 물론 세종이의 가방도 준비를 해 주었다고 한다.

마침내 나는 세종이와 함께 스페인의 남부, 특히 투우와 플라맹고 춤으로 유명한 안달루시아 지방을 크루즈로 도는 멋진 여행을 할 수 있게 되었다. 세종이가 14살이 되는 해였다. 여행 첫날부터 우리는 값비싼 대가를 치러야 했다. 떠나는 공항에서부터 우리는 문제에 부딪치기 시작했다. 탑승을 기다리는 동안 나는 세종이가 쉬지 않고 스마트폰 게임을 하는 것이 눈에 거슬렸다. 일부러 현금을 주며 재미있는 책을 한 권 사서 읽는 것이 어떻겠냐고 등을 떠밀어 보냈다. 그런데 그 아이는 책 대신 전자제품의 일종인 듯한 물건을 사들고 와서, 다시 게임에 몰두하는 것 아닌가. 나는 무척 실망했다.

드디어 우리는 스페인의 수도 마드리드에 도착하였다. 여기서 비행기를 갈아타고 Seville로 가서 다른 Road Schlar들과 합류하는 일정이었다. 서둘러 비행기에서 내려, 세관 수속을 하려는데 세종이의 여권이 없다는 것 아닌가. 본인이 하고 싶은 대로 놓아두는 것이 더 이상 부딪치지 않는 길이라고 여겨서 믿고 간섭하지 않았는데 이것이 나의 잘못된 판단이었나 보다. 옆에 있던 경찰관에게 사정을 이야기하고, 우리가 탔던 비행기 번호와 의자 위치를 알려 주었다. 다행히 경찰이 여권을 찾아다 주었지만, 우리는 그 후 더 큰 문제에 부딪쳤다. Seville로 떠나는 비행기를 놓쳐버린 것이나. 나의 잘못이었다. 두 시간여 동안 마드리드 공항을 뛰어다니다가 결국 거액의 수수료를 따로 지불하고야 간신히 다른 회사의 작은 비행기를 탈 수 있었다. 우리가 도착했을 때 우리를 기다리던 그룹은 더 이상 지체할 수 없어 이미 크루즈 배로 떠난 후였다. 여행에서 돌아온 후 은하에게 당시의 해프닝을 말해 주었더니, "게임을 하지 않아야 하는 것이 Rule"이라고 말했으면 세종이가 내 말을 들었을 거란다.

우여곡절 끝에 여행이 시작되었다. 빡빡한 스케줄을 따라다니느라 바빠지자 나와 세종이는 즐거운 시간을 갖게 되었다. 아침식사를 같이 할 파트너 가족들을 선정하는 것은 세종이의 몫이었다. 우리의 식사 파트너로 선택된 가정은 유타 주에서 온 아름다운

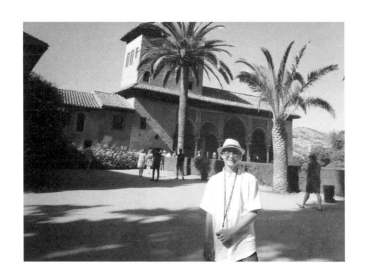

가족이었다. 종교심이 깊은 백인 조부모와 필리핀에서 입양해 왔다는 동양계 손녀, 그리고 10대 손자들이었다. 세종이는 이 가족 말고도 다른 많은 가족들과 친해질 기회를 만들었는데 누구에게서나 인기가 높았다. 특히 어린 소년들에게 늘 둘러싸여 있는 것을 볼 수 있었다. 여행에 따라온 손주들의 연령은 12–16세로 제한되어 있었는데, 대부분의 소녀들이 15–16세인데 반해 소년들은 12–14세가 많았다. 세종이는 연령대의 한 중간이었는데 남녀 관계없이 모든 10대들과 잘 어울렸다. 가끔 지방 특산물이 있는 곳에서는 쇼핑하는 시간이 주어졌다.

가죽 제품이 유명한 곳에 갔을 때다. 세종이는 긴 다리로 성큼성큼 한 가게로 들어서더니 아름다운 여성용 가방을 들고 나왔다. 튼튼한 가죽에 정교한 무늬가 박혀 있었고 크기도 적당한 가방이었다. "엄마에게 드릴 선물이에요"라고 말하자 모든 할머니들과 손자들이 그 가게로 몰려갔다. 나는 그 후 오랫동안 은하가 그 가방을 애용하는 것을 보았다. 우리는 스페인 특유의 요리 실습을 할 시간도 있었다. 요리가 끝난 후에는 주위에 있는 시장에서 신기한 물건들을 구경하였다. 세종이의 쇼핑 실력을 인정한 나는 원하는 것을 사라고 10파운드를 손에 쥐여주고 먼저 배로 들어왔다. 그날 저녁 마가렛이라는 16세의 소녀가 먹다 남은 큼직한 소시지를 손에 들고 우리 방을 찾아 왔다. "세종이가 먹다가 남긴 소시지예요. 세종이는 이걸 아무데나 두었다가 잃어버릴 것 같아서 세종이 할머니에게 직접 가져왔어요." 나중에 들어 보니 세종이는 시장 고기 가게에서 맛있는 소시지 한 덩어리를 9파운드에 샀단다. 하도 맛이 좋아서 여럿이 나누어 먹었고 남은 소시지는 까맣게 잊어버린 것이다. 평소에 얌전하고 말이 없던 마가렛은 이미 세종이의 습성을 알아채고 소시지를 발견하자마자 나에게 갖다주었던 것이다. 세종이에게 주어봤자 금방 다시 잃어버릴 듯하니까. 나는 심성이 고운 마가렛이 세종이를 잘 이해하고 도와주려는 마음에 감동했다. 가능하면 여행이 끝난 후에도, 둘이 연락을 하고 만나게 하고 싶었지만 펜실베니아 주에 산다고 해서 단념을 했다. 그 후로 나는 마가렛의 할머니와 많은 시간을 보냈었다.

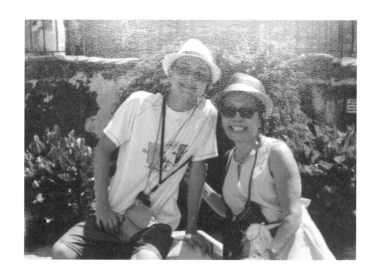

공항에 마중 나온 은하가 여행 이야기를 듣더니 나에게 상담 치료를 받는 것이 어떻겠냐고 물었다. 여행 첫날 공항에서 세종이가 게임에 몰두한 것에 대해 보인 나의 반응이 분노 조절의 문제인 듯 보인다고 했다. 그 말을 곰곰이 생각해 보니 좋은 충고였다. 이제 은퇴도 했으니, 가끔씩 솟구쳐 오르는 분노의 근원을 파악하고 이를 고칠 때가 된 듯했다. 아마 나도 모르는 사이에 힘들고 화가 나는 감정들이 억눌려져서 숨겨져 있었을지도 모른다. 그중에는 내가 그토록 존경하고 사랑했던 엄마를 힘들게 하던 아버지에 대한 분노도 있을 것이다. 그러나 이제야말로 아픈 기억으로부터 나를 해방시켜야 될 때가 온 듯했다. 왜냐하면 ADHD 장애를 갖고 태어났지만, 너무나 혹독했던 가정과 사회 환경으로 인해서 도움을 받을 기회가 없었으니까.

성인 ADHD

성인 ADHD란?

성인 ADHD는 아동기부터 있던 증상이 어른이 된 후에도 계속되는 뇌질환이다. 현재 전 세계적으로 아동 및 청소년기 인구의 6-8%가 산만증 환자라고 보고 있다. 이 증상은 대개 5-12살 사이에 진단되는데, 어른이 되어서도 증상의 일부 또는 전체가 그대로 유지되는 경우가 약 50-65%에 달하는 것으로 알려져 있다(이것은 연구자에 따라서 차이가 있다. 내가 라이프 케어 센터에서 만났던 한인 이민 환자들의 경우, 60-70% 정도가 이 장애로 진단받았다. 성인들의 경우에는 대부분 다른 질환이 동반된 상태였다). 대개 어른이 되면 과잉 행동이나 충동성은 많이 사라지고, 주로 부주의 증상만 남는다. 한 연구자가 ADHD를 가진 성인 149명을 조사해보니, 조사 대상의 90%가 주의 집중에 문제가 있었던 반면, 과잉 행동-충동성(hyperactivity-impulsivity)을 보이는 사람은 45%에 그쳤다고 한다.

가장 최근의 통계에 의하면 세계 성인의 4-5%에게서 ADHD가 발견된다고 한다. 그 중 겨우 20% 정도만 진단 및 치료를 받고 있다고 하니 안타까운 일이 아닐 수 없다. 내 경험에 비추어 보면 한국인 성인 중(미국에 살고 있는 한인 이민자 포함) 이 병으로 정신과를 찾아 치료 받는 경우는 더더욱 드물다. 이것이 내가 이 책을 쓰게 된 가장 큰 이유이자 동기다.

ADHD 진단에서 가장 중요한 과정은 과거력(past history)을 자세히 물어보는 것이다. 여기서 ADHD의 증상에 대해 다시 한번 복습해 보자.

1 부주의(집중력 부족)로 오는 증상

1) 세심한 것에 주의를 기울이지 못한다(fails to attend to details).
2) 오랫동안 주의집중하는 것이 힘들다(has difficulty sustaining attention).
3) 말을 잘 알아듣지 못한다(does not seem to listen).
4) 일을 끝내지 못한다(fails to finish).
5) 일을 기획하지 못한다(has difficulty organizing tasks).
6) 오래 걸리는 일은 피한다(avoids sustained efforts).
7) 물건을 잘 잃어버린다(loses things).
8) 바깥 자극에 쉽게 산만해진다(is distracted easily by extraneous stimuli).
9) 기억할 것들을 잘 잊어버린다(is forgetful).

2 과잉 행동-충동성에 의한 증상

1) 손발을 꼼지락거린다(fidgets with hands and feet).
2) 교실이나 회의실에서 자리를 뜬다(leaves seat in the classroom).
3) 뛰어다니거나 기어 올라간다(runs about and climbs).
4) 조용하게 놀지 못한다(difficulty playing quietly).
5) 자동차 기어가 걸려 있어서 언제라도 튀어 나갈 듯하다(on the gear).
6) 말이 많다(talks excessively).
7) 질문이 끝나기도 전에 대답을 한다(blurts out answers).
8) 차례를 기다리지 못 한다(difficulty awaiting turns).
9) 다른 사람들의 대화 도중에 끼어들거나 방해한다(interrupts or intrudes).

　내 임상 경험에 비추어 보면 어린 시절 가정과 학교 생활에 대한 환자 자신의 기억이 진단에 가장 큰 도움이 된다. 과거 DSM-4에 따라 진단을 내리려면 7세 이전 행동에 대해 알아야 했는데, 기억을 못하는 경우가 많다는 것이 문제였다. 2013년 개정 배포된 DSM-5에서는 12세까지의 행동을 바탕으로 진단이 가능해졌기 때문에 환자들의 기억을 소환하는 것이 비교적 용이해졌다. 중요한 것은 이 병이 아주 어린 시절부터 시작된 것이며, 성장 과정에서 뇌를 다치는 등의 원인에 생긴 것이 아니라는 점이다. 어떤 학자들은 환자의 기억이 왜곡 또는 과장되기 쉬우므로 성적표에 기록된 교사의 소견이나 부모의 견해에 귀를 기울이라고 권한다. 하지만 한인 이민자들의 경우에는 길러준 부모가 고국에 살고 있는 경우가 많고, 성적표를 찾기 어려운 경우도 많다. 뿐만 아니라 과거 한국에서는 초등학교 교사들이 성적표에 행동 발달 사항을 자세하게 남기지 않았었다(나는 현재 미국에 사는 부모들이 자식의 정신과 상담을 위해 찾아올 때 아이의 성적표를 가져 오도록 권고한다. 미국 학교의 교사들 대부분은 행동 발달 사항을 자세히 기록해 놓기 때문이다).

내가 많이 쓰는 또 한 가지의 진단 방법은 'Conner's Adult ADHD Rating Scale'이나, 'Adult ADHD Self─ Reporting Scale(ASRS)', 'Adult Checklist'와 같은 자가 진단 질문지를 사용하는 것이다. 환자에게 자신의 문제를 해결하고자 하는 의지가 있는 경우 아주 유용한 진단 도구다.

한 번은 70대 한인 어머니가 40대 아들을 데리고 나를 찾아 온 적이 있다. 어머니는 은퇴한 간호사였고, 아들은 어린 시절부터 틱 증세와 불안 장애, 그리고 ADHD를 모두 가지고 있는 뚜렛증후군(Tourette's syndrome) 환자였다. 어머니는 그가 어린 시절 심각한 과잉행동 및 주의산만 증세를 보였다고 비교적 상세하게 알려주었다. 하지만 환자 자신은 모든 증세를 부정했다. 이처럼 청소년 환자들도 자신에게 증세가 있었다는 것을 부정하는 경우가 많다. 이는 자신이 다른 친구들과 '다르다'라는 사실을 받아들이기 어렵다는 것인데, 자존감이 상당 부분 손상이 되었다는 것을 보여준다. 이런 청소년들은 치료를 거부하는 경우가 많다. 이 중년 환자도 많은 한국인 아버지가 그러한 것처럼 아버지가 치료에 찬성하지 않았기 때문에 그때까지 아무런 도움도 받지 못했다. "아이들이 부산하고, 덤벙대는 게 예사인데 도대체 정신과에는 뭐하러 데리고 가? 나도 옛날에 이 애하고 비슷했지만 지금 아무 문제도 없잖아? 그런데 왜 굳이 치료를 받아야 해?" 아버지는 한사코 아들이 도움받는 것을 반대했다. 하지만 사십 중반의 이 환자는 그때까지 독립을 못하고 부모와 함께 살아왔을 뿐 아니라 정규 직업을 몇 달 이상 유지한 적이 없었다(이 환자에 대해서는 뚜렛증후군에서 다시 설명하겠다).

치료를 받지 않은 ADHD 청소년이나 어른에게서 올 수 있는 문제를 다음의 그림에서 살펴볼 수 있다.

Potential areas of Impairment

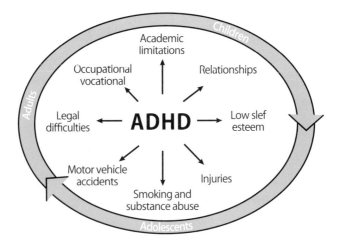

✓ Academic limitation: 학업의 지장
✓ Relationships: 대인 관계
✓ Low self esteem: 낮은 자존감 또는 열등감
✓ Injuries: 부상
✓ Smoking and substance abuse: 흡연 또는 술이나 마약 남용
✓ Motor vehicle accidents: 교통사고
✓ Legal difficulties: 법적 문제 초래
✓ Occupational or vocational: 직업 문제

ADHD를 가진 청소년들이 운전 면허 시험에 응시하는 경우, 지능에는 문제가 없으므로 면허를 취득하는 비율은 일반 청소년들과 다르지 않다. 하지만 운전면허증 박탈률, 교통법규 위반으로 티켓을 끊는 빈도, 교통 사고율, 또는 부상을 입을 확률 등은 두 배 이상이었다. 그러나 치료를 받고, 적절한 약물을 투여한 경우에는 이런 문제의 발생이 현저하게 줄어 들었다. 또한 성인 ADHD 환자들은 같은 나이의 일반인들에 비해 이직 횟수가 두 배로 높은 것으로 나타났다. 또한 직장에 대한 만족감도 훨씬 적고, 급여 수준도 낮았다. 이혼율에 있어서도 차이가 나서 두 배로 높았다.

▬▬▬ Reference #1

• Centers for Disease Control and Prevention (CDC). Mental Health in the United States. Prevalence of diagnosis and medication treatment for attention-deficit/hyperactivity disorder-United States, 2003, MMWR Morb Mortal Wkly Rep. 2005; 54: 842-847.

• Biederman J. Moniteaux M, Mick E, et al. Young Adult outcome of attention deficit hyperactivity disorder: a controlled 10 year follow-up study. Psychol Med. 2006;26:167-179.

• Kessler RC, Adler L, Barkley R, et al. The prevalence and correlates of adult ADHD in the United States: results from the National Comorbidity Survey Replication. Am J Psychiatry. 2006;163:716-723.

• Adler L, Cohen J. Diagnosis and evaluation of adults with attention-deficit/hyperactivity disorder. Psychiatr Clin North Am. 2004;27(2) :187-201.

• Biederman J, Faraone SV, Spencer T, et al. Functional impairments in adults with self-reports of diagnosed ADHD: a controlled study of 1001 adults in the community. J Clin Psychiatry. 2006;67:524-540.

• Barkely R, Guvrement D, Anastopoulos A, et al. Driving-related risks and outcomes of attention deficit hyperactivity disorder in adolescents and young adults: a 3-to5-year follow-up survey. Pediatrics. 1993;92:212-218.

• Barkley RA, Murphy KR, Kwasnik D. Motor vehicle driving competencies and risk in teens and young adults with attention deficit hyperactivity disorder. Pediatrics. 1996;98:1089-1095.

3 성인 ADHD 환자의 MRI 결과

Seidman 그룹의 연구 결과에 의하면 ADHD 성인은 전두엽 일부의 부피가 많이 줄어들어 있었다. 기능성 MRI로 검사해보니 더욱 흥미로운 결과가 관찰되었는데 ADHD 환자는 전두엽의 부피뿐 아니라 그 부위의 활동성이 많이 감소되어 있었다. 게다가 ADHD 환자의 경우에는 지적 활동 도중에 감정뇌의 일부가 활성화되는 것이 관찰되었는데 뇌의 이 부위는 지적 활동에 도움이 안 되는 곳이다.

요즘은 어린이나 어른의 ADHD 진단에 MRI를 이용하지 않는다. 많은 만성 질환 중 과학적 근거 없이, 특정 치료법들이 유행을 타는 경우가 종종 있다. 자폐증도 그 대표적인 예로, 과량의 비타민 복용으로 치료가 가능하다는 주장이 1970년대 말에 유행하다가 사라졌다. 현재 미국에서는 PET 스캔을 이용한 진단과 그에 따른 치료법이 많은 부모들에게 신뢰를 받고 있다. 과학적 근거나 유의미한 연구 결과는 없지만, 찬란한 색깔의 뇌 사진이 부모들로 하여금 과학적이라고 믿게 만드는 것인지 모른다. 현재는 정신과 의사의 정신 감정과 과거력을 종합하는 것이 ADHD의 가장 중요한 진단 방법이다.

4 ADHD에 대한 유전적 증명

ADHD는 유전성이 아주 높은 병이다. 일란성 쌍둥이의 경우 80%에서 같은 병을 가지고 태어나는데, 이는 조현병이나, 양극성 장애처럼 높은 유전율을 가진 다른 병들과 비슷한 셈이다. 유전 외에 성장 환경의 영향을 알아보기 위해 입양아를 대상으로 조사해보니(adoption study), 태생에 의한 유전적 원인이 환경에 의한 것보다 훨씬 강한 것으로 나타났다. ADHD를 일으키는 유전인자는 도파민 형성과 밀접한 관계가 있었다. 또한 하나의 유전자가 아니라 여러 개가 관련되어 있었다. 이중 특별히 도파민 운반체(Dopamine Transporter, DAT) 유전자(gene)의 돌연변이(mutation)와 관계가 깊었다. 도파민(Dopamine)과 노르에피네프린(Norepinephrine)은 뇌의 항진 작용과 관계가 깊다. ADHD는 이 둘의 이상으로 오는 뇌질환이다.

환경에 의해서 ADHD가 생기는 경우는 납성분에 소아가 중독되었던 경우나, 출생 시기에 어떤 원인에 의해 뇌로 가는 산소의 성분이 낮았던 경우 등이 대표적이다. 많은 사람들이 임신 중에 흡연을 많이 한 임산부가 낳은 아기에게 ADHD 증상이 생길 확률이 크다고 믿었지만 연구 결과로 증명이 되지 않았다. 어머니와 아기에게 동일한 ADHD 유전인자가 있기 때문이라고 설명하는 학자들이 많다.

▓▓▓▓ Reference #2

• Castellanos FX, Lee PP, Sharp W, et al. Developmental trajectories of brain volume abnormalities in children and adolescents with attention-deficit/hyperactivity disorder. JAMA. 2002:288(14):1740-1748.

• Seidman LJ, Valera EM, Makris N, et al. Dorsolateral prefrontal and anterior cingulate cortex volumetric abnormalities in adults with attention-deficit/hyperactivity disorder identified by magnetic resonance imaging. Biol Psychiatry. 2006;60(10):1071-1080.

• Bush G, Frazier JA, Rauch SL. Anterior cingulate cortex dysfunction in attention-deficit/hyperactivity disorder revealed by fMRI and the Counting Stroop. Biol Psychiatry. 1999;45(12):1542-1552.

• Bush G, Valera EM, Seidman LJ. Functional neuroimaging of attention-deficit/hyperactivity disorder: a review and suggested future directions. Biol Psychiatry. 2005;57(11):1273-1284.

• Seidman LJ, Valera EM, Makris N. Structural brain imaging of attention-deficit/hyperactivity disorder. Biol Psychiatry. 2005;57(11):1263-1272.

• Spencer TJ, Biederman J, Ciccone PE, et al. PET study examining pharmacokinetics, detection and likeability, and dopamine transporter receptor occupancy of short- and long-acting oral methylphenidate. Am J Psychiatry. 2006;163(3) :387-395.

• (이 챕터는 Expert panel review of clinical challenges in psychiatry by Joseph Biederman, MD, Timothy E. Wilens,MD, Thomas J. Spencer, MD and Lenard A. Adler,MD 를 참고로 하였다.)

성인 ADHD의 자가 진단표

Patient Name		Today's Date					
			전혀 없다	드물게 있다	가끔 있다	자주 있다	매우 자주 있다
1. 어떤 프로젝트의 중요 부분을 끝낸 후, 마무리를 하는 데 문제가 있다.							
2. Organization이 필요한 일을 처리할 때, 순서대로 정리해 놓는 것이 어렵다.							
3. 약속 시간이나, 해야 할 일들을 기억하기 힘들다.							
4. 많이 생각할 일이 있을 때, 그 일을 피하거나 뒤로 미룬다.							
5. 오랜 시간 앉아 있어야 할 때, 손발을 꼼지락거리거나, 쓸데없이 몸을 움직인다.							
6. 마치 발동 걸린 자동차처럼 가끔 무엇인가 행동해야 될 것처럼 느낀다.							
7. 지루하거나, 어려운 일을 하는 도중에 부주의한 실수를 한다.							
8. 지루하거나, 반복된 일을 하려면 주의 집중이 힘들다.							
9. 다른 사람과 대화하는 도중에 주의 집중이 힘들다.							
10. 집이나, 직장에서 필요한 물건들을 잘못 두거나, 찾기가 힘들다.							
11. 주위의 움직임이나, 소음 때문에 쉽게 주의가 산만해진다.							
12. 회의나, 다른 일로 오랜 시간 앉아 있어야 되는 경우에, 자리를 뜨는 수가 많다.							
13. 공연히 안절부절해지거나, 자주 몸을 움직여댄다.							
14. 혼자 있는 시간에, 긴장을 풀고, 편안해지는 것이 어렵다.							
15. 여러 사람들과 있을 때, 가끔 자신이 너무나 말을 많이 하고 있음을 느낀다.							
16. 다른 사람과 대화 중에, 그 사람의 말이 끝나기 전에 내가 그사람의 말을 끝내 버린다.							
17. 무슨 일로 차례를 기다려야 되는 경우, 내 차례가 올 때까지 기다리는 것이 너무 어렵다.							
18. 주위 사람들이 바빠할 때, 그들을 방해하는 수가 많다.							

2024년 4월에 필자는 이 책의 개정판에 대한 의논을 위해서 한국을 방문할 기회가 있었다. 그리고 신문 기사에 실린 성인 주의산만증에 대한 기사를 읽고서, 놀라움과 기쁨을 동시에 경험하였다. 한국의 20대 젊은이들이 자신들에게 '혹시 이 증상이 있는지'를 알기 위해서 정신과를 찾는 숫자가 과거에 비해 4배로 늘었고, 30대의 젊은 층에서는 이보다 더 많아서 7배로 늘었다는 내용이었다.

과거 국민 공단의 기록에 의하면 한국인의 10%에서 이 병이 진단되는데, 정작 치료를 받는 환자는 전체의 10%밖에 안 된다는 연구 논문을 읽은 기억이 있었기에, 이제야 환자들 자신이 도움을 받으려 한다는 사실을 알게 된 셈이다. 아마도 과거에 진단을 받았던 어린이들은, 정신과 치료에 대해서 거부 반응을 가졌던 부모님들 때문에 소중한 치료의 기회를 놓쳤다가, 이제 성인이 되자 자신들이 치료를 찾아 나선 듯하다.

많은 사람이 주의산만증은 어린이들에게만 오는 병으로 생각했었다. 그러나 이 중의 50-60%에서는 어른이 될 때까지 이 질환이 계속되고 있다는 것을 알게 되었고, 이에 대한 연구가 활발하게 진행되고 있다. 이 중에서 몇 가지 새로운 연구 결과를 독자들과 나누고 싶다.

1. 대학생들에게서 발견되는 ADHD

Biederman, Barkley 등의 학자들이 이 질병이 있는 아동들을 성인이 될 때까지 계속해서 관찰해보니, 나이가 들면서 증상에 변화가 오는 것을 발견하게 되었다(developmental changes). 과잉행동 증상(hyperactive motor behavior)이 청소년이나 청년이 되면서부터는 '안절부절못하는 심정(sense of mental or internal restlessness)'으로 바뀌는 것을 발견하였다. 즉 산만 증상은 그대로 유지되나, 행동 항진은 그 형태가 바뀌어 나타나게 된다.

산만 증상은 대학생들의 성적(Grade Point Average, GPA)에 막대한 지장을 주는 것으로 간주되는 반면에, 행동 항진은 비교적 덜한 것으로 나타났다. Americans with Disabilities Act, Individuals with Disabilities Education Act(IDEA), Section 504, Rehabilitation Act to receive educational service support 등의 법률에 따라서 평소에 특별한 도움을 받던 아동이나 청소년들은 대학에 입학하는 동시에 계속 도움을 요청할 수 있었다.

1991년도에 대학생 장애자의 8.8%가 ADHD였다. 그러나 ADHD를 장애 현상으로 청구하여 특수 도움을 신청하지 않은 학생들도 있어서, 정확한 숫자는 모르지만, 전체 장애 학생 5명 중 2명은 ADHD나 학습 장애를 가졌다고 한다. 이 중의 42%는 여학생이었다.

Mckee 그룹이 2008년도에 'College ADHD Response Evaluation'을 사용하여 1,096명의 대학생을 조사한 결과에 의하면, 7.48%의 학생들이 ADHD 진단을 받았다. 문화에 따른 차이도 연구되었다. 2008년도에 Norvilitis 그룹이 미국과 중국의 대학생들을 비교 연구한 결과에 의하면, 미국 대학생의 4.4%, 중국 대학생의 7.8%에서 심각한 정도의 ADHD 증상을 보였다고 한다.

Dupaul 그룹이 2001년도에 1,209명의 대학생을 조사한 바에 의하면 남학생 중 미국 2.9%, 이탈리아 7.4%, 뉴질랜드 8.1%에서 ADHD 증상을 보였고, 여학생들은 3.9%, 0%, 1.7%로서 미국 여자 대학생이 이탈리아나 뉴질랜드에 비해서 높은 비율을 보였다.

이상의 연구에서 본 것처럼, 이 질환이 있는 대학생들이 대학교에 진학하는 비율은 늘어서, 전체 학생의 2-8%가 자신의 증상을 보고하고 있다.

1) 학습 능력과 사회적인 적응

아동들의 경우, 학습의 성취도와 친구 관계가 이 질병의 주요 문제였다. 따라서 고등학교를 졸업하고, 대학에 입학할 정도라면, 이들은 다른 환자들에 비해서 학습 능력이 뛰어난 학생들일 것이다. 그러나 2007년도에 Frazier 그룹의 연구에 의하면, 주의산만증이 있는 대학생들의 GPA는 무척 낮았다. 특히 inattentive type 학생들의 성적이 더 낮았다. 이들은 교과 과정에서 적응이 힘들었고, 자신을 조절하는 능력이 결여되었을 뿐 아니라, 할 일을 뒤로 미루는 수가 많았다.

그러나 가장 중요한 차이점은 이들의 문장 능력이었다. 이들의 writing skill은 문법이나, 어휘, 또는 spelling과는 관계가 없었다. 대학 생활이나, 성인이 되어서 직장 생활을 하는 동안에 개인의 문장을 쓰는 능력은 성공을 좌우할 것임을 감안하면, 이런 학생들의 문장을 쓰는 능력을 어린 시절부터 도와주는 것이 얼마나 중요한 것인지 짐작이 된다.

Parker 그룹이 2007년도에 중서부에 있는 대학교에서 조사한 바에 의하면, 주의산만증이나 학습 장애가 있는 대학생들은 테크놀로지를 요구하는 수업을 싫어하고, 이메일을 사용하는 것을 꺼리며, 인터넷 서치나 multi-tasking activities를 피하고, on-line class를 회피한다고 한다.

2) 심리적 기능

주의산만증이 있는 대학생 중에는 우울 증상이 비교적 많았다. 그러나 가장 두드러진 차이점은 이들이 ADHD-free인 학생들에 비해서 담배 사용 장애가 2.5-3.5배로 많았다. Kern 그룹이 'Basic Adlerian Scales for Interpersonal Success Scale'을 사용하여 조사한 바에 의하면 ADHD가 있는 대학생들은 다음의 특색을 보였다.

(1) 규칙을 잘 따르지 않는다(Less rule-focused).
(2) 스트레스가 높은 상황에서 맞붙거나, 공격적으로 되기 쉽다(More prone to confrontational or aggressive behavior under stressful situations).

3) 이들 대학생들에 대한 치료

(1) 아동에서와 마찬가지로 Methyphenydates, Amphetamine 등의 항진제가 도움이 되고, non-stimulants인 Atomoxetine도 도움이 된다.
(2) 2006년도에 아칸소 주에 있는 대학생 15명(주의산만증 환자 학생들)과 약물 사용에 대한 깊이 있는 인터뷰를 한 결과는 다음과 같았다.
첫째, 약물 사용에 대해서 자유로운 결정을 할 수 있다(꼭 필요할 때만 본인이 결정해서 사용했다). 둘째, 약의 유무를 monitor하는 기능이 자유로웠다. 셋째, 다른 학생들에게 약을 나누어 주거나(misuse), 치료 용도가 아닌 곳에 쓰였다.

4) Stimulants Misuse

(1) Univ. of Michigan; 9,000명의 대학생 중 8.1%가 stimulants를 사용해 보았다고 보고함
(2) U. of Rhode Islands 대학생 중 7%가 항진제를 사용해 보았다고 보고함
전체적으로 이들 대학생의 7%에서 일생 중 한 번 불법적으로 항진제 약물(stimulants)을 사용한 적이 있다고 보고했다. 그 원인으로는 ① 주의 집중을 돕기 위해서, ② 성적을 올리기 위해서 ③ recreational purpose가 있다.

세계보건기구(World Health Organization) 내의 International Consortium of Psychiatric Epidemiology를 통해서 아동의 주의산만증이 세계적으로 높은 것을 발견하였다. 그러나 성인 주의산만증의 유병률은 조사된 적이 없었기 때문에, WMH(World Mental Health)를 통하여 다음의 10개국에서 통계를 냈다. 이 중에 3개국은 World Bank의 정의에 따라서, 미개발 국가(less developed country): Colombia, Lebanon. Mexico, 그

리고 나머지 7개국은 개발국가(developed country): France, Germany, ltaly, The Netherlands, Spain, 그리고 USA이다.

ADHD의 진단은 아동 시기에 발현된 것을 기준으로 하기 때문에, 아동기의 증상을 기억할 수 있는 연령을 44세로 정해서, 18-44세의 어른들을 조사 대상으로 하였다. 총 11,422명을 조사하는 과정에서 미국인 3,197명, 벨기에인 486명이 포함되었다. 세계적인 평균 유병률은 3.4%(1.2-7.3%)였는데, 미개발 국가의 유병률이 현저히 낮아서 1.9%였고, 개발국가는 4.2%였다.

성인 주의산만증은 많은 동반 이환 증세를 초래해서 장애인이 많았는데, 주의산만증에 관한 치료를 받는 사람은 드물었다. 성인 주의산만증을 진단하는 방법으로는 우선 1) 아동기에 충분히 ADHD 진단이 가능한지? 그런 다음에 2) 현재에도 그때와 같은 증상이 있는가?로 일단 결정하였다.

그 후에 『Adult ADHD Clinical Diagnostic Scale』 version 1.2를 사용하여 semi structured interview를 진행했다. 4명의 박사 학위 소지한 심리학자들이 reappraisal interview를 하였는데, 이들은 두 명의 성인 ADHD의 전문가 정신과 의사로부터 한 사람당 40시간의 훈련을 받은 후, 5회의 연습 인터뷰에 합격한 뒤였다.

2. 국가 유병률

레바논 1.8%, 벨기에 4.1%, 멕시코 1.9%, 콜롬비아 1.9%, 네덜란드 5.0%, 프랑스 7.3%, 스페인 1.2%, 독일 3.1%, 미국 5.2%, 이탈리아 2.8%

성인 주의산만증은 정서장애(우울 및 조울증) 86%, 불안장애 69%, 그리고 물질사용 장애 등이 많이 동반 이환되어 있고, 어떤 환자는 3가지 이상의 질병을 소유하고 있었다. ADHD와 동반해서 오는 Specific Phobia는 ADHD보다 더 어린 시기에 오는 것으로 밝혀졌다(55%). 성인 ADHD 환자들은 직장에 결근하는 날이 많아서 생산성의 저하를 가져오며, 사회적 기능에서 장애를 보인다. 이들이 치료를 받는 비율은 미국이 49.7%로서 가장 높았고, 유럽의 3개국(네덜란드, 스페인, 벨기에)에서 20-24%, 나머지 4개국(불란서, 콜롬비아, 독일, 멕시코)에서는 10-12%, 레바논은 1.1%에 그쳤다.

아동들의 ADHD가 주로 부모나 선생님의 보고에 의해 진단되는 데 반해서, 성인 ADHD는 자신의 보고에 의해 진단된다. 어린이들은 자신에게 이런 증상이 있다는 것을 알지 못한다.

3. 결론

성인 ADHD와 같이 올 수 있는 많은 장애 현상으로 인해서, 성인으로서의 구실을 하지 못하는 현상들이 대부분의 나라에서 발견되었다.

▬▬ Reference #3

• Barkley, RA, Murphy, KR; The Science of ADHD in Adults; clinic - referred Adults and Children Grown-Up. New York, Guilford Press, 2007

• Cross- Disorder Group of the Psychiatric Genomics Consortium; Lee, SH Ripke, S; Genetic Relationships between 5 Psychiatric Disorders estimated from Genomic-Wide SNP's. Nat. Genet.; 2013;45;984-994

• Doshi, SA, Hodgkins, P et.al; Economic Impact of Childhood and Adult ADHD in U.S. J. Am Acad. Child Adolesc. Psych 2015;51;900-1002

• Faraone, SV, Mick, E; Molecular Genetics of ADHD, Psychiatr. Clin, NorthAm. 2010;33;159- 18

• Fayad, J, De Graff, R; Cross-National Prevalence and Correlates of Adult ADHD. Br. J. Psychiatry, 2007;190;402-409

• Kessler, RC, Adler, L; The World Health Organization Adult ADHD Self-Report Scale(ASRS); Psychol. Med. 2005;35;245-256

• Kessler, RC, Adler, L.; The Prevalence and Correlates of Adult ADHD in U.S.; Results From The National Comorbidity Survey Replication, Am. J. Psych. 2006,163;716-723

• Manos, MJ; Psychosocial Therapy in the Treatment of Adults with ADHD. Postgrad. Med.2013;125;51-64

• Mongia, M.; Cognitive Behavior Therapy for Adults with ADHD; A Review of Recent Randomized Controlled Trials. Curr. Psych. Rep. 2012;14;561-567

• Nigg, Jt; ADHD and Adverse Health Outcomes; Clin. Psychol. Rev. 2013;33;215-228

• Rabiner, DL; Stimulant Prescription Cautions; Addressing Misuse, Diversion and Malingering. Curr. Psychiatry Rep. 2013;15;375

• Ramos Olazagasti, MA, Klein, RG; Does Childhood ADHD predict Risk-Taking and Medical Illnesses in Adulthood? Am. J. Acad. Ch/Adolsc. Psych. 2013;52; 153-162

• Weyant, LL, Dupaul, GJ; ADHD in College Students; Developmental Findings; Dev. Disabil. Res. Rev. 2008;14;311-319

• Wilens, TE, Morrison, NR; An Update on the Pharmacotherapy of ADHD in Adults.

성인 ADHD 환자의 예

36세의 한인 남성이 상담자의 권고로 나를 만나러 왔다. 이곳은 내가 주로 일하는 카이저 병원도, 토요일마다 한인 이민자들을 치료하는 라이프 케어 센터도 아니다. 지난 28년 동안 한 달에 두 번씩, 이곳에서 일하는 상담 치료사들을 응원해 주기 위해 찾아왔던 한인가정상담소이다. 한인타운 한복판 KOA 빌딩의 3층에 자리한 이곳은 36년 전 '매 맞는 한인 여성과 때리는 남성'을 치료하기 위해 한국의 첫 번째 여자 변호사였던 이태영 여사가 건립한 사회봉사기관이다.

나는 어린 시절에 착하고 슬기로우신 나의 어머니가 별다른 이유 없이 아버지에게 폭행당하는 것을 자주 보며 자랐다. 그래서 LA에 이사를 온 1980년대부터 이곳을 찾아 상담자들을 도우려고 힘썼다. 우선 집단 수퍼비전을 시작했고, 상담자들의 환자 중에서 정신과 의사의 도움이 필요하다고 판단하여 의뢰하면, 정신과 감정을 하고 진단명이나, 치료 방향을 함께 의논하였다.

오늘 만난 환자는 아내를 구타하다가, 이웃의 신고로 경찰에 검거되었다고 했다. 초범이라 치료받는 것을 조건으로 감옥에는 가지 않았다. 그런데 상담자들의 환자 중에 과거력과 가족력을 조사하는 과정에서 주목할 만한 점을 발견했다. 어린 시절부터 집중력이 약하고 충동성이 강해서 문제아로 찍혔다고 했다. 고등학교를 간신히 졸업했지만 수능시험에 떨어진 후 이 년제 전문대학을 '놀면서' 다녔다고 했다. 전공 과목은 기계 계통이었는데 본인은 전공분야에 별 관심이 없었고, 사업을 하고 싶어 했다. 5년 전에 결혼하여 아이를 한 명 낳아 가정을 이루었다. 그런데 그는 늘 아내가 자기보다 훨씬 똑똑하며, 모든 면에서 자신보다 나은 사람이라는 생각을 하고 살았다고 한다. 사실은 미국에 이민 온 것도 처형이 초청해서, 남들이 말하는 아메리칸 드림을 상상하며 무턱대고 떠났다고 했다.

"저는 한국에서 자랑할 만한 게 아무것도 없잖아요. 학벌이 좋길 합니까? 집안이 훌륭합니까? 아버지는 술만 마시면 엄마와 저를 학대해서 저는 아버지가 누구보다 싫었거든요. 군대에 가기 전, 회사에서 만나 사귀었던 사람이 나중에 제 아이의 엄마가 된 사람이에요. 그녀가 2년 반 동안이나 저를 기다려 준 것이 너무나 고마웠어요. 그 때까지 저를 칭찬해 주는 사람은 이 세상에 아무도 없었거든요. 학창시절에도 공부시간에 소설책이나 꺼내 읽었고, 방과 후에는 집에 가기가 싫어서 만화방이나, PC방을 전전하며 지냈어요. 그러니 숙제조차 제대로 해갔을 리가 없지요. 아내는 미국에 오자마자 은행에 취직해서 열심히 일을 했는데, 저는 한 직장에서 한두 달을 못 버텼어요. 상사와 싸우거나, 거래 손님과 말썽을 일으켜서 쫓겨나기 일쑤였습니다. 게다가 술만 마시면 옛날 제 아버지가 그랬던 것처럼 아내에게 손찌검을 하곤 했지요. 맨날 착한 아내를 힘들게 하는 저 자신이 정말 싫습니다. 이젠 아들 녀석도 슬슬 저를 피하는 눈치예요."

상담자에 따르면 그의 아버지는 조울증 증세로 치료를 받은 경력이 있다고 했다. 그래서 ADHD에 대한 질문지를 주위의 친척들과 아내에게 보내서 조사해 보았더니 '과잉행동 및 충동성' 타입의 주의산만증 증세로 진단이 되었단다. 다행히 주요 우울증이나 조울증 증세는 없는 듯했다. 아마 아내의 헌신적인 사랑과 새로운 환경에서 오는 희망이 도움이 되었을지도 모른다.

"ADHD는 주로 조상으로부터 유전으로 물려받는 두뇌의 병인데, 특히 부모님 중에 조울증 환자가 계셨다면 우울증이나 조울증, 또는 주의산만증에 걸릴 확률이 높습니다. 물론 그렇게 될 확률이 100퍼센트는 아니지만, 아드님도 앞으로 주의해서 관찰해 보는 것이 좋겠습니다. 그리고 이 병은 좋은 점도 많아요. 세계적인 위인이나 대통령 중에 이 환자들이 적지 않습니다. 의사나, 변호사, 교수 등은 물론 훌륭한 운동 선수 중에도 많고요. 케네디 대통령이나 알버트 아인슈타인, 벤자민 프랭클린 등이 이 병을 가졌었지요. 이 병을 가진 사람들의 특징 중 하나가 창조적이고, 자신이 좋아하는 분야를 찾아내면 아주 깊게 골몰하는 것이니까요. 이제는 이 병이 어떤 것인지 아셨으니, 앞으로도 상담과 약물 치료를 병행하고, 직장도 알아보시는 것이 어떨까요?"

한 달 후 다시 만난 이 환자는 희색이 만연하고 자신감에 차 있었다. "이런 약이 있는 걸 알고 나니 이제는 살아갈 용기가 생겼습니다. 제 자신을 조절하고, 주의를 집중하게 되니 직장에 나가는 것도 무섭지 않네요. 무엇보다도 사랑하는 아내가 기뻐해주니 정말 살맛이 납니다. 제게 그런 병이 있다는 것을 알고 일찍 치료를 받았다면 아마 저의 인생도 많이 달랐을 것 같네요. 하지만 지금이라도 늦지 않았다고 생각합니다. 언제가는 훌륭한 사업가가 되어서 아내에게 자랑스러운 남편이 되겠습니다."

많은 주의산만증 환자들이 이민 초기의 각종 스트레스로 인해 분노의 감정을 조절하지 못하고 자신이 가장 사랑하는 사람에게 화를 퍼붓기도 한다. 게다가 산만증 환자들은 '변화'에 예민하다. 자신이 자라난 조국을 떠나 언어, 문화, 풍속이 다른 남의 나라에서 산다는 것은 아주 큰 변화다. 대부분의 남성들은 여성들보다 새로운 언어 습득이나 현실 적응에 시간이 더 걸릴 수 있는데, 아마 이것이 그를 더욱 우울하게 만들었는지도 모른다.

ADHD 환자들은 자신도 모르는 이유로 스스로에게 지쳐 있다가 어느날 두뇌의 화학물질 불균형에 의한 병으로 진단 받은 후 여러 가지 감정을 경험한다. 우선 놀라움과 함께, 고치고 도움을 받을 수 있다는 희망을 맛보게 되며, 자신의 사랑하는 가족에게도 떳떳한 기분이 든다. 게다가 자신에게 잘 맞는 약물을 찾아서 복용할 때 갖게 되는 자신감은 그들이 일생 동안 맛보지 못했던 특별한 감정이기도 하다. ADHD를 치료하는 항진제는 항우울제와 달리 약물 복용 후 한 시간 이내에 효과를 발휘할 수도 있다. 이렇게 희망에 넘치고, 기쁘다가도 많은 환자들은 가끔 과거의 자신으로 돌아가는 듯한 느낌도 올 수 있다. 왜냐하면 우리의 삶은 언제나 고통이 동반되기 마련 아닌가! 누군가가 자신을 화나게 할 때 감정을 조절하는 한편, 분노를 다른 긍정적인 방향으로 승화시키는 방법을 배우는 것이야 말로 진정한 어른이 되는 길임을 깨닫고 꾸준히 연습해야 할 것이다. 그래서 가능하면 상담 치료도 계속 받고 주기적으로 운동도 하며, 일상의 구조(structure)를 잘 짜고 지킬 것을 당부했다.

"네, 그렇게 하도록 힘쓰겠습니다."

아내의 어깨에 손을 얹고 환자는 사랑하는 미소를 그녀에게 보내었다. 씩씩하게 걸어 나가는 환자와 부인의 발걸음에서 생의 에너지가 느껴졌다. 이 환자를 상담한 후 나에게 정신과 진단을 의뢰했던 가정 치료사(marriage family therapist)의 적절한 조치가 환자는 물론 아내와 가족들의 삶을 바꾸는 중요한 단서가 되었다고 생각한다.

많은 환자들이 정신과 의사에게 의뢰되는 것에 대해 불안감을 느낀다. 한 번도 정신과 의사를 만난 적이 없고, 가정이나 학교에서 정신과(질환)에 대해 제대로 교육받지 못한 것이 그 이유일 것이다. 한국이 세계에서 자살률이 가장 높은 나라가 된 데는 이런 무지함도 크게 작용하지 않았겠는가. 더구나 주의산만증은 적시에 치료하지 않으면 동반 이환으로 우울증, 불안증, 강박 증세, 음주벽, 마약 중독, 도박 등 반사회적인 행동 장애를 일으킬 수 있다. 하지만 부모와 가족의 사랑, 그리고 적절한 치료를 받는 한편 열정을 갖고 자기 일에 헌신하면 스스로에게 만족스러운 삶, American dream을 이룰 수도 있을 것이다. 이 분도 언젠가는 자신이 꿈꿔왔던 사업가가 될 것을 기대하며 신의 축복을 빈다.

CHAPTER
03

킹코(Kinko's) 이야기

　　미국에는 ADHD 아동과 성인의 권익을 도모하고, 올바른 정보를 수시로 알려주는 전국적인 단체가 있다. CHADD(Child and Adult ADD)라는 이 옹호기관(advocacy agency)은 매년 미국 전역의 정신과 의사, 심리학자, 사회복지사 등의 전문인과 교육자, 환자와 부모 등이 참석하는 대규모 연례회의를 연다. 여기서는 여러 방면의 연구 자료들이 발표되며 환자들을 효과적으로 돕는 방법들을 함께 모색한다. 나는 북가주 산호세에서 열렸던 전국 대회에 큰 딸의 초청을 받아 참석했다. 세종의 담임 선생님도 은하의 초대로 나와 같이 참석했는데 자신이 가르치는 학생들에 대해 많이 배울 수 있는 기회였다며 고마워했다. 당시 ADHD 진단을 받았던 큰 손자 세종이를 선생님이 더욱 잘 이해하게 되었으니 내가 오히려 그에게 고마운 마음이었다. 나도 환자들이 실제 생활에서 잘 적응하도록 하기 위해 어떻게 도와야 할지 배울 수 있는 좋은 기회였다.

　　2년 후 나는 은하의 권유로 워싱턴 DC에서 열린 CHADD 학회에 참석해서 라이프케어 센터에서 만났던 한국인 환자들의 ADHD의 증상과 통계 등을 정리하여 발표했다. 아동 환자들은 ADHD가 주증상인 경우가 많지만, 성인의 경우는 다른 양상을 보였다. 많은 성인 한국인 이민자들의 경우, 우울 장애, 불안 장애, 음주 문제, 결혼 불화, 직업 문제 등의 이유로 정신 건강 클리닉을 찾았다가 본인도 모르고 있었던 ADHD 증상을 발견하는 경우가 많았다. 이것을 미리 염두에 두고 검사를 하기 전에는 진단과 근본적인 치료가 어렵지만, 검사 후 적합한 치료를 하게 되면 치료 효과는 놀랄 만큼 빨리 나타났다. 많은 환자들은 자신의 문제가 선천적인 병에서 기인한 것이지, 자신의 성정이 나쁘거나 능력이 모자란 탓이 아니라는 사실을 깨닫고는 자신감을 찾는 듯했다. 또한 이 병이 자녀들이나 손주들에게 대물림할 수 있다는 사실에 큰 관심을 보였다. 왜냐하면 대부분의 이민자들이 낯선 미국으로 이민 오게 된 가장 큰 이유가 자녀 교육 때문이 아니었던가. 그날 내 강의는 기계 사용 문제로 인해 큰 성과를 얻지는 못했지만, 은하와 두 사람만의 오붓한 시간을 갖고, 두 사람에게 공통적으로 있는 산만증에 대해 이야기 나눌 수 있는 좋은 기회였다.

내가 정기 구독하던 월간지 중에 유익한 내용이 많아 환자 부모들에게 추천했던 'ADDITUDE'라는 잡지가 있다. 특히 좋아했던 코너는 어린 시절에 주의산만증으로 행동 조절이 힘들어서 고생하던 환자들이 어른이 되어 자신들의 창조적 능력이나 'out of box'식의 사고방식 덕분에 성공한 사례들을 소개하는 내용이었다. 그중 내가 환자와 부모들에게 나누길 좋아했던 에피소드는 킹코의 이야기다.

소년은 초등학교 2학년에 낙제를 했다. 고등학교를 간신히 졸업하고 대학에 갔지만, 성적은 C 또는 D가 전부였다. 그는 심한 난독증(dyslexia)이 있었고, ADHD를 가지고 태어났다. 하지만 호기심이 많았고 자신이 좋아하는 것에는 열성적으로 깊이 파고 들어가는 경향을 보였다. 산타 바바라 주립 대학(U.C. Santa Barbara)에 재학 중이던 어느 날, 그는 도서관에 갔다가 학생들이 길게 늘어서 있는 줄을 발견했다. 복사기 앞에서 차례를 기다리는 학생들이었다. 당시 복사비는 한 페이지당 10센트였다. ADHD 환자의 증상 중 하나는 생각보다 행동이 앞서는 것이다. 그는 그런 충동 기질을 여기서 발휘한다. 복사기 한 대를 사들여서 사업을 시작한 것이다. 5,000달러를 빌려서 시작한 그의 복사기 사업에 많은 학생들이 몰려들었다. 긴 줄에서 오래 기다리지 않아도 되었을 뿐 아니라, 가격도 페이지당 8센트로 저렴했기 때문이다. 이 빨간 곱슬 머리 학생 주인의 별명이 바로 '킹코'였다. 10여 년 전 자신의 회사를 2천 4백억 달러를 받고 FedEx에 매각한 후 유유자적 은퇴한 '킹코 주식회사' 설립자의 이름이기도 하다.

"제가 공부를 잘하지 못한 것이 오히려 득이 된 셈이지요. 저는 순간순간을 살아가야 하는 사람이었기 때문에 기회가 왔을 때 놓치지 않고 자본화할 수 있었어요. 주의산만증이 있는 사람들은 호기심이 많아요. 남의 말에 귀를 기울이지 못하는 반면, 자신이 본 것은 금방 믿어요. 그렇기 때문에 아마도 제가 엉뚱한 것들을 시작하게 되지 않았을까요?"

복사를 하러 온 대학생 손님들은 컴퓨터가 있냐고 묻기 시작했다. 폴 오팔리아(Paul Orfalea), 즉 킹코는 이 기회를 놓치지 않았다. 복사 가게인 '킹코스(Kinko's)'에 컴퓨터를 들여 놓은 것이다. 자연히 주위의 가게 주인들이 고객이 되어 드나들게 되었다.

그에게는 한 군데에 가만히 붙어 앉아 있는 것이 가장 힘들었다. 그래서 여기저기를 돌아다니며 동네 가게들을 기웃거렸다. 가게 주인들이 필요로 하는 것이 무엇인지가 그의 눈에 들어왔다. 24시간 가게 문을 여는 방침도 그 때문에 생겼다. 사업이 번창하며 전국에 지점들이 생겨났다.

"저는 가게 안에 앉아 있으면 좀이 쑤셔요. 그리고 사람을 좋아해서 이 사람, 저 사람을 만나다 보니 새로운 아이디어를 얻게 되었나 봐요. 아마 제가 보통의 가게 주인들처럼 열심히 제 가게를 지키고 있었더라면, 지금의 킹코는 없었겠지요." 주의산만증이 오히려 사업에 도움이 된 셈이다.

"저는 글도 잘 못 쓰고, 팩스 기계도 제대로 만질 줄 몰랐어요. 그렇기 때문에 그런 일에 탁월한 직원을 믿고 의존할 수밖에 없었지요. 그들을 믿고 가게를 맡긴 것이 결과적으로 사업 확장에 도움이 되었답니다."

그가 회사를 정리하고 은퇴한 나이는 54세였다.

"아이들은 모두 자기만의 방식으로 배우지요. 그러니 저처럼 남과 다른 아이들도, 그들만이 가진 장점을 발견해서 키워주면 낙오자가 적어질 겁니다. 저도 자칫하면 스펠링 때문에 초등학교 3학년에서 머물 뻔했잖아요?"

한국을 떠나 미국을 포함한 다른 나라로 이민 온 분들에게는 다양한 나름의 이유가 있을 것이다. 자녀교육이나 직장 생활, 사회 생활 등이 힘들어서 모험을 감행한 경우도 적지 않으리라.

학벌 위주의 가치관이 지배하는 곳에서는 킹코 같은 사람들이 버텨내기 어렵기 때문이다. 즉 새로운 무엇인가에 목말라하며, 자극을 찾아서 여기저기를 돌아다니는 습성을 가진 사람, 한 군데에 가만히 앉아 있는 것이 어려운 행동 장애를 갖고 있는 사람, 무엇인가 관심을 갖게 되면 한 곳에만 몰두하는 과도 집중 증세 등을 장점으로 승화시키는 것이 과연 가능할까? 그런 점에서 이민자들에게는 새로운 기회가 주어진 셈이고, 많은 이민자들이 성공적인 삶을 살고 있다. 성공 사례 중에는 진단되지 않은 산만증세를 가진 분들이 많이 있다. 이 병에 대한 이해와 치료법을 알게 된 것이 불과 삼십여 년 전이다. 게다가 두뇌의 화학 물질 불균형 상태로 인한 병적 상태에 대해 알지 못하는 일부 사회학자들은 'ADHD는 정신과 의사들과 제약회사들이 돈을 벌기 위해 서로 짜고 만들어 낸 병'이라고 말하기도 한다. 이들은 겉으로 보기에 멀쩡하고 건강해 보인다는 것만으로 그 아이들에게 아무 병이 없다거나, 치료할 필요가 없다고 주장한다. 하지만 이 아이들이 자신의 나이보다 두세 살이나 미숙하게 행동하고, 공부 시간에 다른 학생들과 보조를 맞추어 따라가지 못하며, 운동장에서는 규율을 지키지 못해 친구들에게서 따돌림을 당하거나 어른들에게 주의를 들어야 한다면, 그래서 자긍심을 잃고 어른들을 믿지 못하게 되어 우울증에 빠지거나 반사회적 인물이 된다면 과연 어떻게 책임질 수 있겠는가?

학자들은 호모 사피엔스가 처음 아프리카 대륙에 출현한 이후 북상하여 유럽과 아시아 대륙으로 퍼졌고, 베링 해협을 건너와 북아메리카로, 후에 남아메리카까지 내려가 지구 전체에 퍼졌다고 보고 있다. 그런데 그들의 이동경로인 대륙 간 경계부위에서 ADHD 유전인자를 가진 인간의 흔적들이 많이 발견된다고 한다. 즉 ADHD는 새로운 땅을 찾아 부모님과 살던 고향을 떠나 위험을 무릅쓰고 개척에 나섰던 선구자들의 핏속에 흐르고 있는 기질인 셈이다. 우리 자녀, 또는 나 자신이나 배우자 중 정리 정돈을 못하고, 시간에 대한 관념이 부족하여 지각을 잘하거나, 전화나 자동차 열쇠 찾느라 많은 시간을 낭비하는 등, 정신이 산만한 가족이 있는가? 그렇다면 이 땅에 와서 새로운 기회를 갖게 된 것에 대해 서로 축하해 주자. 고향을 떠나 새로운 땅에 뿌리내리려 온 우리 모두에게 힘을 모아주자. 우리의 손자, 손녀들이 잘하는 것을 열심히 찾아내어 이 땅에 한국인의 빛을 이어 나가자. 이들에게 감추어진 창조성을 찾아내어 꽃 피게 하는 것이야말로 부모 또는 조부모의 도리 아니겠는가.

나의 아버지의 ADHD 이야기

"내가 좋은 색시감 알고 있는데 소개해 줄까?" 친한 친구의 권유에 젊은이는 못 이기는 척 따라나섰다. 그는 얼마 전 공부하러 갔던 일본에서 돌아와서 동네 초등학교 교사로 임용된 후 시간적 여유가 있었던 터였다. 일본에서의 유학 생활은 고달팠다. 배고픔과 고생을 견디지 못해 결국 졸업도 하지 못했다. 그는 당초 중국으로 유학 갈 예정이었다. 그런데 중국에 있는 유명 중학교에서 공부하도록 해주겠다던 아버지가 떠나기 전날 갑자기 마음을 바꾼 것이다. 그렇게 된 데는 아버지가 애지중지하던 새 부인, 자신의 계모의 뜻이 작용했을 것이다. 아버지는 본부인인 자신의 어머니에게는 관심도, 도움도 주지 않았다. 그래서 그는 결국 누구에게도 도움받지 않은 채 일본으로 유학길을 떠났던 것이다.

평안 남도 개천에 위치한 냉면집 지붕에서 박을 따던 17세 소녀가 두 젊은이 앞으로 불려왔다. 앞서 친구는 젊은이에게 단단히 일러두었다. "그 색시와 결혼할 생각이 있으면 냉면 대접을 받고, 싫으면 그냥 나와야 해." 젊은이는 점심을 들겠다고 말했다. 이렇게 만난 두 사람은 서둘러 결혼식을 올렸다. 일본 경찰들이 언제 들이닥쳐 정신대로 끌고갈지 모르는 두려움에 사로잡혀 서두른 결혼이었다. 1년 뒤 아기가 태어났다. 18세의 어린 엄마에게서 비쩍 마른 저체중아로 태어난 아이가 바로 나다. 세 살 때부터 천식 증상이 있었던 엄마는 가난한 시집 생활을 하면서 상태가 심해졌다. 엄마가 밤에 기침을 하면 아버지는 자는 데 방해가 된다며 엄마를 방에서 나가게 했다. 엄마는 기침 소리가 안 들리도록 마을의 강가에 나가서 밤을 지새웠다고 한다.

　친정에서 산후조리를 하던 어머니가 집으로 돌아온 어느 날이었다. 직장에서 돌아온 아버지가 다급한 어조로 어머니에게 말했다. 남한으로 도망가야 하니 짐을 싸달라는 것이었다. 갓난 아이인 딸과 아내는 전혀 염두에 두지 않은 혼자만의 피난이었다. 아버지는 그 날 학교 교무실에서 다른 교사와 말다툼을 하다가 공산주의에 대한 신랄한 비판을 퍼부었다고 한다. 아버지는 한 동료 교사로부터 당장 공산당에게 체포될 수 있으니 빨리 도망가는 것이 좋을거라는 충고를 듣고 이를 따르기로 한 것이다. 남한으로 내려간 후 처가 친척집에 머물며 그 집 딸들과 즐거운 시간을 보냈다. 친척들이 엄마에게 전한 말에 따르면 아버지는 기타를 배우며 가수의 꿈을 키웠다고 했다.

　외할머니는 집을 떠난 후 감감무소식인 사위를 기다리다 못해 엄마와 나를 데리고 38선을 넘을 계획을 세우셨다. 그 무렵 이미 경계가 삼엄해졌기 때문에 남한으로의 피난길은 위험이 도사리고 있었다. 가장 흔한 피난 경로는 인민군들의 감시가 상대적으로 덜한 깊은 밤에 어선을 얻어 타고 바다로 내려 오는 방법이었다. 칠흑 같은 어둠 속에서 나를 안고 배에 오른 어머니에게 선주가 말했다. "만약 아기가 울면 배에 탄 모든 사람이 다 죽습니다. 그러면 아이는 바다에 던져야 돼요." 우여곡절 끝에 나는 어머니 품에서 용케 살아남아 서울까지 무사히 오게 되었다. 우리가 서울에 도착한 후, 아버지는 당시 국가의 전매(monopolize) 사업이었던 제염 수련 과정에 지원했다. 바다를 막아 소금을 제조하는 일에 종사할 미래의 공무원을 양성하는 일종의 교육기관이었다. 갈 곳이 없었던 우리 가족은 황해도 연백에 있는 그곳 숙직실에서 더부살이를 했다. 아버지는 뭐든지 새로운 것을 좋아하는 데다 흥미만 생기면 철저하게 몰두하는 사람이었다. 윗사람의 눈치를 잘 살피는 데 능했던 데다 재주도 많아서 수련 기간을 마치고 당당히 공무원으로 임용되었다(ADHD를 가진 사람들의 특징이다). 그리고 몇 년 후 엄마는 둘째 인숙이를 낳으셨다.

　6월의 어느 아름다운 일요일 아침, 우물가에 가셨던 어머니는 전매청 스피커에서 나오는 방송을 듣고 화들짝 놀라셨다. 북한 공산군의 침략으로 남자들은 이미 모두 안전한 곳으로 대피했으니 남은 가족들은 각자 알아서 피난 가라는 지시였다. 엄마는 간단한 짐만 챙긴 채 나를 앞세워 걷게 하고 인숙이는 업은 상태로 무작정 남쪽을 향해 걸었다고 한다. 임시적인 대피로만 알았던 이 날의 사태는 엄청난 인명 피해를 가져오고 전 국토를 피폐하게 만들었던 한국전쟁(Korean War)의 서막이었다. 나는 헐레벌떡 뛰어가고 있고 언덕 아래에서는 인민군들이 총을 쏘며 우리를 쫓아오고 있었다. 이것은 지금도 가끔 내 꿈에 나타나는 장면이다. 내가 이런 일을 실제로 겪었는지, 아니면 나중에 들은 이야기가 꿈으로 재현된 것인지 알 수는 없다. 하지만 그때의 경험이 5살짜리 아이에게 두렵기 그지없는 순간들이었음에는 틀림없다. 그 후 1.4 후퇴 때는 엄마와 나, 그리고 인숙이가 눈 속을 헤쳐가며 사지를 헤맸던 기억도 있다. 이처럼 가족들에게 다급했던 위기의 순간이 여러 번 있었지만 아버지가 우리의 곁에 있었던 적은 한 번도 없었다. 그는 자신에게 위기가 닥치면 가족을 비롯하여 주변을 돌아보거나 챙길 생각을 하지 못했다. 어머니는 아버지를 일컬어 생각보다 행동이 늘 앞서는 분이라고 말씀하셨다.

할아버지는 본처와 두 자녀를 개천(아버지와 엄마의 고향)에 남겨둔 채 자신은 강계라는 큰 도시로 가서 두 번째 부인과 함께 살며 여관을 경영했다고 한다. 자신의 형님과 이십여 년을 원수처럼 지내다가 우리 부모님의 결혼을 계기로 형제가 화해하게 되었으므로 시댁 식구들은 엄마를 복덩이로 여겼다고 한다. 아버지의 미숙하고, 자기 위주였던 성격의 배경에는 이렇듯 이율배반적인 행동을 하는 자신의 아버지가 있었던 것으로 보인다. 정말 이해가 안 되는 것은 어린 나의 아버지를 데려다가 자신의 둘째 부인 및 다섯 명의 이복 형제들과 함께 살게 했다는 것이다. 아버지에게는 한 명의 여동생이 있었는데, 남한으로 넘어오지 못하고 고향 땅에 남아 계셨기 때문에 생사의 여부도 알 수 없다.

미국에 와서 정신과 의사로서 만났던 한인 이민자들 중에는 아내나 자녀를 학대하는 가장들이 많았다. 이들은 우리 아버지와 비슷하게 생각보다 행동이 앞서고, 남들에게 잘 보이려 애쓰지만 정작 자신의 가족들은 별로 존중하거나 챙기지 않았다. 그래서 나는 다음과 같은 생각을 해보았다. 지리상으로 강대국 사이에 끼어 있는 우리 민족은 오천 년 역사 동안 많은 침략을 당했다. 그때마다 백성들은 목숨을 부지하기 위해 자기 자신을 챙기는 데 급급할 수밖에 없었지 않았을까. 따라서 자기 이외의 사람들에게는 관심을 두지 않는 것이 생존을 위해 당연한 것으로 여겼을 것이다. 우리 아버지의 경우에도 아내나 자식을 생각하고 챙기려 했다면 생명을 부지하기 어려웠을는지도 모른다. 그들의 후손으로 태어난 한국인들에게 주의산만증 환자가 많은 것이 어쩌면 당연한 것이 아닐까. 나와 은하, 세종이도 그중 하나인 것처럼.

아버지는 걸핏하면 엄마를 구타했다. 내가 초등학교 시절 마음에 큰 상처를 받았던 사건이 있었다. 충청남도 예산에 살고 있을 때였다. 서울에서 외할머니가 오랜만에 우리집에 방문하셨는데 아버지는 할머니 면전에서 엄마를 심하게 때렸다. 이후 내가 14-15살이던 어느 날에 엄마가 다시 구타당하는 광경을 봤다. 나는 더 이상 견딜 수가 없었다. 그 자리에서 나는 칼로 손목을 긋고 흰 종이에 혈서를 썼다. 또다시 엄마를 때리면 나는 스스로 목숨을 끊을 테니 당장 엄마에 대한 학대를 그치라고. 나는 그 후 여러 약국을 다니면서 알약들을 사서 모았다. 끊임없이 자살을 생각했지만 사랑하는 엄마를 슬프게 할 수는 없었다. 한국이 세계에서 자살률이 가장 높은 나라가 된 데에는 이러한 배경도 있을 것이다.

　두 분이 돌아가신 후 내 아들 학용이가 나에게 꾸짖듯 말했다. 왜 할머니가 이혼하시도록 해서라도 그녀를 보호하지 않았느냐고. 내가 워킹맘으로 일하는 동안 할머니, 할아버지와 많은 시간을 보냈던 내 어린 자식들은 사랑하는 할머니가 학대당하는 것을 보며 나 못지않게 가슴 아팠을 것이다. 나는 변명처럼 말했다. 그래서 엄마는 능력을 키우기 위해 혼신의 힘을 다했다고. 할머니를 빨리 미국에 모시고 와서 학대자로부터 떨어뜨려 놓는 것이 엄마가 생각한 최선의 해결책이었다고.

　나는 미국에 온 지 일 년만에 미국 의사 고시에 합격했다. 엄마가 18개월 동안 맡아서 키웠던 은하를 데리고 빨리 미국에 오시도록 주선했다. 그런데 막상 공항에 마중 나가보니 어린 은하 곁에는 정성을 다해서 은하를 돌보아 주셨던 할머니의 모습이 보이지 않았다. 할머니보다 먼저 미국 땅을 밟은 사람은 새로운 자극이 있다면 충동적으로 먼저 차지하려 들고, 아이가 무엇을 원할지 고려하기 전에 자신의 욕구를 만족시키려 들었던 할아버지였다. 이민을 통해서 어머니를 구하려 했던 내가 너무 소극적이었던 것일까? 이혼이라는 것이 그토록 겁을 낼 일이거나 나쁜 일이 아니라고 어머니를 적극적으로 설득했어야 했나? 91세로 세상을 떠난 어머니를 생각할 때 나는 아직도 정답이 무엇인지 알지 못하겠다. 내가 지금도 하느님께 감사드리는 것은 아흔에 돌아가신 아버지를 보낸 후, 어머니가 7년 동안 우리 곁에 계시며 평화롭고 기쁜 마음으로 하루하루를 보내셨다는 사실이다.

　부끄러운 내 가족사를 굳이 쓰는 이유는 한 가지 바람이 있어서이다. 많은 한국인들이 갖고 있지만 병 같지도 않아서 대부분의 사람들이 인정조차 하지 않으려는 병, 그러나 자신은 물론 주위 사람들을 공포나 죽음으로까지 이끌고 갈 수 있는 병, ADHD에 대해 많은 사람들이 제대로 알게 되길 바란다. 이 병은 우리의 기대처럼 어느 날 저절로 없어지지 않는다. 아동기이건, 청소년기이건, 성인이 되었든 간에 그들에게 필요한 것은 정확한 진단과 약물치료와 상담치료이다. 그들이 함부로 뿌려 놓은 유전인자들은 더 많은 ADHD 장애자들을 이 세상에 태어나게 한다. 그들이 가정 폭력을 휘두르거나, 정신적으로 미숙하여, 자식들의 가슴에 평생 씻지 못할 상처를 주는 가장들이 되는 것이 가장 두렵다. 비뚤어진 남성 위주의 가치관이 지배하는 사회와 가정에서 어머니가 학대 받는 것을 본 아들은 다시 대를 이어 자신의 아내를 학대하기 쉽다. 사랑하는 엄마가 아빠에게 폭행을 당하는 장면은 아기의 두뇌 안에 있는 편도체에 각인되어 있다가 어느 날 자신의 분노가 조절되지 않은 상태에서 자신의 아내에게 향해질 수 있다. 또한 아기는 자라는 과정 중에 심한 공포의 감정 때문에, 여러 가지 배워야 할 집행 기능을 배우지 못하게 된다.

ADHD를 가지고 태어난 것이 무조건 나쁜 것만은 아니다. 그들은 창조적이고 열정도 많고, 한 곳에 몰두하면 온 힘을 쏟는다. 그래서 그들 가운데는 의사, 변호사, 교수, 과학자, 공학자, 예술가, 작가, 건축가 등 전문인이 되는 경우가 많다. 나는 요즘 폭발적으로 늘어나는 K-pop이나 한류의 기세가 놀랍지 않다. 미국인 중에서 많은 존경을 받고 있는 벤자민 프랭클린은 많은 형제 중 14번 째로 태어나서 초등학교도 못 마쳤다. 하지만 출판업자, 작가, 외교관, 정치가뿐 아니라 연을 날려 천둥 번개의 정체를 밝히기도 했고, 소방서를 만들어 소방관 일로 지역 사회에 기여하기도 했다. 은하가 말보로 여고를 졸업할 때에 '벤자민 프랭클린 특별상'을 받았는데 무척 상징적인 상으로 기억에 남아 있다. 이와 반대로 감정 조절이 어려운 이 병 때문에 자신을 미워하거나, 타인을 비난하다 보면 자살이나 범죄로 이어질 수 있다는 점을 잊지 말자. 아는 것은 힘이다. 자녀나 배우자, 혹은 나 자신에게서 ADHD 증상이 발견되면 문제가 더 커지기 전에 도와주자. 그리고 그들이 가지고 있는 좋은 소양들은 더욱 북돋아 주자.

나의 ADHD 이야기

내가 ADHD 장애에 대해 심각하게 생각하기 시작한 것은 오십대 중반에 접어들었던 때였다. 큰 딸 은하가 내가 보내준 ADHD에 관한 책 〈Driven To Distraction〉을 읽은 후 자신에게 같은 문제가 있는 것 같다며 스스로 정신과 의사를 찾아가서 진단을 받은 후였다. 내가 왜 그 책을 은하에게 보냈는지 전혀 기억에 없다. 아마도 내 무의식에서는 이미 그런 가능성을 느끼고 있었던 것인지도 모른다. 내 아들 학용이는 소아정신과 의사인 내가 어떻게 그 진단을 못했으며, 그럴 가능성조차 의심하지 못했는지 이해할 수 없다고 했다. 그래서 다시 생각해 보았다. 어쩌면 나에게 ADHD가 있다는 것을 인정하기 어려웠던 것인지도 모른다. 왜냐하면 은하의 말을 듣는 순간 나는 나 자신에게도 똑같은 장애가 있으리라는 것을 의심하지 않았기 때문이다. 그만큼 은하와 나는 비슷한 점이 많았다.

어떻게 해서 내가 정신과 의사가 되었을까. 그러한 결정을 내리게 되었던 계기와 그 당시 착잡한 마음으로 고민했던 기억들이 머릿속에 떠오른다. 하기는 그보다 앞서 내가 의사가 되었다는 것 자체가 내 계획과는 거리가 먼 것이 아니었던가. 이북에서 간신히 피난을 나와 공무원 생활을 하며 전국으로 가족이 이사를 다니게 했던 아버지는 내가 중학생이 되자 서울로 올라왔다. 아무런 사업 계획이나 살아 갈 수 있는 대책이 없는 상태에서였다. 먼 훗날 나는 그가 상관을 구타했던 이유로 공무원직에서 물러나게 되었다는 것을 알았다. 어쨌든 서울로 올라온 후로는 엄마가 생활을 책임질 수밖에 없었다.

그래서인지 나의 중학교 시절은 우울한 기억들로 가득 차 있다. 고생하는 엄마를 기쁘게 해드리기 위해 내가 할 수 있는 일은 열심히 공부하는 것 뿐이었다. 물론 동생들도 업어 주고, 저녁 식사 준비도 해야 했지만 그런 것은 전혀 힘들게 느껴지지 않았다. 엄마의 고생이 나와는 비교할 수 없을 정도로 컸기 때문이다. 숙명 여중 졸업 후 여고에 올라갈 때 학교에서 장학금을 받았다. 그 후 낙선재에 입궐하여서 이방자 여사로부터 금반지를 받은 적이 있는데, 이때 엄마에게 큰 기쁨을 선사했다고 생각되어 무척이나 뿌듯하고 기뻤던 기억이 난다.

어느 날 영어 성경 공부를 하러 갔던 은퇴 선교사 댁에서 스코필드 박사(Dr. William F. Scofield)를 만났다. 유치원에 다닐 때 한글로 배웠던 주기도문을 영어로 공부했는데 나는 그분이 살아가는 모습에 감동받고 깊은 영향을 받았다. 그분은 젊은 시절 한국에 와 있던 중 3.1 독립 운동을 도왔다는 이유로 일본 정부에 의해 추방당한 바 있는데, 은퇴 후 한국에 다시 오신 것이다. 그는 스스로에게 약속했던 대로 전쟁 고아와 불우한 젊은이들을 돕는 일에 헌신하셨다. 불구의 몸으로 혼자 지내면서도 유머감각을 잃지 않았을 뿐 아니라, 불의나 부패를 지적하는 용기를 가진 분이었다. 원래 나의 꿈이었던 극작가의 길 대신 세브란스 의과대학으로 진로를 바꾼 것도 그분의 강력한 권고 때문이었다. 나는 의과대학 선택을 후회한 적은 없었다. 무엇보다도 엄마가 즐거워하시는 것이 기뻤다.

나는 한 사람, 또는 한 가지 일에 쉽게 빠져드는 편이다. 또한 한 군데 마음을 쏟으면 그 밖의 다른 데에는 아예 관심을 잃어버린다. 또한 충분히 생각하기 전에 행동이 앞서는 경향이 있다. 그런데 이 모두는 ADHD의 전형적인 증상이기도 하다. 나는 피를 보는 것을 별로 좋아하지 않았기에 내과의사가 되기를 원했다. 사실 내과의사의 길에 들어서면 끊임없이 공부에 매진할 것을 요구받는다. 하지만 나에게 그것은 문제가 될 것 같지 않았다. 결혼 후 남편의 군복무 기간 동안 원주 기독 병원에서 2년간 내과 수련의 과정을 밟으며 더욱 확신을 갖게 되었다. 그런데 미국에 와서 원하던 공부를 더 하려고 하는 상황에서 엉뚱한 문제가 발생했다. 우리가 수련받기로 되어있던 펜실이베니아의 한 병원에서 갑자기 전공의 수련 고용 계약을 파기한다고 연락이 온 것이다. 거기엔 아무런 이유도 없었다.

새로운 수련의 자리를 찾는 것에 실패한 우리는 5개월 된 은하를 엄마에게 맡긴 채 뉴욕에 들어와야 했다. 병원 수가 가장 많은 곳에 가면 그나마 일자리를 찾기가 나을 것이라는 생각에서 남편이 내린 결정이었다. 도착한 이튿날, 남편은 친구가 준 정보 덕분에 외과 인턴 수련의 일을 잡게 되었다. 우리는 서로를 부여안고 기뻐했다. 그 후

1963년에 '지역 사회 정신 건강법(The Community Mental Health Act)'이 법제화되면서 전국적으로 정신과 수련의를 많이 모집한다는 반가운 소식이 들려왔다. 빨리 직업을 가져야 은하를 데려올 수 있다는 생각으로 나는 우선 정신과 수련의 과정을 시작하기로 결심했다.

일단 급한 불을 끄기 위해 결정을 했지만 새로운 고민이 찾아왔다. 나는 새로운 언어에 아직 미숙한데 언어적 소통이 중요한 정신과에서 환자를 잘 도와주는 것이 가능할까? 이제라도 다시 내과로 바꾸어야 하는 게 아닐까? 만일 그러려면 나를 받아주는 병원을 찾아서 이사를 가야 한다. 우선 알버트 아인스타인 의과대학의 수련 병원 중 하나인 링컨 병원(Lincoln Hospital)에서, 일 년 차 정신과 수련의로 일을 시작하였다(내가 떠난 후에 이 병원은 명칭이 바뀌었다). 일 년 후에 남편을 따라 루이지애나 주 뉴올리언스로 이사 갔다. 그리고는 은하를 미국에 데려오기로 했다. 2년 3개월 된 은하는 예쁘게 자라 있었다. 무려 18개월 만의 만남이었다. 은하는 한국어를 잘하고 노래는 더 잘했다. 아빠를 잘 따르고 좋아했다. 아침마다 아침 식사를 먹여서 보내려는 나와 통 입맛이 없는 은하 사이에 가끔 문제가 있었지만 이 아이는 심성이 착하고 총명했다(훗날 선생님으로부터 은하가 가끔 아침 먹은 것을 토한다는 이야기를 듣고는 나의 우둔함을 참고 견뎌 준 아이에게 너무나 미안했다).

나는 툴레인 의과대학(Tulane Medical School) 정신과 2년 차로 일을 계속했다. 그 의과대학 역사상 처음으로 보는 아시아 출신 의사라며, 어떤 사람들은 호기심을 보였고 또 다른 사람들은 어떤 대화를 나누어야 할지 몰라 당황해하는 모습을 보였다. 시내 약국에 갔더니 나에게 이렇게 묻는 사람들이 더러 있었다. "너 혹시 에스키모니?" 나와 같은 2년 차 수련의들이 5명 더 있었는데 모두가 백인 남성이고 그들이 자랑스럽게 말하곤 하는 '남부의 하버드(Southern Harvard) Tulane University' 출신들이었다.

어느 날 소아정신과 과장인 Dr. Brumstetter로부터 연락이 왔다. 나를 다음 해부터 소아청소년 정신과 수련 과정에 받아주겠다는 파격적인 제안이었다. 보통 경우에는 성인정신과 수련 과정 3년이 끝난 후에야 비로소 소아정신과 훈련을 받을 수 있기 때문이다. 게다가 더욱 기쁜 사실은 2년 후에 내가 수련을 마치는 날과 남편이 마취과 수련을 끝내는 날이 일치하는 것이었다. 소아정신과라는 또 다른 수련을 통해 나는 더 깊숙이 내 환자들을 이해할 수 있으리라는 희망이 생겼다. 그간 나를 존경하고 따르며 내 치료를 통해서 병세가 많이 좋아진 환자도 적잖이 있었다. 드디어 4년간의 수련과정(일반 정신과와 소아 청소년 정신과 과정)을 끝마친 후, 우리 5명은 후렌치 쿼터에 있는 뉴올리언즈의 유명 식당의 홀에서 열린 성대한 졸업축하연에 초대되었다. 그러나 모든 수련을 마치고 사회에 나가서 나 혼자만의 능력으로 환자를 치료해야 한다는 책임감이 두려움으로 다가왔다(그동안은 환자에 대해 3명의 슈퍼바이저와 늘 의논을 했고, 급하면 언제라도 질문할 곳이 있었으니까).

그러나 내가 걱정했던 것과는 다르게 군의관으로 근무했던 121 용산 병원에서 나는 많은 환자들을 성공적으로 치료하며 좋은 평판을 받았다. 게다가 일이 너무 바빠 정신과에 대한 회의나 변화에 대해 고민할 시간도 주어지지 않았다. 다시 미국으로 들어온 후 막내 아들 학용이를 우리 품에 안게 되었다. 부모님과 세 형제자매를 위한 이민 수속과 이민 후의 적응을 도우며 나는 전문의 시험 준비를 했다. 어쩐지 그 길이 나에게 확실한 자신감을 줄 것 같았다. 성인정신과 전문의와 소아청소년 정신과 전문의 자격을 모두 취득한 후 나는 26년 동안 카이저 병원에서 파트너 의사로, 은퇴 후엔 9년 동안 파트타임으로 일했으니 35년 반 동안 같은 장소에서 일해온 셈이다. 이 긴 시간 동안 나는 내 자신이나 은하의 ADHD 증상을 객관적으로 볼 만큼 마음의 여유가 없었던 것은 아니었을까? 길고 긴 변명이다.

ADHD 진단을 받은 것이 나에게는 큰 도움을 주었다. 각성제인 아데랄(Adderall)을 하루에 2회 복용하면서 집중력 향상은 물론 우울증상도 많이 좋아졌다. 내가 카이저 병원 일을 계속하면서도 라이프 케어 센터나 가정 상담소에서 봉사를 할 수 있었던 것도 모두 이와 관계되어 있을 것이다. 많은 분들이 ADHD 환자는 공부를 못할 것이라고 속단하기 쉽다. 어떤 환자들은 도움을 받으면 현재 성적이 나빴더라도 좋아질 수 있다. ADHD 환자의 지능은 일반인과 비슷하다. 종모양(bell curve)의 분포도를 그리면 대부분 80-120 사이로 나타난다. 120 이상의 지능이 높은 사람이나 80 이하의 사람들도 있는데, 조기에 진단하고 적절한 치료를 하면 자신의 지능을 충분히 발휘할 수 있다. 나는 중고교 시절 강한 성분의 커피를 많이 마셨는데 커피가 일종의 각성제 치료 효과를 내서 도움을 받았던 것 같다. 의과대학 시절에는 한 학년 위였던 미래의 남편과 늘 함께 공부한 것이 집중력을 높이고 지루해지지 않는 비결이 아니었나 생각된다.

ADHD와 동반하여 나타나는 정신과 질환/장애

불안 장애와 동반 이환되는 ADHD

불안 장애는 병적인 불안과 과도한 공포로 인해 일상 생활에 장애를 일으키는 정신 질환으로 다음의 병들이 포함된다.

- 분리 불안 장애(Separation Anxiety Disorder)
- 선택적 함구증(Selective Mutism)
- 특정 공포증(Specific Phobias)
- 사회 불안 장애(사회 공포증)(Social Phobia)
- 공황 장애(Panic Disorder)
- 광장 공포증(Agoraphobia)
- 범불안 장애(Generalized Anxiety Disorder)
- 물질/치료 약물로 인한 불안 장애(Substance/Medication-Induced Anxiety Disorder)
- 다른 의학적 상태로 인한 불안 장애(Anxiety Disorder due to Another Medical Condi-tion)

불안 장애는 위에서 열거했듯이 다양한 질병으로 구성되어 있기 때문에 원인도 다양하고 복합적이다. 또한 불안 증상을 가진 환자의 약 30-40%가 주의산만증 증세를 가지고 있는데 발견되지 않아 치료가 늦어지는 경우가 있다. 또한 주의산만증을 가지고 태어난 사람 중에는 실수가 잦거나 자신을 신뢰하지 못해서 여러 가지 형태의 불안 증상이 나타날 수가 있다.

한국에서 자폐 환자들이 본격적으로 늘어난 것은 약 30여 년 전부터다. 진단을 받은 아이들의 부모들 중에는 미국에 환자를 데리고 와서 재확인을 받고 싶어 하는 분들이 더러 있었다. 또 반대로 이곳에서 자폐증 진단을 받은 후 한국에 환자를 데려가서 각종 검사를 받게 하는 부모들도 계셨다. 자폐증상 진단은 아이의 행동을 관찰하거나 발달력을 조사하고, 이것에 기반한 질문지 응답에 많이 의존하는데 대부분 정확하다. CT scan이나 MRI 등은 어린 환자들에게는 특히 견디기 힘든 검사다. 이는 머리 안에 어떤 병변, 예를 들어 종양이나 사고로 인한 부상 혹은 다른 여러 원인에 의한 출혈 등이 있는지 여부를 파악하기 위한 검사 방법일 뿐 자폐증의 진단과는 직접적인 관련이 없다.

내가 일했던 카이저 병원 그룹은 HMO(Health Maintenance Organization) 의료기관이다. HMO는 병에 걸리기 전에 건강을 유지하고 예방하는 것을 목적으로 운영되며, 따라서 교육과 예방, 면역 항진, 건강한 생활 방식 등에 중점을 두고 있다. 약 5천 명의 파트너가 남가주에 소재한 12개의 병원에서 일하고 있는데 카이저 보험에 가입한 멤버들이 이곳의 의료 서비스를 이용할 수 있다. 나를 찾는 한국 환자들 중에 카이저 보험을 가지고 있는 경우가 드물기 때문에 한인 진료를 위해서는 봉사기관이 필요했다. 나는 20년 전, 한 교회의 작은 사무실에 '라이프 케어 센터'라는 정신과 외래 진료소를 설립하고, 주말 시간을 이용하여 환자들을 만나 진단하고 직접 치료하거나 필요한 경우 다른 기관을 소개하기도 했다.

다음에 소개하는 소녀는 5살 때 라이프 케어 센터에 처음 찾아와 치료를 받았고, 9년 후 청소년기에 다시 만나게 되었던 환자다.

소녀는 또렷한 눈망울을 가진 5살 난 유치원생으로 3년 전에 부모님과 함께 미국으로 이민왔다. 엄마 말에 따르면 임신과 분만 시 아무 문제가 없었고, 생후에도 건강하게 잘 자랐다고 한다. 그런데 바쁜 이민 생활에 치여 살던 부모가 어느 날 정신을 차리고 보니 평소에 언어 사용에 아무 문제가 없어 보이던 아이가 식구 이외의 사람과는 말을 안 하는 것이었다. 누군가 말을 시켜도 대답을 하지 않고, 자신이 말을 거는 일도 없었다. 라이프 케어 센터를 소개받고 서둘러 찾아온 것은 만일 소녀가 치료를 받지 않는다면 유치원에서 나가야 된다는 교장의 경고 때문이었다. 만일 학교에서 아이가 다쳤는데 아무 말도 하지 않아 교사와 학교가 모르고 있었다면 법적 문제가 될 수도 있다는 것이 이유였다.

소녀의 부모는 대학 교육을 받고 안정된 직장에서 일하는 젊은 부부였는데 어떻게 해야 할지 몰라 안타까워할 뿐이었다. 집안에 정신과 환자는 없었다고 했다. 또한 두 살 터울로 태어난 여동생이 있는데 평소에 잘 놀아주고 관계와 적응에 문제가 없었다고 했다. 나는 캐나다에서 선택적 함구증에 대한 연구 논문을 마친 것을 기억하고 있었다. 영리하고 예민한 이민 가정의 아동들에게서 이런 증상이 적지 않게 발견되는데 치료를 하면 많이 좋아진다는 보고를 참고로 말씀드렸다.

1 DSM-5에 의한 선택적 함구증의 진단 기준

1) 다른 상황에서는 말을 할 수 있음에도 불구하고 말을 해야 하는 특정 사회적 상황 (예: 학교)에서 일관되게 말을 하지 않는다.
2) 장애가 학습이나 직업상의 성취, 혹은 사회적 소통을 방해한다.
3) 이러한 증상이 최소한 1달 이상 지속된다.
4) 사회적 상황에서 필요한 말에 대한 지식이 부족하거나, 언어가 익숙하지 않아 말을 하지 않는 것이 아니다.
5) 장애가 의사 소통 장애로 더 설명되지 않고, 다른 정신병의 경과 중에만 발생하지는 않는다.

소녀는 본래 부끄러움이 많은 아이였다. 그리고 엄마와 떨어져 있는 것을 무척 싫어했다. 한국에 있을 때는 할머니가 계셔서 그래도 의지가 되었는데 이민을 오게 되어 할머니와 떨어지게 되자 더욱 힘들어했다. 이 장애의 주 요인은 불안한 감정이다. 이를 아이의 부모가 이해하고 윽박지르거나 야단을 치는 대신 조금이라도 자신이 노력하는 모습이 보이면 칭찬을 해주는 한편, 일일 경과표를 만들어 식구들이 모두 볼 수 있는 곳에 매달아 놓고 예쁜 스티커를 붙여 주었다.

나는 학교에 편지를 보내 정신 감정 결과와 치료 계획을 설명해 주고 내 연락처를 알려주었다. 학교의 책임자들은 전문가가 문제 있는 학생을 위해 자신들과 함께 일한다고 느끼는 순간 무척 협조적이 된다. 그래서 나는 되도록 빠른 시간 안에 환자가 다시 학교에 되돌아갈 수 있도록 최선을 다했다. 생각해 보라. 겁이 나기도 하겠지만 이 소녀 자신은 얼마나 친구를 사귀고 싶고, 즐겁게 놀고 싶겠는가. 예민한 체질로 태어난 데다 이민오느라 옛 친구와 할머니를 모두 잃어버린 것도 속상한데 말이다. 이런 말을 부모님께 드리는데 소녀의 표정이 조금 밝아지는 것이 보였다.

항우울 효과와 불안을 완화시키는 SSRI(Selective Serotonin Reuptake Inhibitor) 계통의 약물 중에 가장 오래 사용해왔던 프로작을 아주 소량 하루에 한 번씩 투약하는 것을 부모와 소녀가 동의했다. "이 항우울제/불안제는 많은 성인들이 잘 모르고 복용하는 Benzodiazepine(Minor Tranquilizer)와는 아주 다른 약입니다. Valium, Ativan 같은 Benzo group처럼 중독성이 없고, 불안의 치료뿐 아니라 예방 역할도 해줍니다. 그러나 약물 투여 후 약 2주일을 기다려서 혈중 농도가 치료 수준으로 올라가야만 효과가 나타나니까 인내를 가지고 기다리세요. 그 사이에 약의 부작용으로 머리가 아프거나, 구역질이 나거나 배가 아플 수가 있는데, 대개 시간이 지나면 적응이 되고 없어집니다. 그러나 따님이 아직 어리고, 처음 써보는 약이니 문제가 있으면 저에게 연락을 주십시오. 많은 부모님들이 우리 아이는 불안 증세는 있지만 우울하지는 않은데 왜 항우울제를 써야 하냐고 물어보십니다. 뇌에서 분비되는 신경 전달 물질(neurotransmitter)에는 여러 가지가 있는데, 그중 세로토닌(Serotonin)의 양이 저하되면 불안해지고, 더 심해지면 우울해집니다. 그래서 세로토닌의 양을 올려주는 기능을 하는 프로작을 쓰면 불안 증상이 많이 줄어듭니다. 만일 증상이 좋아지더라도 금방 약을 끊지 말고, 양을 절반 정도로 줄여서 몇 달간 계속 복용하면 재발을 방지할 수 있습니다."

9년이 흐른 어느 날, 이 소녀는 부모님과 할머니, 그리고 여동생과 함께 다시 라이프 케어 센터에 찾아왔다. 14살이 된 이 사춘기 소녀는 자신의 이야기를 담담하게 들려주었다.

"저는 학교에 가는 것이 너무나 무서워요. 공부 때문이 아니에요. 공부는 별로 걱정해본 적이 없어요. 그러나 특히 모르는 사람들이 많이 있는 데 가면 제가 무슨 실수를 할 것 같아서 더 겁이 나요. 그러다 보니 친구도 없어요. 혼자서 점심 먹는 것을 남들에게 보이기 싫어서 점심은 굶어요. 또 공부 시간에 어떤 발표를 해야 될 차례가 오면 저는 너무 떨리고 불안해서 말이 더듬거려지고, 얼굴에 땀이 너무 많이 나서 부끄러워요. 그래서 미리 제 차례가 될 것 같으면 아예 결석하는 편을 택하지요. 그렇지만 집에서도 마음이 편하지는 않아요. 다른 아이들이 제 흉을 보고 있을 테니까요."

"네 자신의 이야기를 자세히 해줘서 고마워. 그런데 언제부터 그렇게 심한 불안감을 느끼게 되었지?"라는 내 질문에 그녀는 약 1년이 넘었다고 했다.

"유치원 다닐 때, 라이프 케어 센터에서 선생님 치료를 받고는 별일 없이 잘 지냈어요. 그렇지만 늘 예민하고 걱정은 많았지요. 그래서 한국에 계시던 할머니도 모셔 왔지요." 엄마의 말이다.

"본래 예민했던 아이인데 사춘기가 되면서 더욱 불안해하는 것 같네요. 밖에 나가거나 모르는 사람을 만나면 자꾸 자기 흉을 본다면서 집에만 있으려고 해요. 또 저에게 얼마나 신경을 쓰는지 몰라요. 제가 무거운 물건을 들려고 하면 얼른 달려와서 도와주려고 하지요." 할머니의 말씀이다.

소녀의 아버지와 여동생은 항상 말이 없고 늘 조용하다.

"제가 보기에는 따님이 사회 불안 증세로 고생하는 것 같은데 이 나이에 많이 올 수 있는 장애 중 하나지요." 그리고 나는 DSM-5의 진단 기준을 알려드렸다.

❷ 사회 불안 장애(사회 공포증)

1) 타인에게 면밀하게 관찰될 수 있는 하나 이상의 사회적 상황에 노출되는 것을 극도로 두려워하거나 불안해한다. 그러한 상황의 예로는 사회적 관계(예: 대화를 하거나 낯선 사람을 만나는 것), 관찰되는 것(예: 음식을 먹거나 마시는 자리), 다른 사람들 앞에서 어떤 일을 수행하는 것(예: 연설)을 들 수 있다.
2) 다른 사람들에게 부정적으로 평가되는 방향(수치스럽거나 당황한 것으로 보임, 다른 사람을 거부하거나 공격하는 것으로 보임)으로 행동하거나 불안 증상을 보일까봐 두려워한다.
3) 이러한 사회적 상황이 거의 항상 공포나 불안을 일으킨다.
4) 이러한 사회적 상황을 회피하거나 극심한 공포와 불안 속에 견딘다.
5) 이러한 불안과 공포는 실제 사회 상황이나 사회 문화적 맥락에서 볼 때 실제 위험에 비해 비정상적으로 극심하다.
6) 불안과 공포는 6개월 이상 계속되어야 한다.
7) 공포, 불안, 회피는 사회적, 직업적, 또는 다른 기능 영역에서 현저한 고통이나 손상을 초래힌다.
8) 공포, 불안, 회피는 물질 남용이나 생리적 효과에 의한 것이 아니다.
9) 공포, 불안, 회피는 공황, 신체 이형 장애, 자폐스펙트럼 등의 다른 정신과 질환에 의한 것이 아니다.
10) 다른 의학적 병(예: 파킨슨씨 병, 비만, 화상이나 손상에 의한 훼손 상태)이 있다면 공포, 불안, 회피는 이와 무관하거나, 혹은 지나칠 정도다.

나는 먼저 환자와 부모님께 빨리 나를 방문한 것에 대해 칭찬을 해 드렸다.

"이 증상이 오래 계속되어 학교를 결석하는 일이 잦아지다 보면 문제가 점점 더 악화될 수 있는데 그러기 전에 오셔서 정말 다행입니다. 부끄러움과 수줍음을 잘 타는 것은 병이 아니고 타고난 기질이지만, 따님의 경우에는 이미 불안과 공포 때문에 집에 있어도 불안하고, 이 때문에 친구를 사귀거나 학업, 사회 활동에까지 지장을 주고 있으니 치료를 시작하는 것이 좋겠습니다."

우선 심리적으로 소녀의 자신감을 길러줄 수 있는 상담치료사를 찾아보기로 했다. 또한 가족들이 신임할 수 있는 교회 청년부의 대학생 한 분을 'Big Sister'로 정해 그 '언니'와 함께 옷도 사러 가고, 식당에 가서 많은 사람 틈에서 음식도 먹으며 자신감을 기르고, 불안감을 조절하는 방법을 천천히 연습시키도록 했다.

"비행기 타는 것이 너무 무서워서 여행을 못하는 사람이 있다면, 처음에는 마음 편한 사람과 함께 앉아서 비행기 그림을 그려보다가, 차차 공항 근처에 가서 먼 발치에서 비행기 소리도 듣고, 그 모양도 쳐다보는 것을 반복합니다. 드디어 마음이 편안해지면, 좀 더 가까이 가서 기체를 만져 보기도 하고, 용기가 생기면 의자에 앉아 볼 수도 있겠지요. 점차 겁이 덜 나고 불안이나 공포심이 줄어들면 마음을 편하게 하는 분과 함께 비행기 여행을 시도해 보는 것도 좋겠지요. 이것을 '노출치료(exposure therapy)'라고 하고, 천천히 겁을 줄이는 방법을 '탈감작요법(desensitization method)'이라고 부릅니다."

또한 과거에 소녀가 큰 도움을 받았던 프로작을 다시 작은 용량부터 사용하여 천천히 올리기로 했다.

6개월여 만에 소녀의 증상은 많이 호전되었고 개인 상담사도 좋은 경과를 알렸다. 그런데 그동안 재미있는 변화가 그녀의 여동생에게 나타났다. 6학년이 되어 새로운 중학교로 옮겨간 후 동생의 학업 성적이 갑자기 떨어지고, 모든 것이 지루하고 재미가 없다며 자기 방에만 틀어박혀 있기 시작했다는 것이다. 좋아하는 친구들이 전화를 해도 건성으로 받고, 도대체 나갈 생각을 하지 않았다. 놀란 부모님이 학교에 연락을 해서 학교 심리학자가 테스트를 한 결과 상상하지 못했던 결과가 나왔다. 동생에게 주의산만 증세가 있고 이 때문에 집중 곤란과 감정 제압이 힘들어지자 우울증세가 겹쳐서 발생된 듯하다는 심리학자의 해석이었다. 동생이 주의산만 장애의 치료를 시작하자마자 학교 성적이 다시 과거의 수준으로 향상된 것은 물론 "지루하다"라는 불평도 없어졌고 우울 증상도 많이 나아졌다.

이것을 옆에서 지켜보던 언니인 내 환자가 갑자기 자신도 동생과 비슷한 산만증세가 있으니 검사를 해달라고 부탁했다. 그러면서 할머니가 다정다감하시고, 손녀들을 무척 사랑하시지만 젊은 시절부터 한꺼번에 여러 가지 일을 시작하시고는 결국엔 한 가지도 끝내지를 못하셔서 엄마가 마지막 마무리는 해야 했다는 이야기를 했다. 또한 여기저기에서 본인의 물건을 잃어버리는 일도 자주 있다고 했다.

"저는 숙제하는 데 시간이 너무 많이 걸리는데 그것이 그냥 불안 장애 때문에 그런 줄 알았어요. 동생이 약을 쓴 후에 숙제하는 걸 보니까 너무 집중을 잘하더군요. 혹시 저도 그 병이 있나 알아봤으면 좋겠어요. 아마 우리 둘 다 할머니의 유전자를 받았을지도 모르니까요."

소녀의 요청대로 검사를 해보니 그녀에게도 분명히 주의산만 증세(부주의형, inattentive type)가 있는 것이 확인되었다. 동생이 사용하는 것과 같은 종류의 항진제 약을 사용하니 좋은 반응을 보였다. 동시에 그녀의 불안 증상도 많이 호조를 보이는 게 아닌가!

나는 한국인에게 주의산만 증세가 많다는 것을 짐작은 하고 있었다. 그러나 내가 5살과 14살에 걸쳐 두 번이나 불안 증세와 관련된 장애로 진료했던 이 소녀에게 주의산만 증세가 있으리라고는 전혀 고려해보지 않았던 것이다.

사업에 성공했던 할머니의 유전인자가 아버지를 통해 두 손녀에게 물려진 듯했다. 한 아이에게는 주로 불안 증세로(이민 직후에는 선택적 함구증으로, 사춘기에는 사회불안 장애로), 또 다른 손녀에게는 우울증세와 합병증으로 나타난 셈이다.

부모님께 이런 이야기를 해 드리며 나는 우리 모두가 살아가면서 거쳐 가는 발달 과정에 대해 말씀드렸다. 전두엽이 충분히 성숙해지는 25-30세까지 어린이나 청소년들의 변화는 눈에 잘 띄지만, 어른들의 변화는 잘 모르고 지나갈 수가 있다. 특히 여성의 경우, 45-55세 사이에 폐경기를 지나가면서 어떤 분들은 갱년기 증상으로 우울증이나 불안감을 느낄 수 있다. 하지만 이 시기를 보내고 나서 1-2년 후에는 많은 여성들이 오히려 자신감도 높아지고, 자신을 계발할 수 있는 좋은 시기가 온다. 따라서 과거에 하고 싶었던 공부나 새로운 사업 확장, 또는 원했던 취미 활동을 시작하기에 적당한 시기이기도 하다. 왜냐하면 더 이상 아이들의 뒷바라지나 남편의 시중에 많은 시간을 할애하지 않아도 되기 때문이다. 이때 생기는 체내 호르몬 변화도 중요하다. 폐경이란 여성의 몸 안에 있는 난소에서 더 이상 임신에 필요한 난자를 만들어내지 않는 것인데, 그 이유는 난소 호르몬의 생성이 중단되었기 때문이다. 여성은 일생 동안 약 500개의 난자를 만들어 낸 후 이를 중단한다. 여성 호르몬인 난소 호르몬(estrogen)의 양이 급격히 감소되는데 비해 부신 피질이나 지방 세포에서 생성되는 남성 호르몬의 양은 그대로이기 때문에 이때부터 목소리가 커지고 성질이 괄괄해지며 남성화된다.

이에 비해 남성들의 경우, 남성 호르몬(testosterone) 양이 사십 대 이후 일 년에 1% 정도씩 감소된다. 그러나 부신 피질이나, 두뇌, 지방 세포 등에서 분비되는 여성 호르몬의 수치는 그대로이므로 여성화되는 경향을 보이는 경우가 많다. 아들과 테니스 시합을 하던 아빠가 평생 처음으로 졌다고 하자. 과거였다면 오히려 기뻐하며 아들을 자랑스럽게 여겼을 테지만 이제 중년의 위기를 지나가는 아빠의 심정은 '에구, 이제 내 인생도 끝이 가까워 오나 보다'라고 예민하게 반응할 수 있다. 며칠 후 밤에 부인과 정사를 시도했는데 그만 발기에 실패했다면 '이제 정말 끝장이 오나 보다'라고 느끼며 우울 증상에 빠지기 쉽다.

　나는 두 소녀의 부모님이 건강하고 원만한 결혼 관계를 유지하기를 바란다. 또한 소녀들이 고등학교를 마치고 대학에 진학하여 행복한 성인기를 준비하게 되길 기대한다. 그러나 시어머니와 두 딸이 주의산만증 장애를 갖고 있고, 남편도 비슷한 성향이 있을 수 있다. 이 가정의 주부는 폐경기 이후에 자신에게 찾아올 수 있는 감정 조절 문제와 남편을 이해하는 데 관심을 가져야 할 것이다. 남편은 혹시 올지 모를 우울 증상에 대해 지식을 갖고 미래를 대비할 수 있기를 바란다.

우울 장애와 동반 이환되는 ADHD

문명이 발달하고 사회 구조가 복잡해질수록 살아가는 것은 그만큼 어려워졌다. 더구나 조국을 떠나와 언어와 문화가 전혀 다른 곳에 새로이 뿌리를 내리고 적응을 해야 하는 이민자들은 오죽하겠는가. 자신감의 손상, 외로움, 억제하기 어려운 분노를 느끼기가 쉬울 것이다. 그리고 이런 감정들이 쌓이다 보면 우울한 기분이 들기 쉽고, 고국을 더욱 그리워하거나 자신의 결정을 후회할 수도 있다. 그러나 이런 슬픈 감정이 모두 병적인 우울 증상은 아니다. 마찬가지로 사춘기인 10세(여성은 더 일찍 나타남)부터 18세까지 정서의 변화와 함께 보이는 불안, 슬픔 등의 감정 역시 성호르몬 및 기타 성장 과정과 연관되어 나타나는 경우가 많다. 따라서 주요 우울 장애를 진단을 하려면 다음의 조건을 만족시켜야 한다.

1 주요 우울 장애의 진단 기준

다음의 증상 가운데 5가지 또는 그 이상이 적어도 2주 연속으로 지속되며, 이전의 기능 상태와 비교할 때 변화를 보인다(이때 가장 중요한 것은 적어도 2주 동안 우울한 기분이 계속되거나 흥미나 즐거움을 상실하는 것).

1) 하루 중 대부분, 그리고 거의 매일 우울한 기분이 계속되는 것이 주관적 또는 객관적으로 관찰된다(눈물 등). 아동의 경우에는 과민한 기분이 포착된다.

2) 거의 매일 흥미나 즐거움이 뚜렷하게 저하된다.

3) 체중 조절을 하고 있지 않은 상태에서 체중 감소가 있다(예: 1개월에 5% 이상의 체중 감소). 아동인 경우 체중 증가가 기대치에 미치지 못한다.

4) 불면이나 과다 수면을 한다.

5) 정신 운동의 초조나 지연이 생긴다(주관적인 좌불안석 외에 객관적 관찰 가능).

6) 피로나 활력을 상실한다.

7) 무가치함 또는 과도하거나 부적절한 죄책감을 느낀다.

8) 사고력이나 집중력의 감소 또는 우유부단하다.

9) 죽음에 대한 반복적인 생각, 구체적인 계획없이 반복적인 자살 사고, 또는 자살 시도나 자살 수행에 대한 구체적인 계획을 세운다.

10) 위 증상이 사회적, 직업적/학업적 기능의 현저한 고통이나 손상을 초래한다.

11) 우울 증상이 약물과 같은 물질에 대한 생리적 효과나 일반적인 의학적 상태에 의한 것이 아니다.

　　많은 한국인이 우울증에 대해 잘못된 편견을 갖고 있다. 우울 증세를 보이는 환자들에 대해 '의지력이 부족'하다고 여기거나, '믿음이 부족'해서, 심한 경우에는 '마귀에게 사로잡혀서'라고 생각하는 경우를 종종 본다. 이런 왜곡된 시각이 환자를 더욱 죄책감에 빠지게 하거나 적절한 치료를 받는 것을 지연시켜서 상태를 악화시키고 경우에 따라서는 심각한 상황을 초래하기도 한다. 예를 들어 학업의 실패, 직장에서 업무 능력 저하, 결혼 파탄, 심지어 사살에까지 이를 수 있다.

　　이미 20여 년의 세월이 흘렀지만 아직도 생생한 기억으로 남아있는 환자가 있다. 당시 그는 17세의 한인 남학생이었다. 그 학생은 어머니의 부탁에 못 이겨 내 사무실에 찾아왔다. 하지만 아무런 희망도, 기대도 없다는 듯 한 시간 내내 마루 바닥만 바라보며 앉아 있었다. 그의 어머니는 어느 병원 실험실에서 일하는 전문인으로 소년이 한 살 때 이민 왔다고 했다. 한국에 있는 대학에서 교수 생활을 했던 아버지는 미국에 와서는 중고등 학교 학생들에게 한국어를 가르치는 이중 언어 교사로 일하고 있었다. 그는 다시 공부를 하기에는 자신의 나이가 너무 많다고 생각되어 한국에서의 커리어를 이어가는 것을 포기했다. 그는 불만이 많았다. 자신의 아내에 비해 영어 구사 능력이 훨씬 뒤처졌고, 봉급도 차이가 많았기 때문이다. 부모들이 호소하는 소년에 대한 불만은 다음과 같았다.

소년은 지능이 높고 운동 실력도 탁월했다. 11학년 때 이미 원하는 캘리포니아 주립 대학에 입학 허가를 받았을 정도였다. 그런데 졸업반이 된 후 그의 행동에 많은 변화가 왔다. 머리 깎는 것을 거부하고 어깨까지 닿을 정도로 머리를 길러 아버지의 분노를 솟구치게 했다. 뿐만 아니라 목욕도 하지 않아 냄새를 풍기기도 했다. 친구들과도 만나지 않고 방에만 처박혀 있는 날이 많아졌고, 운동도 도무지 하지 않았다. 그러다 보니 살이 많이 쪘고 그 때문에 열등감은 더욱 깊어져 갔다.

처음에 어머니가 일하는 병원의 정신과 의사를 만났다고 한다. 그 의사는 큰 문제는 없는 듯한데 아버지에 대한 분노가 많은 것 같으니 가족 치료를 받으라고 권했다. 소년과 부모가 함께 가족 치료사를 만나던 날, 아버지는 아들에 대해 불평을 늘어놓았다. 그는 아버지가 집에 돌아와도 인사도 안 하고, 자신을 대할 때 건방진 표정으로 빤히 자신을 처다보며(eye contacts) 늘 말대꾸(talk back)를 한다는 것이다. 그런데 그 날 상담에서 소년에게는 자신의 이야기를 할 기회를 주지 않았다고 한다. 가족 상담 도중에 그 자리를 박차고 나온 소년은 다시는 정신과에 가지 않겠다고 선언을 했다. 그리고는 밤에 쉽게 잠을 이루지 못하면서 차츰 대마초를 피우기 시작했다. 명문 대학의 입학 허가를 받았더라도 12학년 성적이 현저하게 떨어지면 입학이 취소될 수 있다. 이를 걱정한 어머니는 한국계 소아청소년 정신과 의사를 만나보자고 아들을 겨우 달래어 나에게 데리고 온 것이다.

소년은 여전히 긴 머리에 구멍이 많이 난 청바지와 구겨진 셔츠를 입고 있었다. 그는 무척 피곤하고, 지루한 표정을 지은 채 아무 말도 없었다. 나는 어머니에게 우선 소년의 어린 시절과 미국에서의 적응 과정을 물었다.

"이 아이가 한 살 때, 저의 부부가 이민을 왔는데 금방 둘째를 임신했어요. 제가 하루 종일 일을 해야 하니 도저히 두 아이를 함께 돌볼 수 없었지요. 그래서 할 수 없이 큰 아이는 시댁에 보냈어요. 그러다가 아이가 5살이 되었을 때 학교에 보내기 위해 미국으로 데려왔지요. 그런데 집에 돌아온 후 동생들과 문제가 많았어요. 자신을 키워주신 할머니를 많이 보고 싶어 했고, 저희들과는 낯설었으니 당연히 동생들에게 질투가 생겼겠지요. 게다가 남편은 맏아들은 엄격하게 길러야 한다며 응석을 받아주지 않았고, 심지어 울지도 못하게 했어요. 또한 자신이 가르치는 학생들이 '버릇없이 책상에 발을 올려놓거나 수업시간에 떠들고 음료수를 마시면' 자신을 무시한다며 화를 냈는데 그 화가 큰 아들에게 향하는 경우도 많았어요."

이때 소년이 불쑥 말을 꺼냈다.

"엄마가 하루 종일 병원에서 일하고 퇴근해서 집안일을 하실 때 아버지가 한 번도 설거지나 쓰레기 치우는 것을 도와준 적이 없어요. 늘 직장 일에 대해 불평만 하고 술만 마셨어요."

소년에게 그 때 기분이 우울하거나, 과거에 좋아하던 것들에 대해 흥미가 없어졌느냐고 물으니 대뜸 대답을 했다.

"그전에는 제가 수필이나, 창작을 좋아해서 문예 콩쿨 대회에서 상도 받았어요. 아마 그 때문에 제가 좋은 대학교에 입학 허가를 받을 수 있었을 거예요. 그런데 지금은 통 자신이 없어졌어요. 집을 떠나 먼 곳에 가봤자 실패하고 돌아올 것이 뻔하니 그만둘까 봐요."

"혹시 집안에 남편 말고 성질이 급해서 화를 잘 내거나 참을성이 없고, 약주를 많이 하는 분이 또 있나요?"라는 물음에 어머니가 대답하셨다. "네, 저의 시아버지가 남편과 비슷하게 머리는 비상해서 사업에 성공하셨는데, 고집이 세고 다른 사람들이 자신의 지시를 바로 따르지 않으면 불같이 화를 내셨어요. 그러다 보니 술도 많이 드셨지요. 저의 남편이 좋은 직장을 그만두고 여기 와서 고생을 마다하지 않은 것도 아버지를 떠나고 싶어서였을 거예요."

"아버지가 자신을 대하는 태도에 그토록 거부감을 가졌으면서도 본인도 역시 아버지가 자신에게 하셨던 방식 그대로 아들을 대했군요."

"맞아요. 제가 몇 번을 말해도 못 알아 들어요."

"우리가 아주 어린 시절에 경험한 육체나 마음의 상처들은 일생 동안 큰 영향을 줄 수 있습니다. 아직 합리적인 사고를 하게 하는 전두엽이 미숙할 때라 부모님이 사랑하기 때문에 때리거나 야단치신다는 것을 이해할 수 없어요. 피아제(Piaget)라는 심리학자는 그런 사고가 가능하게 되는 것은 12살이 지난 후라고 말했어요. 그래서 자기가 어떤 행동을 했을 때 부모님으로부터 매를 맞거나 심하게 야단맞았다면 자신도 모르게 똑같은 행동을 하게 되지요. 이런 기억들은 이미 감정뇌 안에 들어 있다가, 무의식적으로 나오게 되기 때문이지요. 만일 본인이 원하면 상담을 받으셔서 고치시는 게 바람직합니다."

"그런데 혹시 너무나 우울하거나 자신이 싫어져서 언젠가 잠이 든 후 아침에 영원히 깨어나지 않는다거나, 또는 내가 이 세상에서 없어지면 우리 집안이 모두 편해질 거라는 등의 생각을 해본 적이 있니?"라고 소년에게 물었더니 그는 엄마의 눈을 피하면서 고개를 끄덕였다.

"혹시 어떻게 죽을지도 생각해 본 적 있니?"

다행히 소년은 그런 방법까지는 생각해 보지 않았다고 했다. 그러나 나는 이미 어머니에게서 약물 사용에 대한 가능성을 들었던 터였다. 나는 '응급 준비 대책'을 함께 의논하고 소년으로 하여금 직접 쓰게 했다.

자살은 합리적 사고의 결과가 아니다. 어떤 이유이건 간에 감정 조절에 실패했을 때 올 수 있는 자기 파괴 행위다. 만일 갑자기 이런 파괴적인 감정이 커졌을 때 냉정하게 사고할 수 있는 여유나 능력이 갖춰져 있지 않다면 비참한 결과가 초래될 수 있다.

② 자살 충동을 조절할 수 있는 방법

1) 내 마음을 진정시킬 수 있는 효과적인 방법들을 사용해 본다. 예를 들어, 음악을 듣거나, 책을 읽거나 운동을 한다. 어떤 책을 읽을지, 어떤 음악을 들을지 미리 준비해 둔다.
2) 감정이 조절되지 않으면 혼자 있지 말고 다른 사람과 같이 있는다. 만약 아무도 없으면 친구 집이나 가게, 극장 등에 간다. 갈 수 있는 친구 이름이나 가게, 극장 이름을 세 개 적는다.
3) 전화를 해서 누군가에게 도움을 청한다. 친구나 친척 이름 또는 교회 선생님 이름과 전화 번호를 적는다(적어도 세 사람 이상).
4) 이때 술이나 다른 약물을 사용하면 조절 기능이 더욱 저하되므로 절대로 쓰지 않는다.
5) 집에 총기가 있다면 부모가 집에서 치우거나 없앤다(총이 있는 집에서 청소년의 자살 비율은 없는 집에 비해서 훨씬 높다. 부모가 아무리 잘 잠가놓았더라도 마찬가지다).
6) 꼭 필요하지 않은 약들을 없애든지 캐비닛에 넣어 잠가둔다.

나는 학교에 연락해서 학교 카운슬러와 정기적인 상담 시간을 갖도록 주선했다. 또한 그동안 뒤떨어진 과목 선생님들에게는 재시험 기회를 주거나 개인교습(tutoring)을 통해 자신감을 회복할 수 있도록 도와달라고 요청했다.

나는 소년의 증상이 주요 우울 장애라는 것을 알려주고 항우울제를 처방했다. 그리고 부모에게 음주벽이 있는 경우 자녀가 우울 장애를 앓거나 음주 문제를 가질 가능성이 높다는 것을 알려 주었다. 3개월 정도의 치료 기간 동안 나는 동양적 문화 속에서 교육받은 이민자들이 서양식 사고 방식에 길들여져 있는 2세들을 키우는 데 따르는 어려움에 대해 많은 이야기를 들었다. 그리고 어떻게 하면 문화적 배경이 판이하게 다른 두

세대의 접점을 찾고, 공감의 폭을 넓힐 수 있을 수 있을지 함께 고민하고 연구했다. 서양의 가치관은 개인의 독립성을 우선시하며 문제 해결 역시 당사자 개인이 스스로 감당해야 할 것으로 여긴다. 그에 반해 동양에서는 개인보다 가족, 또는 속해 있는 집단에게 의사 결정이나 문제 해결의 주도권이 주어져 있다. 즉, '독립성(independence)'이 아니라 홍익 인간 정신으로 서로를 돕는 '상호의존성(interdependence)'을 당연하게 여긴다.

대화의 문제 역시 한국에서는 아들이 먼저 아버지에게 인사하는 것을 도리로 여기지만, 서양의 가족 문화처럼 우울해 있는 아들에게 아버지가 먼저 말을 건네고 관심을 보이는 것이 더 바람직하지 않겠냐고 말했다. 그리고 미국에서는 서로를 쳐다보고 눈을 맞추며 이야기하는 것을 당연하게 여긴다. 그렇게 하지 않으면 선생님이나 친구들이 의심스럽게 생각하고, 좋지 않은 인상을 받는다는 점을 아버지가 이해하면 좋겠다고 말씀드렸다.

또한 이민 가정에서 자주 볼 수 있는 어머니와 아버지 사이의 위상 변화에 대해서도 이야기 했다. 아버지들이 이민 와서 체면 손상과 외로움을 겪는 경우가 많은데 이를 어떻게 하면 감소시킬 수 있을지 방법도 찾아보았다. 부모 세대에서는 유교적 가치관의 영향으로 아버지와 어머니는 그 역할이 구분되어 있었다. 아빠가 주로 경제적인 책임을 지고, 엄마는 가정에서 자녀 교육을 책임졌다. 그러나 여성과 남성을 평등하게 대하는 사회에서는 언어의 습득이 빠르며, 현실 감각이 뛰어난 여성들이 경제적인 능력에서 앞서는 경우를 흔히 볼 수 있다. 또 다른 문제는 많은 아빠들이 자신들의 아버지들과 대화를 해 본 경험이 없다는 점이다. 아버지는 항상 집 바깥에 있는 존재였고, '자녀 교육'의 책임은 오롯이 어머니에게 주어져 있지 않았던가.

이민 온 후 많은 아빠들이 underemployment가 되는 것이 현실이다. 공학자는 세탁소 주인이 되고, 교수는 이중언어 교사나 리커 스토어 주인이 되곤 한다. 더구나 자녀들은 엄마와 이미 친해 있고, 아버지와의 대화는 어색하거나 영 어렵다. 부부가 한 팀이 되어 다루기에도 청소년들의 문제는 쉽지 않다. 그래서 이 부부에게 적어도 일주일 중 반나절은 두 사람만의 시간을 갖도록 권했다. 그동안 밀려 있던 대화도 나누고, 애정의 밀도를 높일 수 있도록 말이다. 아내를 통해 자신의 위상이 올라가는 것을 느끼게 되자 아빠가 아들에 대해 가졌던 분노도 점차 줄어들게 되었다. 아버지와 아들이 함께 운동을 할 수 있는 것을 찾다가 두 사람이 동시에 태권도장에 등록하게 되었다. 이를 통해 부자관계가 많이 호전되었다. 그리고 아버지의 음주벽도 줄어들었다.

그러던 어느 날 소년이 학교 심리학자가 행한 심리 검사 결과를 가져왔다. 그의 우울 장애는 많이 호전된 데 비해 ADHD 장애가 있는 것으로 나타나 있는 게 아닌가. 본래 부주의하는 경향도 보였지만 뛰어난 지능으로 인해, 그동안 아무도 의심하지 않고 오로지 우울 장애만을 걱정해왔다. 그런데 이제 어느 정도 우울 증상이 치료되자 부주의하고, 쉽게 공상에 빠지는 증상이 나타난 셈이다. 소년은 항진제 약품에 잘 반응해서 성적이 많이 올라갔다. 그 현상을 보던 아버지가 자신도 검사를 받아 ADHD가 있는지 여부를 알고 싶다고 하였다. 이제라도 공부를 더 하고 싶다는 희망과 함께. 소년의 아버지에게 동료 성인 정신과 의사를 소개해주어 보내면서 나는 이 부자 앞에 다가올 밝은 미래를 예감했다.

CHAPTER
03

강박 장애와 동반 이환되는 ADHD

정신과 의사로 일했던 51년 동안 나는 많은 강박증 환자를 만났다. 그 중 다섯 살 된 백인 남자 아이가 있었다. 강박증이란 원하지 않는 생각이 계속 떠오르거나, 강박적인 사고 때문에 원하지 않는 어떤 행동을 계속 반복하게 되는 정신 장애다. 환자 자신은 이런 생각이나 행동이 부질없음을 모르지 않는다. 다만 자신의 힘으로 고칠 수 없기 때문에 괴로울 뿐이다.

도대체 어째서 귀엽고 총명한 유치원생 아이가 밤마다 몇 번씩이나 부엌에 있는 가스 오븐의 밸브가 잠겨 있나 확인해 보고, 집 대문과 유리창들을 일일이 검사하느라 잠을 설치게 되었을까?

어린 마이크가 엄마 손에 이끌려서 내 사무실을 찾았을 무렵 그의 증세는 이미 심한 상태였다. 매일 아침에 일어나는 것도 힘들어 학교에 지각하는 경우도 많았고, 수업 시간엔 졸기 일쑤였다. 그런데 알고 보니 40대 초반의 마이크 엄마도 강박 장애 환자였다. 그녀의 말에 따르면 자신에게 이런 증상이 있는 지 1년이 넘었다고 한다. 2년 전 유방암 진단을 받아 수술을 받은 후 방사선 치료까지 마쳤다. 지금 현재로는 특별한 문제가 있는 것은 아니지만 그녀는 항상 마음이 불안했다. 혹시 재발하면 어떻게 하나라는 걱정 때문이었다. 그래서 화장실 바닥에 반듯이 누워 손으로 유방 문진을 하기 시작했다. 그런데 자신이 만지면서도 불확실한 기분이 들기 때문에 어떨 때는 한두 시간은 후딱 지나가 버렸다. 게다가 그 횟수도 점점 많아져서, 하루에 몇 번씩 반복하지 않으면 불안했다. 그녀는 자신의 이런 강박 장애가 어떻게 마이크에게 영향을 주었는지 알 수 없노라고 말했다. 자기는 화장실에서 가서 아이들 몰래 검사해 봤을 뿐이었다고. 아이가 그러다 말겠지라고 생각했는데, 마이크가 오븐과 모든 문들을 조사하는 시간이 한 시간 넘게 걸리다 보니 그의 수면이 방해받게 되었다. 그래서 그녀의 정신과 의사가 마이크의 정신감정을 나에게 의뢰하기에 이른 것이다.

또 다른 예쁜 여자 아이가 강박 장애 증상으로 나를 찾아온 적이 있었다. 샌디는 금발 머리와 파란 눈동자를 가진 7살 여자 아이였다. 샌디에게는 몇 년 동안이나 모아온 갖가지 장난감 동물(stuffed animals)들이 30여 마리가 있다. 언제부터인가 샌디는 아침에 학교로 떠나기 전에 이 동물들 하나하나를 껴안아 주며 작별 인사를 해주었다. 어쩌다 인사를 해주지 않고 떠나면 마음이 놓이지 않아서 가다 말고 다시 되돌아 집에 와서 꼭 안아 준 후에야 떠날 수 있었다.

그런데 문제는 그 시간이 너무 오래 걸리는 바람에 학교에 지각하는 날이 많아졌다. 어떤 때는 한 시간 이상 시간이 걸렸으니까.

다음에 소개하는 15세 소년도 뚜렷한 강박 장애로 나를 찾아왔다. 부유층들이 사는 샌 퍼난도 밸리의 우드랜드 힐에서 사는 이 소년은 다른 10대들과는 달리 말쑥하게 다림질이 된 양복을 입고, 깨끗이 빗어 넘긴 머리를 빛내며 사무실로 왔다. 지적인 용모에 어울리게 그는 자신이 그동안 고생해 온 증상에 대해 차분히 이야기했다. 그것은 오염에 대한 지속적이고 반복적인 걱정, 그 때문에 해야 되었던 반복적인 '씻기' 행위에 관한 것이었다. 그는 하루에 적어도 세 번은 샤워를 해야 되는데 샤워를 마친 후 발 디딜 곳에 미리 타올을 깔아 놓고, 그 타올들을 밟고 화장실을 나갔다. 만일 조금이라도 발의 일부가 타올 바깥에 닿으면 다시 목욕을 해야만 그 다음 일을 할 수 있었다. 그는 이 때문에 낭비되는 시간이 너무나 아깝다고 했다. 나는 이 소년이 자신의 행동이 얼마나 비합리적이며 터무니 없이 과장된 것인지 깨닫고 도움을 청한 사실에 대해 칭찬했다. 그러나 자신이 문제를 인식했다고 해도 고치기 쉽지 않다는 것도 말했다. 대부분의 강박 장애 환자들에게는 자신도 알지 못하는 불안감이 무의식적으로 잠재해 있기 때문이다.

소년의 어머니 말에 따르면 그는 행동이 무척 거칠고 놀기 좋아하며 문제 투성이의 아이였다고 한다. 그를 임신했던 기간이나, 분만 과정, 유년 시기 등은 모두 정상적이었고 건강했다. 그래서 어머니는 그를 초등학교 시절부터 동네에 있는 상담치료사에게 보내서 행동을 조심스럽게 조절할 수 있는 방법을 배우게 했다. 중고등학교에 가면서 소년은 학업 성적도 좋았고 모든 면에서 모범적인 학생이었다. 그런데 언제부터인가 강박장애를 가지게 되었다는 것을 아들에게 듣고 최근에야 알게 되었다고 한다. 이렇듯 환자나 부모가 도움의 필요를 느끼고 찾아오는 경우에는 치료의 경과가 무척 빠르고 효과적이다. 나는 나를 찾아온 모든 환자에게 늘 강조하는 다분야 통합 치료(multi disciplinary treatment), 즉 심리적, 신체적, 사회적, 영적 치료 계획에 대해 환자와 함께 의논한 후 다음과 같이 결정했다.

심리적 치료는 그동안 환자가 만나왔던 상담치료사와 계속하기로 했다. 나를 찾아온 것도 그분 소개였다고 했다. 신체적 치료는 우선 그의 소아과 의사를 만나 정기 검진을 받도록 권했다. 청소년기에 키만 크는 것이 아니라 몸 안의 모든 장기들도 변화한다. 또한 갑상선 기능의 저하나, 항진 현상이 우울이나 불안 증상을 일으킬 수도 있고, 빈혈이 오거나 각종 피부 질환, 이유를 알 수 없는 두통 등을 일으킬 수도 있다.

그리고 정기적으로 하는 운동이 있는지 알아보았더니 집에서 아령을 이용한 근육 운동을 꾸준히 하고 있었고 심폐 운동도 일주일에 세 번씩 정기적으로 하고 있었다. 어쩐지 소년이 내 방에 들어올 때 멋져 보였던 것은 그동안 갈고 닦은 그의 근육미 덕분이었는지도 모른다. 그리고 정신과 약물 사용에 대한 그의 의견을 물었다. 환자들이나 부모들 중 다수는 약물 사용에 대해 의심스러워하거나 부정적인 태도를 보이는 경향이 있다.

정신과 질병이 신체적인 병처럼 혈액 검사를 통해서 확인되는 것도 아니고, 당뇨병의 혈당 검사나, 고혈압의 혈압 검사처럼 약에 대한 반응을 눈으로 보여주지도 않기 때문일 것이다. 더구나 정신병에 대한 진단과 치료의 역사는 아주 짧다. 나는 우선 정신 질환의 진단 및 통계 열람(DSM)에 대해 이야기해 주었다.

미국 정신과 협회(American Psychiatric Association, APA)에서 정신병의 종류를 처음으로 12개로 분류하여 발표했던 것(1844년, 병원 입원 환자들의 통계 목적)이 DSM의 전신인데, 그 후에 벌어진 큰 전쟁들을 통해 우리는 인간이 위기 상황에서 반응하는 정신 상태의 변화된 모습들을 배우게 되었다.

DSM-1에서는 미국 정신과의 아버지라 불리우는 애들러 박사(Alfred Adler, MD)의 영향으로 많은 정신과 질병은 어떤 문제의 '반응(reaction)'이라고 여겼다. 그는 정신 병원에 입원해 있는 환자를 진찰하고 치료할 때 자신의 아내에게 부탁하여 환자의 가족을 찾아가 형편과 배경을 알아보게 했다. 그러니 어떤 점에서 환자의 현재 상태를 그동안 환자가 지나온 시련과, 가난, 질병, 전쟁 등에 대한 '반응'으로 본 셈으로, Schizophrenic Reactive Disorder, Depressive Reaction 등이다. 그 당시에는 뇌를 세밀하게 촬영하여 볼 수 있는 MRI나, 염색체 분석도 할 수 없었으니, 그 이상을 기대할 수는 없었을 것이다. DSM-2는 DSM-1과 거의 동일한데 reaction이라는 말만 삭제했다. 정신과는 과학일 뿐 아니라 사회의 변화에도 민감해야 되는 학문이다. DSM-3의 탄생은 동성애라는 어느 개인의 성적 지향성을 정신병으로 취급하지 않는 사회 변화에 따른 것이라 하겠다. 동성애 자체를 정신병으로 보는 대신 동성애로 인해 오는 우울증이나 불안증 등만을 병이라고 본 것이다. DSM-4는 과학적이며 과거에 비해 많이 발전된 체제이었다. 나의 임상 career를 통해서 가장 많이 사용한 열람이기도 하다. 인상적인 점은 세계 각 지역의 특유한 문화에 따라서 그곳에만 알려져 있는 문화적 증후군(culture bound syndrome)을 기록해 놓은 사실이다. 한국인들에게만 있는 화병과 신병도 여기에 기록되어 있다.

선진국이라고 일컫는 미국에서조차 정신과 진단명이나 진단 기준의 토대가 잡힌 것은 겨우 19세기부터다. 과거 유럽에서 조현병이나 심한 우울증 환자 치료에 대한 문헌들이 있긴 하지만, '깊은 잠을 재우거나', '거머리에게 피를 빨리게 하는' 등 비과학적인 것들이 대부분이었다. 1960년대 들어 프랑스 외과 의사들이 수술 후 환자의 심한 움직임이나, 심리적 동요를 막기 위해서 Thorazine이란 약을 쓰기 시작했는데 이를 정신과 환자에게 처음 사용한 것은 Frank Ayd라는 의사였다. 그런데 놀랍게도 정신과 병원에 입원해 있던 중증 환자들의 망상증이나 환청, 환시 현상, 괴상한 행동 및 언어구사가 말끔하게 없어지는 게 아닌가. 당시 미국 내 전체 병상의 40%를 차지하고 있던 정신병 환자들을 산속의 병원으로부터 퇴원 시켜 가족들이 있는 지역 사회로 돌려보내는 데 큰 역할을 한 것이 바로 이 약이었다. 그 후 Thorazine 외에도, Haldol, Melllaril, Prolixin, Navane 등 많은 항정신약물이 생산되었다. 그러나 이 약들은 부작용도 제법 있어서 환자들이 복용을 거부하는 경우가 많았다. 특히 근육을 뻣뻣하게 긴장시켜 얼굴을 마치 마스크를 쓴 것처럼 보이게 만들거나, 손과 발, 혀 등을 계속 떨게 만드는 추체외로증후군(extrapyramidal syndrome) 등이 환자들을 괴롭혔다. 영화 'Beautiful Mind'에서 주인공 닥터 내쉬가 자신의 약을 끊어 병이 재발 되는 모습이 나오는데 직접적 원인이 바로 이런 약물로 인해 생기는 성적 활동의 부작용 때문이었다. 그 후 이런 부작용을 없애고 병의 효과적 치료를 위해서 생산된 약들을 우리는 제2세대 항정신제(second generation antipsychotics)라 부른다. 여기에는 리스퍼달(Risperdal, Risperidon), 자이프렉사(Zyprexa, olanzapine), 쎄로켈(Seroquel, Quetiapin), 아빌리파이(Abilify, aribiprazole), 지오돈(Geodon, ziprasidone) 등이 있다.

몸이 뻣뻣해지거나 팔다리가 떨리는 등의 부작용을 줄인 이 약품들이 처음 생산되었을 때 환자나 가족들에게서 많은 환영을 받았었다. 그러나 얼마 지나지 않아서 이 약들에게서도 부작용이 나타났다. 지나친 식욕과 비만, 혈중 당분의 증가(당뇨 증상의 악화는 물론, 간혹 당뇨병을 유발), 혈중 콜레스테롤 증가 등의 대사 증후군(metabolic syndrome)을 일으켰다. 이런 경우 약을 바꾸어 쓰거나 용량을 줄이면 이런 증상이 줄어드는 경우도 있으나 젊은 환자들에게 비만은 훌륭한 치료 효과에도 불구하고 복용을 꺼리게 하는 큰 부작용이었다. 이에 비해 우울이나 불안, 상처 후 스트레스 장애 또는 강박 증상에 효과가 아주 큰 선택적 세로토닌 재흡수 억제제(Selective Serotonin Reuptake Inhibitor, SSRI)는 큰 문제가 없이 지난 30여 년간 잘 쓰여 왔다.

프로작(Prozac, fluoxetine), 팍실(Paxil, paroxetine), 졸로푸트(Zoloft, sertraline), 샐렉사(Celexa, citalopram), 렉사프로(Lexapro, escitalopram) 중 나는 가장 먼저 개발되어 나온 프로작을 가장 많이 처방했는데, 오래 쓰였다는 것은 그만큼 약에 대해서 많이 알게 되었다는 것으로 상대적으로 안전하다는 것을 의미한다. 그러나 프로작을 비롯한 모든 SSRI 약품들은 한 가지 심각한 부작용을 일으킬 수 있는데, 환자가 SSRI 복용 후에 더욱 우울해지거나, 화를 심하게 내거나, 자살 충동을 느끼거나, 초기에는 이미 가지고 있던 자살 충동을 악화시킬 수 있다. 내 경험으로는 환자의 가족 중에 조울증 환자가 있거나, 또는 환자에게 그와 비슷한 과거력이 있었던 경우에 많이 나타나는 듯했다. 만일 이런 부작용이 나타나면 빨리 투약을 중지하고 처방했던 의사에게 연락을 해야 하며, 심하면 환자를 응급실로 데리고 가야 한다. 약물을 중지하면 대부분 증상이 호전되지만 자살 위험이 있는 경우에는 입원도 고려해야 한다. 우리는 의논 끝에 소년에게 SSRI 중 렉사프로를 사용하기로 했다. 가장 최근에 나온 약이고, 친구가 그 약을 쓰고 있어서 본인에게도 친숙했기 때문이다.

환자의 강박 증세가 서서히 호전되었다. 어느 날 그가 자신의 여자 친구를 내 사무실에 데리고 왔다. 그런데 놀랍게도 그의 옷차림이나 행동에 눈에 띄는 변화가 있었다. 또래들 대부분처럼 청바지와 티셔츠를 걸치고 있었고 아주 자유스럽게 대화하는 모습을 볼 수 있었다. 예전과 달리 말도 많이 했고, 조심스러워하던 기색도 사라졌다. 그는 스스로의 변화에 대해 이렇게 이야기했다. 자신은 본래 부주의한 편이어서 실수가 많았고, 어머니를 자주 실망시키는 아이였다고 했다. 상담을 받으며 자신을 조절하는 방법을 열심히 배우고 실습하다 보니 언제부터인가 자신도 모르게 강박 증상이 생긴 것을 발견했다. 자신을 잘 알고 있는 여자 친구의 도움을 받으며 본래의 자신으로 돌아갔는데, 산만하고 부주의하며 공상에 잘 빠져서 학업 성적이 떨어진다고 했다. 그의 증세를 종합해 보니 ADHD 증상으로 보여 심리 검사를 했다. 내가 짐작했던 대로 검사 결과는 강박 증세 이외에 주의력 결핍 주 증상인 ADHD로 나왔다. 그 후 소년과 어머니의 동의를 얻은 후 렉사프로와 함께, 체내에서 10-12시간 동안 일을 하는 long acting Methylphenydate, 콘서타를 사용하도록 했다. 그의 성적이 점차 향상되었고 어머니의 불안도 줄어들었다.

그 후 소년은 여자 친구와 함께 교회에 다니기 시작했다. 소녀의 아버지는 유태교인이고, 어머니는 기독교인이었지만 지금은 두 분 다 비종교인이 되었다고 한다. 소년은 교회에서 만난 젊은 목사님과 함께 자신의 앞날에 대해 신중하게 계획을 세우고 있다는 소식을 어머니가 전해주셨다.

자폐스펙트럼 장애와 동반 이환되는 ADHD

자폐스펙트럼 장애는 지적 장애 및 언어 장애와 연관된 발달장애로, 과거에 자폐증, 아스퍼거씨 병, 렛츠씨 병 등으로 불렸던 발달장애를 요즘엔 모두 포괄하여 자폐스펙트럼 장애로 정의한다. 자폐스펙스럼 장애는 많은 경우 주의산만증을 동반한다. 많은 학자들이 자폐스펙트럼 장애에 대한 연구를 계속하고 있으므로 머지않아 좋은 치료 방법이 나타날 것이다. 하지만 현재까지는 조기 교육과 행동 치료법이 우선적으로 고려된다. 그런데 환자에게 주의산만 증세가 있어서 집중이 힘들고 쉽사리 산만해진다면 언어 치료나 행동 치료가 효과적으로 진행되기 어렵다. 따라서 이 문제를 조기에 진단하고 효과있는 치료를 병행하는 깃이 무적 중요하다.

1 자폐스펙트럼 장애의 특징과 증상

1) 사회적 의사 소통 및 사회적 상호 작용의 지속적인 결함이 나타나는데, 현재 또는 과거력상 아래와 같은 특징을 보인다.
    (1) 사회적-감정적 상호성의 결함이 있다(예: 비정상적인 사회적 접근, 정상적인 대화의 실패, 흥미나 감정 공유의 감소, 사회적 상호 작용의 시작 및 반응 실패 등).
    (2) 사회적 상호 작용을 위한 비언어적인 의사 소통 행동의 결함이 있다(예: 언어적, 비언어적

의사 소통의 불완전한 통합, 비정상적인 눈맞춤과 몸짓 언어, 몸짓의 이해와 사용의 결함, 얼굴 표정과 비언어적 의사 소통의 전반적 결핍).

(3) 관계 발전과 유지 및 관계에 대한 이해의 결함이 있다(예: 다양한 사회적 상황에 적합한 적응적 행동의 어려움, 상상놀이 공유나 친구 사귀기의 어려움, 동료들에 대한 관심 결여).

2) 현재 또는 과거력상 제한적이고 반복적인 행동이나 흥미, 활동 등이 다음 항목들 가운데 적어도 두 가지 이상 나타난다.

(1) 운동/동작이나 물건 사용, 말하기에서 반복적이거나 상동적인 양상(예: 단순 운동 상동증, 장난감 정렬하기, 물체 튕기기, 반향어, 특이한 문구 사용)

(2) 동일성에 대한 고집, 일상적인 것에 대한 융통성 없는 집착, 의례적인 언어나 비언어적 행동 양상(예: 작은 변화에 대한 극심한 고통, 변화의 어려움, 완고한 사고 방식, 의례적인 인사, 같은 길로만 다니기, 매일 같은 음식 먹기)

(3) 강도나 초점에 있어서 비정상적일 만큼 극도로 제한되고 고정된 흥미(예: 특이한 물체에 대한 강한 애착 또는 집착, 과도하게 국한되거나 고집스러운 흥미)

(4) 감각 정보에 대한 과잉 또는 과소 반응, 또는 환경의 감각 영역에 대한 특이한 관심(예: 통증/온도에 대한 명백한 무관심, 특정 소리나 감촉에 대한 부정적 반응, 과도한 냄새 맡기 또는 는 물체 만지기, 빛이나 움직임에 대한 시각적 매료)

3) 증상은 반드시 초기 발달 시기부터 나타나야 한다(그러나 사회적 요구가 개인의 제한된 능력을 넘어서기 전까지는 증상이 완전히 나타나지 않을 수 있고, 나중에는 학습된 전략에 의해 증상이 감춰질 수 있다).

4) 이러한 증상은 사회적, 직업적, 또는 다른 중요한 현재의 기능 영역에서 임상적으로 뚜렷한 손상을 초래한다.

5) 이러한 장애는 지적 장애, 또는 전반적 발달 지연으로는 잘 설명되지 않는다.

이 증세는 적어도 한 가지의 동반 이환을 가진 경우가 70%이며, 두 가지의 정신 질환을 동반한 경우도 40%나 된다. 내가 본 환자 중에는 주의산만 증세를 동반한 경우가 가장 많았기에 다음의 환자를 예로 들겠다.

윌리엄이 엄마와 함께 나를 찾아온 것은 소년이 초등학교 3학년 때였다. 키가 큼직하고 시원스러운 용모를 지닌 엄마는 일본인 1세로 영어 구사가 완벽하지는 않았지만 의사 표현과 전달에는 전혀 문제가 없었다. 나는 소년에게 처음 온 환자들에게 늘 건네는 질문대로 왜 나를 만나러 왔느냐고 물었다. 어린이들에게는 어려울 수도 있는 열린 질문이지만 우선권을 줌으로써 그들은 자신의 의견과 인격이 존중된다고 느낄 수 있게 된다. 소년은 수줍어하며 자신의 엄마를 쳐다봤다. 불안한 기색이 역력했다. 그런 상태로 오랫동안 놓아두면 안 되기 때문에 나는 다시금 이렇게 말했다. "이제 내가 너에 대해서 알아보기 위해 엄마와 이야기를 나누려고 해. 대화 도중에 혹시라도 네가 하고 싶은 말이 있으면 얼른 손을 들어줄래?" 소년은 아무 반응도 없었다.

소년은 중국인 아버지와 일본인 어머니 사이에서 일본에서 태어났다. 임신 기간 동안 별다른 문제가 없었고, 자연 분만을 통해 태어났는데 몸무게 3.2 kg의 건강한 신생아였다. 소년의 어머니는 일본에서 꽤 유명했던 패션 모델로 프랑스에 진출했던 경력도 있지만 결혼 후에는 육아에 전념했다. 소년이 두 살 되던 해에 둘째 아이를 낳았고, 그로부터 1년 후 남편의 사업체를 따라 미국에 왔다고 했다.

소년은 꽤 영리했지만, 유아원(daycare) 시절부터 다른 아이들과 같이 노는 것을 꺼리는 경향이 있었다. 말도 3살이 넘어서야 겨우 한 마디씩 하기 시작했는데, 부모는 일본어를 쓰다가 영어로 바꾸는 것이 어려워서 일거라고 짐작했다. 지금 소년을 정신과에 데리고 온 이유는 선생님의 권유 때문이라고 했다.

"공부 시간에 자주 공상에 빠지곤 했어요. 선생님이 주의를 주어야 겨우 정신을 차렸고, 숙제도 안 해오는 날이 많았대요. 선생님 생각에 주의산만 증세가 있는 듯하니 정신과에 가서 검사를 받아보라고 말했어요."

엄마가 이야기하는 동안 소년은 전혀 행동과잉이나, 충동성을 보이지 않은 채 조용히 의자에 앉아 있었다. 다만 발을 이리저리 움직이며 꼬물거리는 모습이 보였다. 여동생인 새라가 내 사무실 안에 있는 장난감을 꺼내서 조용히 놀고 있는데도 소년은 같이 어울릴 생각이 없어 보였다. 어찌 보면 너무 불안해서 꼼짝 못 하는 듯한 인상이었다.

테스트를 통해 주의산만증 진단을 내린 후 앞으로의 치료 계획을 세웠다. 우선 심리적으로 자존감을 높일 수 있는 방법들을 모색했다. 또한 아버지를 비롯한 온 가족이 ADHD 증세에 대해 아는 것이 소년의 치료에 도움이 될 것이므로 교육과 의논을 함께 하기로 했다. 또한 504 프로그램을 시작하도록 학교에 편지를 써서 어머니께 드렸다.

504란 연방 재활법 조항 번호(Section 504 of Rehabilitation Act)로서 장애가 있는 학생에게 도움과 서비스를 제공해야 한다고 규정하고 있다. 주의산만증이나 자폐스펙트럼 장애 같은 정신과 질병도 시각장애나 청각장애처럼 특별한 도움 없이는 학교 생활에 많은 지장을 받기 때문에 이 조항의 적용 대상이다. 주의산만증 환자의 경우에는 학생을 선생님 가까이 앉게 하여 가능하면 다른 학생들의 말소리나 행동 때문에 산만해지는 것을 방지시킨다. 또한 학생이 너무 지루해하면 적당한 시간에 교실 바깥으로 걸어나갔다 와서 다시 주의 집중이 되도록 돕거나, 선생님과 부모 사이에 매일 숙제나, 학교 생활에 대한 보고를 주고받는 일지의 사용, 시험 치를 때 시끄럽지 않은 장소에서 따로 보게 하거나, 아니면 시간을 조금 더 연장시켜 주어서 주의산만 때문에 오는 문제를 감소시켜 주는 것 등의 조치들이다.

소년은 부모들이 나가는 교회의 주일학교에 출석하고 있었고, 교회 내 행사에도 적극 참여하는 편이었다. 어머니는 아들을 클리닉에서 집단 치료를 받게 하는 대신 교회 선생님께 부탁해서 아이가 친구를 사귀는 방법과 친구와 우정을 지속하는 방법, 대화를 시작하거나 유지하는 방법들을 가르쳐 달라고 부탁하겠다고 했다. 또한 약 복용을 시도해 보는 것은 좋게 생각하지만, 다음번에 아버지와 조부모들이 모두 참석했을 때 다시 의논하기를 원했다.

2주 후 환자의 아버지와 조부모님이 소년의 엄마, 동생과 함께 사무실을 방문했다. 이렇게 가족들이 적극적인 관심을 보이는 것은 환자에게 긍정적으로 작용한다. 문제를 제기하려는 것이 아닌 어떻게 협력하여 도움을 줄 수 있는지를 아이 앞에서 의논함으로써 아이의 병이 환자 개인만의 문제가 아니라 가족 구성원 모두가 함께 해결해야 할 문제로 인식되어 책임을 나누어질 수 있게 된다. 치료를 맡은 나에게는 산만 증세와 같이 유전적 경향이 있는 병의 주원인이 어디에 있을지 알아보며, 그들이 앞으로 환자에게 미칠 영향을 교육할 수 있는 좋은 기회이기도 하다.

소년의 아버지는 말을 많이 하시고, 목소리도 아주 컸는데 정서 변화가 많은 분인 듯했다. 그분의 과거력을 들어보니 주의산만 증세가 어린 시절부터 있었던 것으로 보였는데 약물 사용은 해본 적이 없다고 했다. 소년과 엄마의 희망대로 일단 적은 양의 리탈린(Ritalin, methylphenidate)을 시도해 보기로 했다. 가장 작용이 약한 반면에 부작용도 적기 때문에, 처음 시도하기에 적합한 약이다. 또한 지난 60여 년간을 사용해왔으므로 충분히 검증된 약이기도 하다. 처음엔 5 mg을 하루에 세 번 복용하도록 했고, 5일 후에 1.5배인 7.5 mg을 아침 식사 후와 점심 식사 후, 그리고 방과 후 네 시 정도에 복용한 다음 30분을 기다린 후 숙제를 하도록 지시했다. 부작용으로 올 수 있는 두통, 복통, 메스

꺼움, 심박 항진 증세에 대해 미리 알려 주었다. 우리가 기대하는 것은 약물이 전두엽을 항진시켜서 집중, 감정 제압 등 '집행기능(executive function)'을 정상화시키는 것이다. 하지만 약을 먹으면 위에서 소장까지 지나는 동안 핏속으로 흡수되는 것이니 모든 장기가 항진되는 셈이다. 그래서 미리 음식을 섭취하지 않으면 배가 아프고, 심장을 항진시켜 맥박이 올라가게 된다. 그러나 대부분 이런 부작용은 며칠 지나면 없어지게 된다. 만약 드물게 개인에 따라 리탈린의 특수 부작용이 나타날 수 있다. 이때는 아이가 '슬퍼지거나, 간혹 눈물을 흘리는 감정의 변화'를 보일 수 있다. 그런 경우에는 약물을 끊으면 부작용이 사라지기 때문에 자세히 관찰하는 것이 중요하다. 만일 이와 같은 부작용이 나타나지 않는 경우에는 복용량을 두 알씩(10 mg)으로 올릴 수도 있고, 계속 관찰하며 담당의와 의논을 하도록 한다. 나는 부모들에게 약에 대해 충분히 숙지시켜서 약에 대한 지식과 이해를 갖도록 돕는다. 예를 들면, 리탈린의 용량은 하루에 본인 몸무게 킬로그램당 1-1.5 mg까지 줄 수 있다는 것을 알려드린다. 그러니까 소년의 경우 현재 30킬로그램의 몸무게라면 30-45 mg을 세 번에 나누어서 줄 수 있는 셈이다.

나는 그 후 재미있는 사실을 소년의 의료 기록부에서 발견하였다. 모든 기록이 전자화되어 있으므로 필요하면 언제든지 과거 기록을 열람할 수 있었지만 어머니가 솔직하게 가족력과 과거력을 말해 주어 그 필요를 못 느꼈었다. 소년의 여동생 새라가 14살경 갑자기 심한 행동 변화를 일으키며 부모님에게 반항을 하고 가출하는 사건이 벌어졌다. 마약 사용의 의심 때문에 데리고 간 응급실의 정신과 의사에게서 그녀는 양극성 질환(조울증의 또 다른 용어)의 진단을 받고 정신과 병원에 입원 되었다. 내가 소년의 아버지를 처음 보았을 때 느꼈던 증상과 비슷한 셈이다. 그때야 나는 소년의 과거력을 다시 확인해 보아야겠다는 생각이 들었다. 그리고 놀라운 기록을 발견하였다. 소년이 4살 때 자폐 스펙트럼 장애의 진단을 받았던 것이 아닌가. 그런데 가족 누구도 나에게 그것을 말해 주지 않았다. 소년은 학교 성적도 출중했고 방과 후 운동도 열심히 해왔다. 뿐만 아니라 교회에서 친구 사귀는 법도 어느 정도 터득하고 있었으니 아무도 그가 과거에 진단 받았던 것에 큰 신경을 쓰지 않은 셈이다. 내가 그것에 대해 물었지만 소년의 어머니는 대답을 회피했다. 그러나 오래지 않아 이 문제는 그 결과를 드러내었다.

소년은 무사히 중고등학교를 졸업했다. 어머니의 말에 의하면 그는 졸업식장에서 상장도 많이 받았다고 했다. 그는 캘리포니아에 있는 우수한 대학에 입학하여 기숙사로 들어갔다. 그런데 집을 떠난 순간부터 소년은 심한 불안 증상으로 도저히 학업을 유지할 수 없었다. 아무와도 대화할 수도 없었고, 단 한 명의 친구도 만들지 못했다. 그곳 대학 측의 배려로 상담 치료사와 정신과 의사를 여러 번 만나서 도움을 받으려 했지만, 점점 상태가 나빠져서 나중에는 심한 긴장 상태(catatonic state)까지 가서, 결국 학교에서 연락을 받고는 엄마가 집으로 데리고 와야 했다. 집에 있는 동안에는 극진한 엄마의 배려와 교회 친구들의 격려 등으로 기능을 유지했으나 새로운 환경에 처하면서 자폐스펙트럼 증상이 그대로 나타난 셈이다.

이제 청년이 된 윌리엄은 더 이상 주의산만 증세로 치료받을 필요를 느끼지 않았다. 그는 자신의 앞날에 대해 의논하고 싶어했다. 어느날 그가 파트 타임 직업을 구했노라고 보고하며 나의 기색을 살폈다. 그는 중증의 자폐아들을 돌보는 일을 시작했는데 자신의 적성에 맞는 듯하다며 앞으로 이들을 돌보는 사회복지사나 심리학자가 되고 싶다고 했다. 나는 그의 용기에 큰 박수를 쳐주었다. 그의 어머니가 의식적, 또는 무의식적으로 소년의 과거에서 지워버리려고 했던 질병을 용감하게 마주 대하고, 자기와 비슷한 병을 앓는 다른 환자들을 돕고 싶다는 것이 그의 계획이었다. 우리는 이를 실천하기 위한 계획서를 차차 세워 나가기로 다짐했다.

그는 좋은 대학에 입학했지만 심한 불안 증상과 인간 관계에 대한 열등감으로 몇 달 만에 집으로 돌아왔다. 그 후 윌리엄은 다시 나를 찾아 왔다. 그 동안 몇 명의 정신과 의사와 상담가를 만났었다고 한다. 그러나 친구가 한 명도 없는 것이 너무나 힘들었고, 어떻게 사귀어야 할지 막막했다고 말했다. 똑똑하고 어머니의 사랑이 지극했던 청소년기를 보내는 동안 그는 친구에 대해 불평을 한 적이 없었다.

그는 집 인근의 2년제 community college에 다니면서 차츰 마음의 안정을 보였다. 그러다가 일주일에 16시간 일하는 직업을 찾았다고 즐거워했다. 심한 자폐 환자들을 돌보는 일인데 본인의 적성에 잘 맞는 듯하다며 다른 일에는 관심을 보이지 않았지만, 그는 심리학 교수가 연구를 하는 실험실에 가서는 무척 흥미를 보였다. 여동생에 대해서 물어보면, 아무 표정이 없이 "집에서 도망 나갔어요." 또는 "남자 친구네 집에서 살고 있대요.", "고등학교를 그만두고 직장에서 일을 한대요."라며, 완전히 다른 세계 사람에 대해서 이야기하는 듯한 표정이었다. 놀랍게도 윌리엄은 점점 자폐 증상이 나아졌고, 주의산만 증세도 좋아져서 별다른 문제가 발생하지 않았다. 그리하여 항진제 약물 복용도 중단했다. 이제 그가 열정을 가지고 매진하는 자기 자신의 길, 즉 심리학자의 길, 자폐아들을 돕는 일도 성공적으로 해나가리라 기대한다.

뚜렛 장애와 ADHD의 관계

뚜렛 장애는 틱 장애 중 하나로 갑자기 빠르고 반복적이며 비율동적인 동작이나 소리를 내는 증상을 포함한다. 뚜렛 장애는 틱 증상 이외에 ADHD와 강박 증세를 포함한 불안 증세, 이 세 가지의 증상을 모두 나타내는 질병이다. 나는 내가 본 환자들을 아직도 기억하고 있다. 각자 고유한 증상을 갖고 있으며 대부분 예민하고 자신의 문제를 해결하려고 무척 노력한다. 게다가 주의산만 증상이 동반해 오는 수가 많기 때문에 이를 치료하려고 각성제를 쓰다 보면 틱 증상이 악화되는 수가 있다. 내가 십여 년을 치료했던 브리이라는 8세 소녀를 아버지의 부탁으로 보게 되었다. 대학교 후배 한 분이 동문회 이사로 일하는 나에게 다가와 자신의 큰 딸을 한번 봐달라고 정중하게 부탁하셨다. 한국에서 이미 심한 주의산만증으로 치료를 받다가 최근에 이민왔는데 아직 소아정신과 의사를 찾지 못하였다고 한다. 그는 내가 일하던 카이저 의료 그룹의 멤버가 아니었고, 카이저 그룹은 소속 의사가 개인적으로 개업을 할 수 없게 되어있었다. 그래서 나는 내가 다니던 교회의 사무실 하나를 봉사용 정신과 사무실로 쓰게 되었다. 이것이 '라이프 케어 센터'가 태어난 계기다.

브리이는 마음이 여린 초등학교 3학년 학생으로 학교 생활에 적응하려고 애쓰는 중이었다. 두 딸 중 언니로 태어났고 성장 과정에 큰 병이나 머리를 다친 일은 없었다. 엄마는 대학교를 졸업한 지적이고 현명해 보이는 한국 여인의 표상 같았고, 시어머니를 모시고 살며 두 딸에게 좋은 역할 모델이 되는 듯했다. 임신 기간이나 분만 과정도 모두

순조로웠다고 한다. 또한 임신 중에는 물론 그 이후에 담배나 술에 손댄 적이 없다고 했다. 브리이가 초등학교에 입학한 후 선생님으로부터 연락이 왔다. 브리이가 다른 학생들과 같이 둘러 앉아서 집단 활동하는 것을 참지 못하고, 혼자 자리에서 일어나서 걸어 다니거나 교실 밖으로 나가려 한다는 것이었다. 머리가 좋아서 열심히 배우며 특히 음악이나 그림 그리기 시간에는 문제가 없는데, 조금이라도 자신이 싫어하는 과목 시간이 되면 옆 아이들과 이야기를 하고 반 전체를 소란하게 만들며 수업을 방해한다고 했다. 그 후에 대학 병원에 데리고 가서 소아정신과 의사를 만나 ADHD 진단을 받았다. 놀이치료를 받고, 리탈린을 복용하면서 효과를 봤다고 한다. 이민 온 후엔 한인 소아정신과 의사를 찾다가 나에게 오게 된 것이다.

나는 소녀를 처음 보는 순간 그녀가 눈을 반복하여 깜박거리는 것을 발견하고 조용히 물었다. "언제부터 눈을 많이 깜박거리기 시작했니?" 소녀나 어머니는 틱현상이라는 것을 깨닫지 못한 상태였고, 언제부터 시작했는지도 알지 못하였다.

"많은 어린이들이 6-7세 전후로 자신도 모르는 사이에 눈을 깜박이거나, 입술을 핥거나, 토끼처럼 코를 실룩거리는 반복 행동을 보이는 수가 있습니다. 가끔 머리를 흔들거나, 어깨를 들썩이거나, 코를 킁킁대는 소리를 내기도 합니다. 대부분의 경우, 조상 중에 그런 분들이 있어서 유전적으로 오는 수가 많은데 보통은 어른이 되기 전에 증상이 없어져 버리지요. 그래서 그분들도 기억을 못 하는 수가 많아요. 틱 장애라고 부르는 이 증상이 1년 이상 지속되면 지속성 틱이라 부르고, 음성을 반복하는 경우에는 음성틱이라고 하지요. 어떤 아이들은 몇 달 동안 계속하다가 완전히 없어지는 경우도 있어요. 대부분 15-16세쯤 되면 차차 없어집니다.

제가 특히 관심을 갖는 이유는 이러한 가족력을 가지고 태어난 아이들에게 ADHD를 치료하려고 각성제를 사용하는 경우에 틱을 유발시킬 수가 있기 때문입니다. 이 때문에 의사들이 고민을 많이 했습니다. 틱 장애란 쉽게 말해서 두뇌가 딸꾹질하는 듯한 현상인데, 약물 사용으로 두뇌를 항진시키니 딸꾹질이 더 심해지는 셈이니까요. 그래서 처음에는 산만증 치료제인 약물을 중단했지요. 그래서 틱은 줄어들었는데, ADHD 증상이 심해져서 공부를 하기가 힘들게 되었지요. 그런데 환자들이나 부모님들은 틱이 조금 심해지더라도 공부시간에 집중하고 숙제도 할 수 있도록 각성제를 다시 처방해달라고 요청하는 경우가 많지요. 그래서 그 후로는 각성제를 완전히 끊지 않고 용량만 줄이지요. 따님이 머지않아 사춘기가 될 텐데, 정서적 변화도 많이 오고 감정도 예민해지기 쉽습니다. 가능하면 약물을 소량으로 줄여서 사용하면서 경과를 보도록 합시다."

나는 소녀가 쓰던 약을 리탈린에서 콘서타로 바꾸었다. 똑같은 메틸페니데이트

(Methylphenydate) 성분이지만 리타린이 인체 안에 머물며 작용하는 기간이 3~4시간인데 비해 콘서타(Concerta)는 10~12시간 정도 체내에 머물며 뇌에 필요한 도파민을 공급하여 전두엽의 집행 기능(executive function)을 도와준다. 약을 아침에 한 번만 복용하는 것으로 끝나니, 점심 시간에 간호실에 가서 오후용 리타린을 복용하는 번거로움도 없어진다. 게다가 약을 복용할 때마다 혈중 농도가 올라갔다가 3~4시간 후에 다시 떨어지는 현상도 막을 수 있다. 단 나이가 아주 어린 경우엔 약의 부작용으로 입맛이 떨어질 수 있기 때문에 리탈린을 각각 아침과 점심 식사 후, 그리고 방과 후에 간식을 먹고 복용하면 식욕 저하의 부작용을 최대한도로 줄일 수 있다. 나는 소녀를 정기적으로 만나는 동안 이 가족 모두가 이민 생활에 적응하기 위해 애쓰는 모습이 자랑스러웠다. 치료를 해나가는 동안 식구 중 친할머니, 즉 아빠의 어머니에게 ADHD가 있는 것 같다는 것을 알게 되었다. 무척 활발하신 성격인 데다 말씀도 많이 하시는 편인 할머니는 또한 창조적이기도 해서 새벽 일찍 꽃시장에 가서 생화를 사다가 아름다운 꽃다발을 만들어 내게 선물을 하신 적도 있다. 나는 소녀의 어머니가 한 집에서 온종일 시어머니와 함께 시간을 보내는 것이 걱정스러워 그녀에게 일을 해볼 것을 권했는데 그녀는 내 권고를 받아들여 식당에서 웨이트레스로 일을 시작했다. 그렇게 하니 미국 생활에 대한 자신감도 점차 올라갔다.

브리이보다 한 살 아래인 동생 쌔라도 3학년이 되자 주의 집중에 문제가 있는 것을 알게 되었다. 언니와는 달리 과잉 행동이나 충동성은 전혀 없었지만 때때로 공상하는 일이 잦아졌다. 두 자매가 같이 집에 있는 시간에는 언니의 이유 없는 화풀이 대상이 되기 쉽기 때문에 쌔라를 자신이 좋아하는 미술 학원에 나가도록 했다. 브리이에게는 방과 후에 테니스부에 가서 육체적인 운동을 하도록 장려했다. 그것이 할머니의 '끝없는 진소리'로부터 해방되는 길이었고, 휴식이 필요한 할머니에게도 도움이 되는 방법이었다. 브리이는 강박 증세로 인해 삼십 분이 멀다 하고 손을 씻어야 했고 그때마다 할머니와 부딪쳤으니까.

어느 날 브리이 어머니가 다급하게 전화를 했다. 브리이가 수업 시간 도중에 이상한 소리를 질러 반 전체에게 방해가 되었고 수업에도 지장을 주었다는 것이다. 수업을 담당한 영어 선생님은 브리이의 부모에게 적절한 조치가 취해지지 않으면 정학을 시키겠다고 경고를 했다. 중학교 학생들 중에는 간혹 반사회적 행동을 해서 선생님들을 분노하게 만드는 경우가 있다. 그러나 이번 경우에는 선생님이 브리이의 음성틱 증세를 오해해서 생긴 일인 듯해서 곧바로 환자와 어머니를 만났다. 몇 주 사이에 그녀의 음성틱은 훨씬 강도가 높아져 있었다. 아마 사춘기에 겪게 되는 교우 관계의 어려움, 그리고 '잔소리'가 더욱 많아진 할머니와의 긴장 관계가 뚜렛증후군을 악화시킨 듯했다. 나는 먼저 해당 영어 교사와 교장에게 편지를 썼다. 학생을 치료하는 담당 의사로서 나는 이미 학교에 그녀의 뚜렛 증상에 대해서 경고했고 504 플랜을 권고했던 터였다(504 플랜은 연방 재활법의 조항으로 학생에게 어떤 장애가 있는 경우, 학교가 가능한 모든 방법을 동원하여, 최선의 교육을 받을 수 있도록 도와주어야 한다는 조항이다). 무지로 인해 학생이 보인 의학적 증상을 '방해 행동'으로 오인한 교사에게는 브리이에게 사과할 것을 권하고, 앞으로 이런 일로 학생이나 부모에게 위협적인 언사를 사용하는 비교육적 행동을 자제할 것을 권했다. 미국에서 51년간 의사로서 일하며 내가 늘 감사하고 놀라워한 사실은 대부분의 시민들이나 전문인들이 의료인에 대해 절대적인 신임을 보여준다는 사실이다. 물론 그들이 충분히 이해할 수 있도록 쉬운 말로 자세히 설명하고, 앞으로의 치료 방침들을 공유해서 학생을 도울 수 있도록 하는 것이 필요하다. 그 다음 날, 영어 교사는 브리이에게 사과를 했다. 자신이 뚜렛 증상에 대해서 전혀 몰랐음을 시인하고, 앞으로는 틱이 심해질 경우 교실을 잠시 떠나 있다가 돌아와도 된다고 했다. 그 후로 그녀가 얼마나 열심히 영어 공부를 했는지는 훗날 대학 입학 과정에서 드러났다. 그러나 그녀가 대학교로 떠나기 직전, 이 가정에 큰 슬픔이 닥쳤다. 그토록 건강하던 아버지가 갑작스럽게 돌아가신 것이다.

불행 중 다행으로 이 가정의 4명의 여자들은 이미 미국에서 생존할 수 있는 힘이 길러져 있었다. 엄마는 이민 초기부터 계속해서 나간 직장에서 이미 중요한 위치를 차지하고 있었고, 두 손녀를 돌보느라 순탄한 미국 생활과는 거리가 있었던 할머니도 착한 며느리를 존중하며 함께 사는 방법을 배우셨다. 브리이가 대학으로 떠난 후 나는 이 가족들이 역경 속에서도 꿋꿋이 잘 살아간다는 소식을 들을 수 있었고, 라이프 케어 센터는 그 이후 26년간을 유지해 왔다.

또 다른 환자는 샌디에고에 사는 어느 의사 아빠의 둘째 딸이다. 샌디에고는 많은 미국인에게 선망의 도시다. 캘리포니아 남단에 위치한 이 도시는 연중 기후가 쾌적한 데다 아름다운 해안가가 넓게 펼쳐져 있고 식물원과 동물원을 비롯 최고급의 오락 시설들이 갖춰져 있어 휴양지로도 인기가 많다. 많은 카이저 의사들도 이곳을 선호해 경쟁률이 높다. 16세의 이 소녀는 벌써 몇 년째 심한 강박증세와 틱 장애로 고통을 받아왔다. 그동안 집 근처의 카이저 병원에서 개인 상담 치료를 받아 왔고, 정기적으로 정신과 의사를 만나 약물 치료를 받은 지도 2-3년 되었다고 했다. 처음 틱증세는 손의 이상한 떨림으로부터 시작되었다. 그것은 컴퓨터를 공부하는 전산실에서 컴퓨터를 공부할 때였다. 그녀는 행여 누군가 자신을 봤을까 봐 손 떠는 모양을 일부러 자연스럽게 만들기 위해서 다른 일련의 행동들을 만들어 냈다고 한다. 그런데 그 후가 문제였다. 그녀는 컴퓨터를 열 때마다 똑같은 의식(ritual)을 행하지 않으면 불안해졌고, 그것을 하다 보면 시간이 너무 걸려 교과 과정을 따라가기 힘들었다. 자연히 학과 성적은 떨어졌고 이것이 그녀를 더욱 불안하게 만들었다.

소녀의 어머니는 이민 온 지 15년이 넘도록 직장 생활을 한 번도 해보지 않은 가정주부였다. 첫째 딸은 공부도 잘했고, 성격도 대범해서 아무런 걱정을 끼치지 않았고 대학에 가서도 잘 있다며 칭찬을 했다. 어떤 면에서는 무의식적으로 '너무나 까다롭고, 강박 증상이 심한' 둘째 딸과 비교를 하는 것처럼 보였다. 아버지는 소녀를 도와주려고 무던히 애를 쓰고 있었다. 샌디에고에서 LA까지 세 시간 이상이 걸리는 먼 거리를 운전하여 환자와 엄마를 데리고 오셨다. 영어 사용이 편하지 않아 대화에 지장을 받는 환자 어머니를 위해 샌디에이고에 있는 카이저 병원 대신에 내가 일하는 LA 북부까지 온 것으로 보였다. 어머니는 소녀가 매사에 예민하고 불평도 많아서 양육하기 너무나 힘들었다고 말씀하셨다. 초등학교 때는 ADHD가 있어서 학교 공부 때문에 고생을 했다. 그러다가 틱 장애가 왔는데, 가끔 몸을 떨거나 눈 앞에서 손가락을 터는 등의 행동을 했지만 심하지는 않았다고 했다. 그러다 또 한동안은 틱 증세가 없어졌다. 그러나 본인은 속으로 걱정이 많았던 듯했다. 그래서 전산실에서 틱을 느꼈을 때 의식적인 행동으로 남들의 눈을 속이려 했던 것 같다.

소녀는 자기 자신을 믿지 못했고 자신의 몸에 대한 걱정이 끊이지 않았다. ADHD나 틱 장애는 모두 가족력과 관련이 있고, 어린 시절에 생기는 뇌 관련 장애다. '모든 것에 뛰어난' 언니에 이어 태어난 그녀가 엄마의 사랑과 믿음을 차지하기란 얼마나 어려웠을까. 실수를 하지 않으려고 노력하다 보니 그녀는 점점 더 본인을 믿지 못하게 되었고 열등감도 높아만 갔다. 불안하니 잠들기 힘들어졌고, 컴퓨터를 열 때마다 자신이 만들어 낸 온갖 '의식'을 행해야 했다. 이 가족이 사는 곳에서 내 사무실까지는 워낙 먼 곳이어서 나는 가까운 카이저 병원에 갈 것을 권했다. 또한 나는 소녀의 어머니가 생각을 바꾸도록 도와드렸다. 어떤 면에서 둘째 딸은 비참한 '피해자'로 태어나서 몸과 마음의 고통을 받고 있는 셈이기에 사랑과 보호를 받아야 할 처지에 있노라고. 즉, 있는 그대로 딸의 상태와 고통을 받아주고 함께 인내하며 희망을 잃지 않도록 격려해 주시라고. 또한 다시는 소녀를 언니와 비교하지 말 것을 당부드렸다. 그리고 그 후론 몇 번 전화를 해서 그분 자신이 용기를 잃지 않도록 격려해 드렸다.

뚜렛증후군 환자 중에는 창조성 또는 전문성을 가진 분야에서 활동하는 사람들이 많다. 환자 중에 두 사람이 모두 바이올리니스트인 형제가 있는데 성인이 된 후에는 평소에 틱증세가 전혀 나타나지 않았다. 그러나 연주할 때에는 두 사람 모두 얼굴 틱이 심하게 나타나는 것을 보았다.

베티는 7살 때 처음 엄마와 함께 나를 찾아왔다. 엄마는 내가 일하는 병원의 피부과 과장으로서 조용하면서도 인망이 높은 의사였다. 베티의 가장 큰 문제는 강박 증상인데 숙제를 할 때 너무나 완전한 답을 쓰려고 하기 때문에 지우개로 여러 번 지워야 했다. 결국은 답안지가 찢겨져 나가는 바람에 숙제를 포기했고 옆에서 도와주던 부모와 언쟁을 하곤 했다. 특히 아버지와는 문제가 더 심각했다. 아버지는 어린 시절 주의산만증과 틱 장애, 강박 증상을 모두 가진 뚜렛 증상으로 고생했다. 현재 그는 인근 카이저 병원의 내과 의사였다. 아버지의 가족력을 알아본 후 베티를 검사했다. 그녀도 부주의성 주의산만증으로 고생하고 있었다. 그녀에게 과잉 행동이나 충동성이 없다는 것 때문에 아무도 병을 의심하지 않았다. 숙제 시간이 그토록 힘들었던 것이 그 때문이었는지 모른다. 그녀의 강박 증상은 '완벽함'의 추구만이 아니었다. 모든 물체들을 대칭 시켜 놓아야 했다. 예를 들면 책상 서랍 안에 있는 물건들은 반드시 두 줄로 짝을 이루어서 오른쪽과 왼쪽이 정확하게 평행을 이루어야 했다. 그리고 행여 그 대칭 상태가 깨지는 경우에는 아무리 등교시간에 늦거나 취침 시간이 넘었어도 다시 정리가 끝나기까지는 아무것도 할 수 없었다. 베티에게는 대학에 다니는 오빠가 있었다. 그의 나이가 19세이니 그녀보다 12살이 많았다. 오빠는 엄마의 유전인자를 많이 물려받았는지 조용하고 늘 침착하게 대학 생활을 즐긴다고 했다.

주의산만증을 우선 치료하기 위해 소량의 리탈린을 아침 7시, 학교 점심 시간인 12시, 그리고 방과 후 집에 돌아온 후 4시에 복용하게 하고 30분 경과 후 숙제를 하도록 했다. 또한 부모님께는 딸의 숙제를 도와주지 말라고 했다. 사랑하는 사람들끼리는 미움이나 분노의 감정이 쉽사리 커진다. 베티가 숙제 도중 작은 실수라도 할라치면 아무리 참으려고 노력해도 부모님의 얼굴이 붉어지거나 눈썹이 치솟는 등 감정이 얼굴에 나타난다. 바로 이런 것이 아이에게 큰 감정의 손상을 일으키기 쉽다. 모든 아이에게 부모는 하느님보다 더욱 높고, 언제나 사랑을 받고 싶은 존재이니까. 이렇게 감정이 올라간 상태에서는 숙제를 하는 데 필요한 전두엽의 기능이 떨어질 수밖에 없다. 전두엽의 에너지가 우선적으로 변연계에서 거세게 올라오는 감정을 조절하는 데 사용되기 때문이다.

아동기 사고 발달에 대해 많은 연구를 했던 유럽의 학자 피아제(Piaget)에 의하면 원인과 결과를 유추할 수 있는 조작적 사고(operational thinking)가 가능해지는 것은 12세 이후다. 그 이전 단계인 구체적 조작기(concrete operational period)에서는 '자기 위주의 사고'에서 벗어나지 못한다. 즉 "왜 아빠는 나를 미워할까?", 또는 "나는 정말 바보인가 봐." 등 자기 중심적(self-centered) 사고만이 가능하다. "아빠가 나를 얼마나 사랑하면 저렇게 얼굴에 화가 났을까?" 같은 이성적 사고는 비록 12세 이후라도 배가 고프거나, 몸이 아프거나, 마음이 슬픈 경우에는 기대하기 어렵다.

내가 권한 대로 소녀의 엄마는 집 근처의 대학교 도서관 게시판에 '7세 여아의 big-sister 겸 tutor를 구한다'는 광고지를 붙였다. 그러자 그 도서관의 관장이 다가왔다. "제게 심리학 공부를 하는 대학생 딸이 있는데 만나 보시겠어요?"

베티는 이렇게 만난 수지 언니를 무척 좋아했다. 수지가 한 첫 번째 일은 베티의 모든 숙제를 컴퓨터를 써서 하는 것이었다. 베티가 실수를 해도 수지는 얼굴을 붉히거나 찌푸리는 법이 없었다. 부모님들은 문제가 있는 자녀가 자신도 모르게 느끼는 감정 변화를 의식하지 못하는 경우가 많다. 베티의 강박 장애도 이런 불안하고 믿을 수 없는 감정들을 억누르기 위해 반복적으로 행하는 행동들이 아니던가. 부모들은 베티를 미술 대회에 나가게 해 상을 받는 경험을 하도록 했고, 생일에 친구들을 초대하여 공원에서 파티도 열어주는 한편, 가족의 즐거운 시간을 마련하기도 했다. 그들도 부모로서의 자신감을 얻어갔고, 베티도 숙제를 할 때마다 보이던 틱 장애가 많이 줄어들었다.

아빠는 베티가 고등학교에 올라간 후에 자신의 뚜렛 증상 경험담을 얘기해 주었는데 이것이 베티에게는 큰 위안이 되었다. 아빠는 또 엄마와의 연애 시절 이야기도 해주었다. 두 사람은 의과대학 시절에 만났다. 워낙 학교 공부가 바빠 결혼 생각은 미처 못하고 있을 때였다. 한 번은 뚜렛 증상을 가진 교수가 그들을 가르치게 되었다. 얼마 지나지 않아 그 교수는 베티 엄마의 침착하고 차분한 성격에 매료되어서 그녀에게 청혼했다. 위기감을 느낀 아빠는 서둘러 엄마에게 청혼을 해서 결국 빼앗기지 않았다. 이 이야기를 들으며 베티는 갑자기 스스로 어른이 된 듯한 생각이 들었다. 아빠가 자신을 성숙한 숙녀처럼 존중해 주는 씻 같아 자신감도 생겼다. "나도 틱 때문에 걱정할 필요가 없네."라고 생각하니 행여 친구들이 흉볼까 봐 걱정되던 불안감도 사라졌다.

수지 언니의 친한 친구 미아는 미술을 전공하는 대학생인데 베티의 그림 실력을 늘 칭찬해 주었다. 그래서 세 사람은 함께 바닷가에 가서 수영도 하고 해안선과 그 위에 떠 있는 배들도 그렸다. 자신에게 마음을 터놓을 언니가 없어서 늘 쓸쓸하게 느껴졌었는데 그런 아쉬움이 해소된 것이다. 베티는 이제 자신도 빨리 커서 대학생이 되고 싶은 마음이 커졌다. 그래서 고교 졸업 시험 준비도 서둘러서 해냈다. 그러면서 무엇이든 완벽하지 않아도 된다는 것을 배웠다. 마음이 편해지고 잠도 잘 왔다. 책상 서랍 안이 지저분해져도 아무 일도 생기지 않았다. 베티는 자신도 미술 대학에 가기로 마음먹고, 열심히 실력을 길렀다. 그러면서 그녀의 틱은 거의 사라졌고, 강박 증세도 더 이상 일상 생활에 지장을 주지 않았다.

뚜렛증후군은 남성이 여성에 비해서 2-4배 정도 많다. 나는 외래 클리닉에서 일하는 소아청소년 정신과 의사 6명 중 나 외엔 5명이 모두 남자였다. 따라서 나는 자연스럽게 여성 환자를 더 많이 보게 되었다.

환자와 부모, 그리고 전문인들을 위한 근사한 모임에 초대받아 간 적이 있다. Tourette Society라는 검은색 티셔츠를 입고 서로 다른 나이의 환자들과 가족들이 만나서 반가워하며 각종 활동에 참석하기도 하는 야외 모임이었다. 이렇게 많은 환자들이 있다는 것이 놀라웠고, 그들이 서로 끈을 맺고, 정보도 나누고 친구가 되기도 한다니 반가웠다. 이런 모임이 한국인 사회에도 생겨서 환자들은 서로 친구가 되고 부모나 전문인들은 필요한 정보를 제공하며 서로 도와줄 수 있었으면 정말 좋겠다고 느꼈다.

CHAPTER

06

알코올 사용 장애와 동반 이환되는 ADHD

1 알코올 사용 장애(Alcohol Use Disorder)의 진단 기준

임상적으로 현저한 손상이나 고통을 일으키는 문제적 알코올 사용 양상이 지난 12개월 사이에 다음의 항목 중 최소한 2개 이상 나타난다.

1) 알코올을 종종 의도했던 것보다 많은 양, 혹은 오랜 기간 동안 사용한다.
2) 알코올 사용을 줄이거나 조절하려는 지속적인 욕구가 있다. 혹은 줄이거나 조절하려고 노력했지만 실패했던 경험이 있다.
3) 알코올을 구하거나, 사용하거나 그 효과에서 벗어나기 위한 활동에 많은 시간을 보냈다.
4) 알코올에 대한 갈망감, 바람, 혹은 욕구가 있다.
5) 반복적인 알코올 사용으로 인해 직장, 학교, 혹은 가정에서의 중요한 역할 책임 수행에 실패했다.
6) 알코올의 영향으로 지속적으로, 혹은 반복적으로 사회적 혹은 대인 관계 문제가 발생하거나 악화됨에도 불구하고 알코올 사용을 지속한다.
7) 알코올 사용으로 인해 중요한 사회적, 직업적 또는 혹은 여가 활동을 포기하거나 줄인다.

8) 신체적으로 해가 되는 상황에서도 반복적으로 알코올을 사용한다.

9) 알코올 사용으로 인해 지속적, 혹은 반복적으로 신체적, 심리적 문제가 유발되거나 악화될 가능성이 높다는 것을 알면서도 계속 알코올을 사용한다.

10) 내성: 다음 중 하나로 정의된다.

   (1) 중독이나 원하는 효과를 얻기 위해 알코올 사용량의 뚜렷한 증가가 필요하다.

   (2) 동일한 양의 알코올을 계속 사용할 경우 효과가 현저히 감소한다.

11) 금단: 다음 중 하나로 나타난다.

   (1) 자율 신경계 항진(예: 발한 또는 1분에 100회 이상의 빈맥, 손떨림 증가, 불면, 구토, 일시적인 시각적, 촉각적, 청각적 환각이나 착각, 정신적인 초조, 불안, 대발작)

   (2) 금단 증상을 완화하거나 피하기 위해 알코올(혹은 벤조디아제핀 같은 비슷한 관련 물질)을 사용한다.

     *심각도: 경도(2-3개의 증상), 중등도(4-5개의 증상), 고도(6개 혹은 그 이상의 증상)

위에서 알코올 사용 장애의 진단 기준을 DSM-5의 정의에 따라 기술해 놓은 이유는 한국이나 미국에서 이 장애의 유병률이 무척 높기 때문이다. 특히 음주와 중독(intoxication)에 대해 긍정적인 한국의 문화적인 태도, 음주 효과에 대한 과도한 기대, 술을 많이 마시는 동료들의 영향 등이 환경적 요인으로 작용한다. 더욱이 가까운 가족 중에 이 문제가 있는 경우에는 알코올 의존도가 3-4배 높아진다. 충동성이 높은 개인에게 이 증세가 특히 많이 발생하므로 ADHD 환자도 동반 이환될 가능성이 크다.

알코올 중독의 첫 삽화(episode)는 10대에 일어나기 쉽다. ADHD 환자들 중에서 이미 충동성과 반사회적 성향을 가졌던 청소년들이 알코올을 사용하면서 교통 사고, 범죄, 자살 등의 문제를 일으키는 경우가 많다.

미국에서는 미국 국민의 40%가 일생 중 한 번 이상 음주 관련 교통 사고를 낼 확률이 있다고 한다. 그리고 치명적 교통사고의 55%는 음주와 관련이 있다고 한다(미국에 살고 있는 한인 이민자의 경우 이 통계가 해당되겠지만, 한국에서의 통계치는 더 높을지도 모른다).

호세(Jose)는 잘생긴 멕시칸 계통의 소년이다. 대부분의 ADHD 환자들처럼 그도 3학년이 되던 해에 부모 손에 이끌려서 내 사무실을 찾아 왔다. 미국 교육과정은 처음 초등학교를 시작한 1, 2학년에 읽는 법을 가르치지만, 3학년부터는 읽을 줄 알아야 다른 과목들을 배울 수 있다. 따라서 주의산만증이 있으면서 적절한 도움을 받지 못한 학생들은 읽는 것이 어려워 학업을 따라가기가 힘들어진다. 따리서 3학년이 되면 많은 학생들이 선생님의 권고에 따라서 소아정신과를 찾아 오는 경우가 많다. 주의산만증 환자들은 대부분 처음으로 방문한 의사의 사무실에서는 집중을 잘하고, 아무 장애 증상을 보이지 않는 경우가 많다. 우선 새로운 장소이고, 낯선 의사 앞이라는 특수 상황 때문에 두뇌에서 신경 전피 물질 즉, 노파민이 많이 분비되므로 주의 집중이 잘 된다. 게다가 부모님과 의사, 세 어른이 자기를 주시하고 있으니 자신의 가장 좋은 모습을 나타내고 싶어지는 것이다. 물어보는 질문에 대답도 잘하고 몇 명의 학교 친구도 있다고 했다.

그래서 나는 주의를 부모님께 돌려서 아이가 자라온 성장 배경과 가족력 등을 물어보았다. 이런 경우, 주의산만 증세가 있는 아이들은 자신에게 대한 관심이 사라졌다고 믿고 의자에서 일어나 돌아다니거나, 사무실에 있는 장난감을 이것저것 꺼내서 놀거나, 아니면 앉아 있더라도 손이나 발을 꼼지락거리는 수가 많다. 어떤 부모들은 아이들의 이런 행동을 제지하려고 애쓰곤 한다. 특히 호세의 부모님같은 이민자 중에 이런 행동을 하는 분들이 많다. 한국인 이민 1세대 부모들도 사무실에서 아이들의 행동들에 대해 신경을 쓰며 고쳐 주려고 한다. 나는 그때마다 '자유로운 상태'에서의 아이 모습이 진단에 중요하다는 것을 알려드린다.

ADHD를 가진 아이들은 '짜임새 있는 시간(structured time)'에는 실수가 적다. 규정대로만 따라가면 되기 때문이다. 그러나 '짜임이 없는 시간(unstructured time)'이 주어지면 어떻게 조절할지 몰라 당황해한다. 자신이 계획을 세우고 그에 따라 행동을 하는 것이 이들에게는 너무나 어렵기 때문이다. 이것은 지능과는 관계가 없다. 어떤 충동이 있을 때 이를 제어하고 자기가 세운 계획대로 행동하기에는 주의 집중이 안 되고 감정 조절이 힘들기 때문이다. 호세의 아버지는 영어를 마음대로 구사하지 못해 안타까워했지만 그의 표정과 태도에서 아이에 대한 깊은 사랑이 보여졌다. 나는 소녀의 행동을 자연스럽게 아버지기 보도록 하기 위해서 잘못하는 행동이 있어도 그대로 놓아두라고 말했다. 호세는 장난감을 자주 이것저것으로 바꾸어 가며 놀았다. 부모님들은 때론 소리를 지르기도 하며 흥분해서 노는 아들의 모습을 나와 대화를 하는 동안 자연스레 관찰할 수 있었다.

호세를 출산했을 당시 엄마의 나이는 42세였다. 노산이라 걱정했지만 호세는 큰 문제 없이 잘 자랐다. 그때 아빠는 이미 50이 가까운 나이였다. 병원에서 간호보조사로 일하는 엄마는 영어 구사에도 문제가 없어 아이의 출생 당시의 체중이나 다른 발달 사항에 대해 잘 대답해 주었다. 한 가지 걱정스러웠던 것은 갓난 아기 때 몇 번 경련을 일으킨 적이 있었는데 의사는 고열로 인한 경련이라는 진단을 내렸다고 했다. 어쨌든 나는 다시 한번 뇌파 검사를 하고 신경내과 의사에게 의뢰하여 간질 여부를 확실히 짚고 넘어가기로 했다. 왜냐하면 ADHD 치료를 위해서 각성제를 쓰는 경우에 올 수 있는 부작용 때문이었다. 전두엽을 항진시켜서 집중력을 도와주어야 할 도파민 생성이 부족한 상태가 주의산만증이다. 그래서 많은 경우 리탈린이나 콘서타 같은 각성제를 사용한다. 그런데 만일 환자에게 심장병이나, 간질이 있다면 각성제로 인해서 증세가 악화될 수 있기 때문에 조심해야 된다. 치료에 대한 계획은 우선 뇌파 검사와 신경 내과 의사의 소견을 듣고 결정하기로 했다. 우선 학교와 담임 선생님께 편지를 보내서 학교에서 읽기를 특별히 도와줄 수 있는 'resource class'에 보내줄 것과 IEP(Individual Educational Program)와 504 플랜을 통해 호세에게 적합한 교육 방법들을 찾아 줄 것을 부탁했다.

신경과 의사로부터 현재 간질의 가능성이 없다는 확인을 받은 후 호세는 각성제 복용을 시작했다. 다행히 별 부작용이 없어서 천천히 자신의 체중에 적합한 용량까지 도달했고 읽기도 많이 발전되었다. 학교에서의 도움이 컸다. 방과 후엔 축구부 활동에도 참여하면서 친구도 많아졌다. 문제가 발생한 것은 호세가 중학교에 들어간 후였다. 어느 날 호세가 밤에 자다가 간질 발작을 하는 것이 발견된 것이다. 그즈음 그가 대마초를 피우기 시작했고, 그날 밤에는 양을 늘렸었다는 것을 부모들은 응급실에 가서야 알게 되었다. 다시 찾아간 신경과 의사로부터 호세는 간질약 처방을 받았다. 언제 다시 대마초를 복용해 간질 발작을 일으킬지 모른다는 부모의 염려 때문이었다. 그 후 2년 동안 아무런 발작 증세도 보이지 않자 신경과 전문의는 간질약을 끊도록 했다.

호세는 워낙 친구를 좋아하는 성격이고 친구들의 유혹이 있을 때 거절을 잘 못 했다. 이를 아는 호세의 부모님과 나는 그에게 상담 치료를 권했다. 그러나 호세는 이를 완강하게 거절했다. 호세는 그 후 마음을 잡고서 학교 생활에 전념하는 듯 보였다. 그리고 그의 롤모델인 어머니를 본받아 자신도 간호사가 되고 싶다고 했다.

졸업식을 며칠 앞둔 어느 날, 호세 친구로부터 부모님께 전화가 왔다. 친구 집에서 열린 파티에 온 호세가 지나치게 술을 많이 마셔서 걱정스러우니 데려갔으면 좋겠다는 내용이었다. 그날 부모님이 알아낸 내용은 다음과 같다. 대마초를 끊은 후 호세는 알코올에 점점 빠져들었다. 그는 자신이 머지않아 어른이 된다는 것이 두려웠다. 그때까지는 모든 것이 부모님의 도움으로 가능했지만, 자신이 어른이 되어 독립된 인간으로 살아야 할 것을 생각하면 숨이 가빠지고 불안해졌다. 그러나 그토록 자신을 사랑하고 믿어주는 부모님을 실망시키면 안 되기 때문에 불안한 마음을 차마 고백할 수가 없었다. 술을 마시면 그런 걱정으로부터 잠시 동안이나마 해방될 수가 있었다. 그러나 몇 시간 지나면 술기운은 사라졌고, 그러면 또다시 마셔야 했다.

그가 상담 치료를 거절한 것은 자신의 열등감이나 불안 상태를 직시하기 싫었기 때문이었다. 나는 이와 비슷한 문제를 많은 한인 이민 가정에서 목격한 적이 있었다. 서양식 가치관에서는 '개인의 독립심이나 혼자서 문제를 해결할 수 있는 능력(independence)'에 큰 가치를 부여한다. 한국을 포함한 동양의 유교적 문화에서는 집단(예를 들어서 가족)의 화평, '서로 도와주는 능력(interdependence)'을 더 중요하게 여긴다. 따라서 이민자 부모 밑에서 자란 자녀들에게 이런 서양식 가치관은 더 큰 부담으로 다가올 수 있다. 물론 미국의 일반 가정에서 자란 청소년들도 17-18세가 되어 느끼는 부담은 작지 않다. 그러나 이들은 아주 어린 시절부터 '독립적으로 생각하고, 생각하는 대로 자신을 표현하고, 자신의 주관에 충실할 것'의 중요성을 배웠다. 주위 사람들을 기쁘게 하려고 애를 쓰거나, '눈치를 보는' 식의 가정 환경에서 자란 호세가 겪는 부담감은 동양 이민자 가족들이 느끼는 정도와 비슷할 것이다.

이제 호세의 대학 선택부터 다시 고려해야 했다. 다행히 간호학은 그의 집 가까이 있는 2년제 대학(community college)에도 좋은 프로그램이 많이 개설되어 있었다. 거기서 대학 생활을 경험한 후 4년제 대학교로 전학하는 것도 좋은 방법이었다. 그가 정신적으로 성장하고 자신감을 얻을 수 있는 기회가 될 수 있다.

나는 그에게 한 가지 조건을 제시했다. 내가 일하는 병원에는 음주 치료 및 예방을 위한 Chemical Dependency and Rehabilitation Program이 있었다. 여기에서는 언제든지 필요할 때마다 소변 검사나 피 검사를 해서 환자가 정말 약속대로 약물을 끊었는지 아닌지 알아낼 수가 있다(보통의 경우에는 환자의 허가가 있어야만 검사가 가능). 그리고 개인 상담은 물론 가족 치료, 집단 치료 등이 가능하다. 또한 많은 상담자 자신들이 과거에 약물 남용이나 사용 경험이 있기 때문에 환자들의 '거짓 보고'에 쉽사리 넘어가지 않는다.

환자아 부모님이 나에게 호세의 치료를 계속해줄 것을 요청하였다. 그래서 나는 대마초를 비롯한 다른 모든 약물에도 더 이상 손대지 않는다는 약속과 함께 다음의 조건을 제시하였다. 호세가 18세가 넘었기 때문에 성인 정신과 의사에게 보내져야 되지만, 그가 음주를 끊고 그 재발 방지에 대한 치료를 계속하는 한 나의 치료를 계속하겠노라고. 그리고 호세는 약물 치료 및 예방을 위한 C. D. R. P. 프로그램에도 가입하였다.

ADHD를 극복하는 방법

ADHD를 치료하는 약물의 위험 여부

카이저 병원에서 소아청소년 정신과 의사로 일했던 35년 동안 많은 환자들이 ADHD의 증상 때문에 나를 찾아왔다. 어린 아이들은 대부분 담임 선생님이나 소아과 의사의 의뢰로 부모님 손에 끌려서 왔고, 어른 환자들은 라디오나 신문 기사를 통해 이런 병이 있다는 것을 처음 알고 오는 경우가 많았다. 내가 일하고 있는 파노라마 시티 카이저 멤버의 약 40%는 멕시코나 중남미의 니카라과, 콜롬비아, 과테말라 등에서 온 이민 1세 및 가족들이다. 그들은 고등 교육은 받지 않았지만 성실하게 일하며 직장을 통해 카이저 의료 보험에 가입한 사람들이다. 그런데 이분들이 내 사무실을 들어오면서 공통적으로 외치는 말이 있다. "No medicine, No medicine!" 내가 환자에게 진단을 내리기도 전에 정신과 약물은 싫다며 이런 말을 한다. 나도 한편으로는 그분들의 심정을 이해한다. 환자라고 하지만 겉보기에는 멀쩡한, 사랑과 열정도 많고 자기가 좋아하는 컴퓨터 게임이나 TV 시청을 하도록 내버려 두면 두세 시간 꼼짝도 안 하고 '집중'을 잘하지 않는가. 많은 부모들 역시 어린 시절에 자신의 아이와 비슷했지만 지금은 혼자 힘으로, 더구나 이민까지 와서 잘 살고 있지 않은가.

그래서 나는 우선 아이에게 물어본다. "학교에서 제일 좋아하는 시간이 언제니?" 만일 체육이나, 미술, 음악 시간을 좋아한다면 희망이 있다. 휴식 시간(intermission)이나 점심 시간밖에 흥미를 끄는 시간이 없다는 대답이 나오면 부모들이 나보다 더 놀란다. 제일 지루한 시간이 언제인지 물어보면 수학이나 역사, 영어 등 시작과 끝이 분명치 않은 수업을 꼽는데 이때가 가장 지루해지기 쉬운 시간이라는 얘기다. 그 후 나는 뇌의 모형을 꺼내어 3학년 이상인 학생에게는 전두엽과 번연계에서 하는 일을 모형을 보며 읽어 보게 한다. 어려운 단어들을 이해하지는 못 하더라도 읽을 수만 있다면 문제가 적은 셈이다. 부모님들에게는 아이의 문제가 어떤 것인가를 보여주는 기회이기도 하다. 전두엽의 기능이 집행 기능(executive function)인 집중, 계획, 판단, 창조, 감정의 표현, 감정의 억제 등임을 아이에게 우선 이해시킨다.

그 다음 순서는 전두엽의 아래쪽, 머릿속 깊은 곳에 위치한 감정뇌(번연계)에서 하는 일을 읽어 보게 한다. 배고픔, 몸의 통증 그리고 투쟁 도피 반응(fight or flight response)인데 이들은 모든 포유 동물들이 생존에 필요한 기능임을 아이들은 알아차린다. 그래서 실례를 들어 아이에게 어떤 뇌의 사용을 선택할지 물어본다. "옆자리에 앉는 친구 마이크가 점심시간에 이유 없이 나를 걷어차고 싸움을 걸었다. 나도 화가 나서 주먹질을 하며 싸웠다." 아이는 금방 이것이 자기 감정을 화나게 만든 'fight or flight' 반응임을 안다. "만일 전두엽을 사용해서 문제를 해결하려면 어떻게 하는 것이 좋겠니?" 내가 묻는다. 아이는 금방 답이 떠오르지 않는 모양이다. 엄마에게 도와주어도 된다고 하니, "선생님께 얼른 이야기해서 싸움을 안 하도록 해야지. 싸움을 하면 이전처럼 두 사람 모두 교장실에 불려가고 정학을 당하지 않겠니?" 나는 아버지를 쳐다보며 또 다른 방법이 있는지 물었다. "우선 말로 그 아이를 진정 시켜 말리고 그 자리를 피해 버려. 다시는 그 애와 같이 앉지 마." 아이가 고개를 끄덕인다. 전두엽의 역할이 감정을 억제하고 더 낳은 해답을 찾는 창조의 길이며, 언어를 사용하여 자신을 표현하는 것인 반면, 몸싸움을 하는 것은 개나 호랑이 같은 포유 동물들이 자신을 방어하는 길임을 배운 것이다.

나는 또 다른 모형을 아이에게 보여주며 신경전달물질(neurotransmitter)에 대해 설명한다. 뇌세포에서 돌기로 뻗어져 나온 축삭(axon)이나 가지돌기(dendrite)가 만나서 '대화'를 나누는 장소를 시냅스(synapse)라고 부르는데, 이때 생성되는 신경전달물질에는 여러 종류가 있다. 많은 종류의 신경전달물질 중 도파민과 노르에피네프린은 전두엽의 기능을 항진시킨다. 마치 어른들이 아침에 커피를 마시면 정신이 번쩍 들고, 그날 일을 계획하고 일에 집중하는 데 도움을 주는 것처럼 말이다. 그런데 어떤 어른이나 아이들의 뇌에서는 전두엽을 깨워주고 항진시킬 수 있는 도파민이 충분히 나오지 않는다. 그래서 공부시간이 지루하고 숙제가 힘들고 하기 싫어지며, 어른들은 세금 보고 같은 '골치 아픈 일'을 자꾸 미루게 되지 않는가. "그러면 아이에게 커피를 주면 되겠네요" 머리를 끄덕이며 듣고 있던 어머니의 기발한 발상이다.

"그것도 일시적인 도움은 되겠지요. 그러나 커피는 몸 안에서 금방 배출될 뿐 아니라 화장실에 자주 가느라 더욱 산만해지기 쉽지요. 다른 부작용도 많고요. 그래서 나온 약물들이 각성제(stimulants)인데, 심장병이나 다른 원인으로 각성제를 못 쓰는 경우에는 비각성제(non stimulants)나 항우울제를 쓰기도 합니다. 이 장애는 결코 아이의 잘못이 아니에요. 가족의 유전인자를 받고 태어났으니 어쩌면 희생자라고도 볼 수 있지요. 당뇨병을 생각해 보세요. 많은 어린 아이들이 선천적으로 1형 타입(Type 1) 당뇨병에 걸리는 이유는 췌장이라는 장기에서 인슐린 호르몬이 잘 안 나오거나, 나와도 제 기능을 못 하기 때문이지요. ADHD는 췌장이라는 장기 대신, 뇌에서 도파민이 잘 나오지 않는 차이라고 생각하면 되겠지요. 그런데 어린 시절부터 자꾸 지적을 받고, 가정이나 학교에서 문제아 취급을 받다 보면 자존감도 떨어지고 희망을 잃기 쉽지요. 그리고 이 장애는 주위 많은 사람, 즉 부모, 형제자매, 선생님들, 친구들과의 관계에도 큰 영향을 끼치기 때문에 대인 관계(사회적 영향)나, 자신을 존중하고 사랑할 수 있는 마음(심리적 상태)을 길러주는 것이 중요합니다. 그러기 위해서 개인이나, 가족, 또는 집단 상담이 큰 도움이 됩니다. 동시에 약물 치료도 꼭 필요합니다. 아이가 상담을 받는 도중에도 집중을 못 한다면 효과가 별로 없을 테니까요. 어떤 약물이 정말 효과적인지 아닌지를 알려면 과학적인 연구가 필요합니다. 각성제로 많이 쓰이는 리탈린(Ritalin, Methylphenidate)을 사용하여 여섯 군데의 다른 의과대학 팀이 연구한 MTA라는 실험이 있습니다. 미국 정신 건강 연구소(NIMH, National Institute of Mental Health)에서 전국에 있는 7–9세 사이의 ADHD 확진이 된 환자들을 여섯 군데 치료팀에게 의뢰하였습니다. 이 아이들은 다음 4가지 중 한 가지의 치료를 받았습니다. 첫째, 약물 치료만 받음, 둘째, 행동 치료 상담만 받음, 셋째, 위의 두 가지를 동시에 받음, 넷째, 보통 그 지역에서 하는 대로의 치료(이 경우는 환자들이 자기가 사는 지역의 의사를 선택해서 그의 지시에 따라서 치료를 받았는데, 약물을 사용한 경우 용량이 적었습니다). 그렇게 14개월간 치료를 계속하였습니다.

MTA 연구를 통해 약물 치료의 효과와 우수성을 발견했음은 물론, 어떻게 약을 주는 것이 효과적이고 안전한지를 알게 되었습니다. 예를 들어서 작은 용량에서 시작해서 부작용 여부를 관찰해가며 서서히 용량을 올리는 방법 등이 치료의 성공을 이끌었다는 것을 깨달았지요."

"저도 그 약을 쓸 수 있어요?" 가만히 듣고 있던 소년이 손을 들며 말한다. 나는 부모님도 관심이 있는지 물어보았다. "각성제에도 여러 종류가 있고, 부작용도 각기 다르니 설명을 듣고 결정할래?"라고 말하니 소년과 부모님이 머리를 끄덕인다.

"메틸페니데이트(methylphenidate, MPH) 약품 중, 몸 안에 머무는 시간이 가장 짧은 약물이 리탈린(Ritalin)이야. 우선 이 약으로 치료를 시작하도록 하자. 이 약은 서너 시간

몸 안에 있다가 배출되니까 혹시 부작용이 생겨도 별로 걱정이 없어. 워낙 소량으로 시작할 것이고, 물을 많이 마시면 콩팥을 통해 오줌으로 나가니까 말이야. 만일 이 약에 부작용이 안 나타나면 나는 2-7일 후에 처음에 하루에 두 번 또는 세 번 5 mg씩 주던 것을 7.5 mg으로 올려서 두 번 또는 세 번 줄거야. 그때끼지 원하는 만큼의 효과가 나타나지 않고 부작용이 없으면 10 mg으로 올려서 두 번이나 세 번에 걸쳐서 주지. 몸무게를 kg으로 환산해서 1 kg당 1-1.5 mg의 MPH를 쓸 수 있어. 네가 나를 보러 올 때마다 몸무게를 재는 이유는 식욕 부진으로 체중이 줄었는지 여부를 알아보고 약의 용량을 조절하는 데에도 필요하기 때문이야. 어떤 환자들은 5 mg으로 효과가 있어서 더 올릴 필요가 없을 때도 있어. 사람들마다 차이가 많기 때문에 약의 종류나 용량을 정하는 것에는 네 의견이 가장 중요해.

그럼 약을 복용하고 나서 어떤 부작용이 있을 수 있는지 알려줄게. 잘 기억해 두었다가 그런 증상이 있으면 부모님이나 나에게 알리도록 해. 먼저 이 약들은 입맛을 떨어뜨릴 수 있어. 그러니까 아침 식사를 먼저 한 후에 약을 복용하고, 또 점심 식사 후에 오후 약을, 방과 후 집에 와서 간식을 먹은 후 약을 먹고 30분 정도 기다렸다가 숙제를 하도록 해. 약은 위(stomach)를 통과한 후 소장(small intestine)을 지나면서 핏 속으로 흡수되었다가 뇌에 이르는 시간이 약 30분 걸리거든. 그래도 입맛이 계속 떨어지면 약의 용량을 줄이거나, 다른 약으로 바꾸면 돼. 그리고 음식을 먹은 후에 약을 복용하면 배가 좀 덜 아프지. 만일 심장이 너무 빨리 뛰어도 마찬가지인데 필요하면 순환기 전문의에 의뢰할게. 이유 없이 마음이 슬퍼지거나 울고 싶어지는 것도 이 약의 부작용인데 역시 용량을 줄이거나 바꾸면 없어질 거야.

여기 부작용들을 써놓은 표가 있으니까, 집에 가져가서 냉장고에 붙여 놓으렴. 온 가족이 다 알아야 하니까. 리탈린으로 우선 부작용 여부를 확인하고, 하루의 필요량을 안 후에는 몸 안에 12시간 동안 머무는 콘서타로 바꾸어서 쓰면 편리할 거야. 아침에 한 번만 복용하면 학교 수업이 끝날 때까지 약효가 있으니까. Ritalin SR, Methylin, Metadate 등의 약들은 몸 안에 8시간 정도 머무는데 어떤 부모님들은 이런 약을 원하는 분도 있어. 행여나 콘서타 때문에 잠자는 데 지장이 있을까 봐서지. 내 경험에 의하면 콘서타는 리탈린을 세 번 나누어 쓸 때와 비슷하게 작용하도록 만들어진 아주 좋은 약이야. 내가 남가주 의과대학교(University of Southern California, U.S.C.)의 임상 교수로서 정신과 수련의들을 수퍼바이즈하고 있는데, 그곳에 오는 많은 환자들이 콘서타를 쓰고는 만족해 해. 그 대학교의 교수 한 분이 이 약을 만드는 데 많은 도움을 주었거든. 콘서타를 복용하면 약 표면에 있는 성분이 핏속으로 흡수된 후 뇌에 가서 일을 하고, 그 다음에는 캡슐 속에 있는 펌프의 운동에 의해 나머지의 약들이 서서히 뇌로 가게 되지."

나는 아이가 약을 씹지 않고 그대로 삼킬 수 있는 지 여부를 물어본다. 예상 외로 많은 아이들이 약을 삼키지 못하는 경우가 많다. 씹으면 캡슐 속에 있는 펌프가 역할을 못하니 M&M 초콜릿을 이용해서 연습을 시키는 수도 있다.

만일 MPH에 문제가 있으면 또 다른 각성제인 암페타민(Amphetamine) 성분의 애더럴(Adderall)이나 덱세드린(Dexedrine)을 쓸 수 있다. 애더럴은 몸 안에 4-5시간 정도 머물면서 집중을 도와주고, 애더럴 XR은 12시간 동안 일을 하므로 하루에 한 번 복용으로 종일 효과를 볼 수 있다. 덱세드린 SR은 8시간 동안 약효가 있는데 내 경험에 의하면 애더럴이나, MPH에 부작용이 있는 환자들도 많이 도움을 받았다.

위에 열거한 어떤 각성제도 쓸 수 없는 경우에는 구안파신(Tenex, Intuniv, guanfacine)이나 스트라테라(Strattera, atomoxetine) 같은 비각성제 약품을 쓸 수도 있다. 구안파신은 특별히 충동성이 심한 환자에게 도움이 많다고 한다. 본래는 혈압을 낮추는 데 쓰이던 약물이라 갑자기 약을 끊으면 혈압이 상승할 수도 있으니 천천히 끊어야 한다. 내 경험으로는 자폐증과 산만증이 동반된 환자들에서는 아토목세틴(Atomoxetine)이 많은 도움이 되었다. 간혹 주의산만증과 우울증이 같이 있는 경우 나는 항우울제인 웰부트린(Wellbutrin, bupropion)을 써서 좋은 효과를 보았다. 이 약은 집중을 도와주는 도파민의 생성을 높일 뿐 아니라, 다른 신경전달물질들을 상승시켜서 우울증도 치료해 주기 때문이다.

1 ADHD 치료에 많이 쓰이는 약물들과 하루 용량

1) MPH(메틸페니데이트) 계열
- (1) Ritalin(리탈린) 10-60 mg
- (2) Concerta(콘서타) 18-54 mg
- (3) Focalin(포칼린) 5-30 mg

2) Amphetamine(암페타민) 계열
- (1) Adderall(아데랄) 5-40 mg
- (2) Adderall XR 5-60 mg
- (3) Vyvanse(바이밴스) 20-70 mg

3) Antidepressants(항우울제) 계열

    (1) Wellbutrin(웰부트린, bupropion) 75-300 mg

    (2) Effexor(이펙사, venlafaxine) 25-100 mg

    (3) Prozac(프로작, fluoxetine) 5-40 mg

4) Non-stimulants(비각성제) 계열

    (1) 구안파신(Tenex, guanfacine) 0.5-4 mg

    (2) 카타프레스(Catapres, clonidine) 0.05-0.3 mg

    (3) 스트라테라(Strattera, atomoxetine) 10-100 mg

    (4) 프로비질(Provigil, modafinil) 50-400 mg

각성제 중에서 가장 최근에 개발된 포칼린(Focalin)과 바이밴스(Vyvanse)가 있는데 몸 안에 10-12시간 체류하며 비교적 부작용이 적다고 광고되고 있다. 그러나 이미 쓰고 있는 약이 자신에게 잘 맞는다면 꼭 다른 약으로 바꿀 필요는 없다(새로 개발된 약품일수록 보통 가격이 비싸다).

2 각성제의 부작용

약의 용량을 줄이거나 끊으면 없어지고, 얼마 동안 쓴 후에는 대부분은 없어진다.

1) 식욕이 감소된다.
2) 수면을 방해한다(약을 너무 늦게 복용하였을 때).
3) 두통이 생긴다.
4) 구역질이 난다.
5) 혈압과 맥박이 증가한다(대부분 미소한 변화).
6) '좀비' 같은 기분이 든다(감정 표현이 줄어든다).
7) 우울, 또는 정서의 변화가 온다.
8) 틱 장애가 생긴다.
9) 성장에 영향을 미친다(5-6세 이전 사용 시에 문제가 된다. 소아과에서는 3세 이전 사용 시에 문제가 생길 수 있다고 주장하지만 이 시기에는 ADHD 진단 자체에 문

제가 있으므로 나는 5-6세 이전에 사용하는 것을 권하지 않는다).

1) 졸립다.
2) 혈압의 변화가 있다(상승 또는 저하).
3) 어지럽다(특히 갑자기 일어선 경우).
4) 입이 마른다.
5) 심전도의 변화가 있다.
6) 변비가 생긴다(어른의 경우에는 소변 배설의 어려움이 올 수 있다).
7) 약을 복용한 지 2-3주 후에야 효과가 나타난다.
8) 각성제만큼 주의 집중을 도와주지 못 한다.

　치료용으로 쓰였던 리탈린이나 아데랄이 ADHD 환자를 약물 중독자로 만든다고 오해하는 사람들이 꽤 있다. 만일 ADHD 증상이 없는 사람이 이런 각성제를 사용한다면 코카인을 썼을 때와 비슷한 각성 효과를 느낄 것이다. 그러나 이미 도파민 부족 상태에 있던 ADHD 환자가 각성제 약물을 사용한 경우에는 드디어 전두엽이 제구실을 할 수 있도록 도파민 양이 정상화된다. 그래서 집중, 판단, 계획, 감정 억제 작용 등이 정상화되어 마음이 안정되고 충동성도 줄어들 것이다. 따라서 ADHD 환자들이 자신의 몸무게에 적합한 용량을 찾고 나면 더 늘릴 필요가 없다. 그 이상으로 올리면 오히려 부작용이 온다. 그러나 ADHD가 없는 사람이 이 약을 쓰면 내성이 생겨서 같은 효과를 얻기 위해서는 용량을 계속 올려야 한다. 또한 갑자기 중단하는 경우에 금단 현상이 생긴다. 몹시 불안해지고 약을 구하러 온갖 애를 쓰다가 심하면 범죄 행동을 하기도 하고 간혹 경련을 일으키거나 자살 기도, 그 밖의 심각한 상태를 초래할 수 있다. ADHD 환자들이 자신의 체중에 적합한 용량을 쓰다가 중지한 경우에는 절대로 이런 금단현상이 오지 않는다.
　따라서 훈련을 잘 받은 정신과 의사나 소아과 의사 등을 통해 정확한 진단을 받는 것이 무엇보다 중요하다. 너무 'hyper' 하다고 학교에서 의뢰하는 학생들 모두가 ADHD 환자가 아니라는 것을 명심해야 한다(교사나 교장은 진단을 내릴 수 없다). 나는 우울하고 걱정이 많은 아이가 불안감 때문에 과잉 행동을 하거나, 아빠가 멕시코로 추방된 후 갑자기 성적이 떨어지고, 충동적인 행동을 하는 열 살 아이도 보았다. 어떤 아이들은 몸이 아파서 과잉 행동을 한다. 아직 이들의 전두엽은 느낀 것을 언어로 차분하게 말할 수 있도록 성숙하지 못했기 때문이다. 성인 환자들이 자신의 문제를 본인의 말로 표현하는 것과는 큰 차이가 있다. 이것이 소아정신과 의사가 일반 정신과 의사보다 수련 기간이 2년이나 더 긴 이유이기도 할 것이다.

진단이 내려진 후에는 적극적으로 다방면에 걸친 치료를 해야 한다. 나의 오랜 임상 경험을 통해 약물 치료의 효과가 높다는 것을 확실하게 말할 수 있다. 그러나 환자가 이미 자신감을 상실했거나, 우울하고, 불안 증상이 큰 경우, 또는 반대로 자신의 문제를 바깥으로 쏟아내고 주위를 비난하며 반사회적 행동을 하는 경우에는 청개구리 현상(Oppositional Defiant Disorder)이나, Conduct Disorder, Antisocial Personality Disorder들과 함께 약물 중독(술, 담배, 코카인 등), 범죄 활동, 각종 사고, 자살 기도까지 이른 경우도 많다. 따라서 나는 다방면 치료(multidisciplinary treatment), 즉, 체질적–심리적–환경적–영적 치료(biological, psychological, social and spiritual treatment)를 추천한다.

약물 치료만큼이나 중요한 것은 부모나 다른 어른들의 끊임없는 관심이다. 잘못할 때마다 야단을 치는 부정적인 관심(negative attention)이 아니라 백 번 중 한 번이라도 옳은 행동을 했을 때 긍정적인 관심(positive attention)을 보이는 것이 중요하다. 그래서 부모나 교사가 매일 주고받는 'daily report card'나 'star chart', 'token economy' 등을 통해 '잘한 일'들을 상기시켜 주자. 아이가 "I am OK."라고 느끼게 되면 자신을 조절하는 힘이 생긴다. 그리고 다른 사람들이 OK인 것도 알게 된다.

나보다 더 큰 존재를 느끼고 믿는 청소년들은 비록 약물 중독에 빠졌었더라도 재활 후 재발률이 적다고 한다. 영적 도움은 반드시 종교 기관을 통하지 않더라도 명상, 기도, 요가, 마음챙김 명상(mindful meditation) 등으로 성취될 수 있다.

정리정돈이 어려운
산만증 환자들을 돕는 방법

큰 딸 은하가 첫 아이를 임신한 후 어느 날 나에게 전화를 했다. 어젯밤 꿈이 너무나 생생해서 누군가에게 이야기를 하지 않으면 마음이 불편할 것 같다면서.

"내가 마켓에서 장을 보고 나와 자동차에 물건을 실으면서 아기가 누워있는 요람 (bassinet)을 잠깐 차의 지붕에 놓았었지요. 그런데 물건을 다 싣고 난 후 아기를 차에 태우는 것을 깜빡 잊고 자동차 시동을 걸었지 뭐예요. 너무 놀라 잠에서 벌떡 깨어났는데 가슴이 두근거려서 다시 잠이 들 수가 없었어요."

주의산만증에 대한 책을 읽은 후 본인이 자가 진단을 하고 정신과 의사를 찾아가서 확진을 받은 지 얼마 되지 않았을 때였다. 그 후 상담과 약물 치료를 계속하며 효과를 보고 있다고 행복해하던 딸이다. 18년간 옆에서 매일 얼굴을 보며 생활했던 소아정신과 의사인 어미가 자기 아이에게 그런 병이 있다는 걸 모르고 있었을 뿐 아니라 상상도 못했다. 이럴 때 '등잔 밑이 어둡다'라는 말을 하겠지만 얼굴이 화끈 달아오를 만큼 창피한 일이었다. 나와 꼭 닮은 성격과 산만 증세를 가진 딸이다. 그래서 우리보다 더 심한 문제를 가졌던 아이 외할아버지를 가끔 비난을 하기도 했지만, 구체적으로 병을 진단하고 치료를 받아야 된다는 생각은 왜 못했을까. 어쨌든 은하 덕분에 그 후 나도 주의산만증 진단을 받고 약물 치료를 시작하면서 많은 도움을 받았다. 내가 오십여 년간 계속 일을 해왔고 앞으로도 계속할 수 있다고 믿는 것도 그 때문일 듯하다. 은하는 임신을 한 후 약물 복용을 중단했는데 가끔 과거의 증상들인 주의 집중이 잘 안 되고, 깜박깜박 무엇을 잊어버리는 경우가 많았나 보다. 오죽하면 아기를 차 지붕 위에 올려놓은 채로 달려가는 무시무시한 꿈을 꾸었다니.

3년 터울로 낳은 두 아들이 19세, 16세가 되었는데 그동안 한 번의 사고도 없었던 것이 얼마나 다행인지 모른다. 자신이 열심히 읽고 도움을 받았다는 이 책을 나에게 주는 것을 보니 아무래도 나에게 그런 증상이 많아진 듯하여 여기에 정리해 본다.

'ADD-Friendly ways to Organize your Life'라는 제목이 붙은 이 책은 정리정돈 전문가와 심리학자가 함께 쓴 책으로 실질적인 도움을 주는 책이다. 저자들은 ADHD 증세(잘 잊어버리고, 쉽게 산만해지고, 시간 관념이 부족한 것)와 싸우거나 죄의식을 갖는 대신, 자신의 증세를 감싸 안고 정리정돈의 세 가지 왕도(전략; Strategy, 도움 받기; Support, 조직; Structure)를 따르라고 조언한다.

1 정리정돈의 세 가지 왕도

1) 전략(Strategy)

(1) 재미가 있어야 한다.

정돈하는 것은 누구에게나 힘들다. 그러니 재미가 있어야 한다. 예를 들면 가족 모두에게 각각 큰 자루 하나씩을 주고, 5분간 자신들의 방에 들어가서 버릴 물건이나 다른 곳에 기증할 물건들을 찾아오게 한다. '적절한 물건'을 가장 많이 찾아온 사람이 상을 받는다. 5분간은 짧은 시간이다. 상을 받은 후에는 다음 번에 청소하는 것도 반가워진다.

(2) 기분이 좋을 때 한다.

산만증이 있는 사람들은 정서의 변화가 많다. 가능하면 집중하고 자신의 기분이 항진되었을 때 일을 한다. 어떤 사람은 몸의 움직임이 많아야 항진되고, 어떤 사람은 노래를 하거나 음악을 들을 때, 또는 다른 사람과 같이 있을 때 항진된다.

(3) 일의 양이 많으면 작게 세분하여 처리한다.

예를 들어 많은 양의 서류를 정리해야 할 경우, 우선 열 개만 먼저 한다. 필자와 필자의 재혼한 남편은 서로의 세금 보고를 따로따로 한다. 한 번에 모든 일을 끝내려고 서류를 준비하는 데 스트레스를 받는 필자와는 달리 남편은 2-3일을 잡고 하니 마음이 편하다.

(4) 식당에서 서브하는 웨이터나 웨이트리스처럼 생각하라(치울 것이 생기는 대로 당장 없애라).

식당에서 일하는 웨이터나 웨이트리스 중에는 산만 장애자가 많다. 그들이 이 직업을 좋아하는 것은 사회성이 높아 사람들을 상대하는 것을 좋아하기 때문이며, 계속해서 활발하게 움직여야 하는 이 일의 특성이 그들과 잘 맞기 때문이다. 또한 밤에 활동하는 것을 좋아하는 부엉이 기질이 있기 때문이다. 이들은 식당 손님이 자리를 뜨자마자 바로 식탁을 치우고 다음 손님을 맞을 준비를 해 놓아야 한다. 그러니 즉시 정돈이 끝난다. 치울 거리가 생기는 것(손님을 대접)과 치워야 할 것을 없애는 것(다음 손님 준비)이 하나의 공통된 일이다. 따라서 정돈할 것이 생기면 그 자리에서 치워 버리는 편이 낫다.

(5) 거북이가 아닌 토끼가 되어라. 열심히 뛰어서 빨리 결승점에 도달하도록 하라.

　　거북이처럼 느릿느릿 가면서 다른 것에 정신을 팔면 지루해져서 일을 끝내지 못할 확률이 높아진다. 토끼처럼 뛰면 도파민이 많이 나와서 재미있고 성공 확률이 높다.

(6) 한꺼번에 많은 것을 하려다가는 실패한다(E.A.S.T.로 가지 말아라).

　　*EAST (trying to do Everything At the Same Time)

(7) 일단 한 가지 일만 정해서 하고, 한 번 시작했으면 다 끝내라.

(8) 다른 친구나 친척의 도움을 받는다. 그럴 상황이 아니면 자기 자신에게 계속 이야기를 하면서 일을 하라.

(9) 일을 한 가지 더 늘리려면 그보다 먼저 두 가지를 줄인다.

2) 도움(Support)

친구나 가족에게 도움받는 것을 부끄럽게 여기지 않는다. 이것의 유익한 점은 다음과 같다.

(1) 산만해지는 것을 방지한다.

(2) 빨리 정돈할 수 있다.

(3) 오랫 동안 일할 수 있다.

3) 조직(Structure)

(1) 매사를 '완벽하게' 해야 된다고 생각하지 않는다. Give up getting it right.

(2) 자기 자신에게 칭찬을 아끼지 않는다. 필요하면 주위 사람들에게서 도움을 받는다.

(3) 이분법으로 결정하는 대신 유연성을 적절하게 발휘한다.

(4) 큰 일과 작은 일을 결정할 때의 차이를 존중한다.

(5) 한꺼번에 너무 많은 것을 결정하지 않는다.

1) 남녀별 자극 탐구 행동 예시

    (1) 남자 산만증 환자: fast driving, fast-talking, skydiving

    (2) 여자 산만증 환자: shopping, watching TV, eating, substance use (passive craving for stimulation)

2) 자극 탐구 행동 조절 방법

    (1) 시계에 알람(alarm) 장치를 해 놓아 과집중(hyperfocus)하는 것을 방지한다.

    (2) 시간 조절이나 경비 사용 조절에 노력한다.

    (3) 쉽게 지루해지더라도 위험한 행동은 자제한다.

    (4) 자극을 좋아하는 성격과 어울리는 직업을 찾는다(소방관, 경찰관 등).

    (5) 과집중하는 기질을 긍정적인 방면으로 이용할 수 있다(과학자 등).

    (6) 우선 순위(priority)를 정해 놓는다. 빠뜨리기 쉬운 다음 4가지(운동, 독서, 서류, socializing)를 기억한다. 이것에 대한 자신과의 약속 시간(appointment time)을 정해 놓는다.

      ① 모든 일이 'A list'에 들어갈 수는 없다.

      ② 시간은 본인이 만들어야 한다. 시간이 날 때까지 기다리지 않는다.

      ③ 다른 사람들 또는 어떤 일 때문에 나의 priority가 정해지면 안 된다.

      ④ 하루에 한 번씩 명상의 시간을 갖는다.

      ⑤ Priority는 계절이나 사정에 따라 바꿀 수 있다.

      ⑥ 파도가 몰려올 때는 시냇물로 바꾸어서 일한다.

      ⑦ 타인과의 협업을 통해 새로운 것을 배울 수도 있다.

3 가정에서 스트레스를 줄일 수 있는 방법

1) 해야 할 일 목록(to do list)을 매일 작성한다. 단, 5개 이상 넘지 않아야 한다. 큰 글씨로 쓰고 동사(verb)를 사용해야 한다.

2) 온 가족이 to do list에 적혀 있지 않은 것은 약속이 안 된 것으로 간주한다는 원칙을 지켜야 한다(나 역시 세 아이를 기르는 동안 수첩에 적어놓지 않은 일은 없었던 일로 여겼다).

3) 집 안 청소를 할 때 산만해지는 것을 막기 위해서 이불이나 시트(sheet)를 이용한다(가령 옷장 정리를 하려면 그 방에 있는 침대나 책상 위에 이불을 씌워 놓고 옷장 정리를 먼저 끝낸다).

4) 청소하며 물건 정리를 할 때 상자 4개를 준비한 후 나누어 넣는다.

   (1) 보관용

   (2) 버릴 것

   (3) Donate

   (4) Age until ripe(확실치 않은 것은 몇 달 후까지 그대로 두었다가 결정)

5) 집안 청소할 때 'Mount Vernon Method(미국의 1대 대통령 조지 워싱턴의 사저)'를 쓰는 것도 좋다.

6) 청소 시작은 현관부터 시작한다.

7) 방을 한 개씩 차례로 치운다(이때 3개의 자루를 가지고 가서 버릴 품목과 기부 품목, 옮길 품목으로 나눈다. 그 방을 다 치운 후에 다른 방을 치운다. 옮겨야 할 물품은 모든 방을 다 치운 후에 제 자리에 옮겨 놓는다.

8) 설거지 요령: 개수대는 사용한 그릇을 대강 헹구는 데 쓴다. 그리고는 곧장 dishwasher 안에 넣어 놓는다. 절대로 개수대에 더러운 접시를 놓아두지 않는다. Dishwasher는 저녁 식사 후에 틀어서 밤 사이에 접시가 닦이게 한다. 저녁 식사를 준비하며 새 접시를 내어놓는다.

9) 집안에 새 물건 한 가지를 들여놓을 계획이라면, 두 가지를 먼저 버린다.

10) 자신을 치하하고 상을 주려면 물건 대신 경험(마사지, 영화, 친구 만남)으로 하라.

11) 시간을 유용하게 쓰기 위해서 하루, 한 주 또는 한 달 계획을 미리 짜는 'Pattern Planning'을 시도한다.

12) 걱정되는 일은 필요한 사람과 빨리 의논한다. 배우자, 교사, 의사, 변호사, 재무상담사 등

13) 과도한 '헌신(commitment)'을 줄인다. 요청에 대한 반응 비율(Yes와 No의 비율)은 2:1 정도로 유지한다.

14) 외출 시, 준비하는 데 15분을 추가하고, 나가는 시간은 15분 더 일찍 나간다(산만증 환자는 늘 마지막에 한 가지라도 더 하려고 애쓴다).

15) 청구서(bill payment) 정리는 큰 바구니 안에 모든 청구서와, 우표, 펜, 봉투지, 계산기 등을 넣어두었다가 한 달에 두 번 꺼내서 정리한다. 가능하면 한 개의 크레딧 카드만 쓰고 매월 잔액을 모두 갚는다(자동 지불하는 방법도 편리하다).

CHAPTER
03

ADHD 학생을 위한 학교의 프로그램
(필자가 지난 43년간 일해왔던 캘리포니아주 기준)

1 IEP(Individualized Education Program)

자녀가 주의산만증 증세 때문에 특수 교육반(special education class)에서 수업을 받는다면 학교는 반드시 어떤 목표를 가지고 앞으로 교육을 할 것인지 서면으로 명시해야 한다. 대개 일 년에 한 번씩 회의를 하지만 필요하면 더 자주 할 수도 있다. 그 문서에는 다음 사항이 포함되어야 한다.

1) IEP를 위한 필수 기재 사항
(1) 해당 학생의 특수한 문제가 어떤 것인가를 기재한다.
(2) 해당 학생이 잘하는 것을 기재한다.
(3) 해당 학생이 어떤 반에 속할지 기재하고, 정규반에는 어느 정도 참가하는지 기재한다.
(4) 아이의 교육을 위해 어떤 서비스를 받는지, 그리고 그 반이 시작하고 끝나는 날짜를 기재한다.
(5) 아이가 받은 테스트 결과와 현재의 성적을 기재한다.
(6) 학생과 선생님이 1년 목표로 정한 'Annual Long-Term Goals'를 기재한다.
(7) 1년 목표에 도달하기 위해 밟을 수 있는 'short-term goals'를 기재한다.

고교생인 경우에는 반드시 고교 졸업에 필요한 해당 지역의 기준을 충족시키기 위한 방법을 기재해야 하고 경우에 따라서 '직업 교육: Modified Vocational Education Program'을 기재할 수도 있다.

2) IEP 모임에 참가하는 사람들
    (1) 지역구에 속한 심리학자
    (2) 특수 교육 선생님(special education teacher)
    (3) 학생의 현재 담임 선생님
    (4) Special education의 행정가
    (5) 학생의 부모와 부모가 선정한 친척, 학생의 옹호자(advocate), 또는 교육 변호사

나는 많은 부모님께 특히 이 사항을 권했는데, 자녀가 non-public school로 전학하기를 원할 때나, 기숙학교(residential school)로 전학하는 것이 심한 정신적 문제 때문에 필요하다고 여길 때 도움이 되었다. 언어에 불편이 많은 한인 이민자 부모님은 과거에 IEP 경험이 있는 분을 대동하면 도움이 많이 될 것이다. 단 변호사를 대동할 경우에는 미리 학교에 알려야 한다. 모임의 내용을 녹음할 수도 있는데 사전에 학교의 허가를 받아야 할지 여부는 미리 알아보고 논의해야 할 것이다. 해당 학생도 참석할 권리가 있는데 나는 참가를 권하는 편이다. 물론 본인이 원해야 하고, 부모님의 판단도 중요하다.

3) IEP 팀은 언제 만나나?
    (1) 학생이 정식으로 assessment를 받았던 경우에 만난다.
    (2) IEP에서 명시한 프로그램을 시작, 변경 또는 끝내야 할 때 만난다.
    (3) 학생에게 기대했던 진전이 보이지 않는 경우에 만난다.
    (4) 부모나 교사의 신청으로 프로그램의 신설, 재검사 또는 수정이 필요할 때 만난다.

4) 법적 권리(Public Laws for Childhood Education)
    IDEA(Federal Individuals with Disabilities Education Act): ADHD를 포함하여 장애를 가지고 태어난 어린이는 연방법에 의해 교육에 필요한 모든 도움을 학교로부터 받을 권리가 있다.

    (1) 캘리포니아 마스터 플랜(California Master Plan): 연방법에 준하여 1970, 80, 90년에 정

해진 캘리포니아의 주법으로서 ADHD와 학습 장애 등도 포함되어 있다. 여기에 포함된 사항은 다음과 같다.

① 부모의 허락 없이는 특수 장애아의 평가(assessment)를 할 수 없다.

② 평가는 아이의 문제에 적합하게 자세히 되어야 하며 주기적으로 검사하여 올바른 교육을 받고 있는지 조사해야 한다.

③ 아이에게 적합한 교육 방법이 사용되어야 하는데, 가장 제한이 적은 환경(least restrictive environment)이 제공되어야 한다.

④ IEP를 해야 한다.

⑤ Assessment, 아이가 들어갈 특수학급 결정, 결과의 판정 등을 할 때 부모가 참석해야 한다.

2 Assessment란?

아이에게 교육적으로 필요한 분야가 무엇인지 측정, 조사하고, 특수교육반에 가야할지 여부를 판단하는 것을 말한다.

1) Assessment를 받기 전 준비 사항

(1) 부모의 동의가 필요하다.

(2) Assessment가 왜 필요한지 기재한다.

(3) 평가할 분야가 무엇인지 기재한다.

(4) 테스트를 수행하고 이를 해석할 전문가는 누구인지 기재한다.

(5) 테스트의 종류와 이를 해석하는 방법을 기재한다.

2) Assessment를 요구하는 방법

(1) 부모나 교사, 또는 기타 학교 직원들이 이를 요구할 수 있다.

(2) 학교가 있는 지역의 교육구(local school district)에 서면으로 요청하면, 15일 이내에 서면으로 답장을 해야 한다(단 방학 때는 예외).

(3) 만일 교육구에서 거절을 하면 적법 절차 청문회(due process hearing)를 교육구(school district)나 공교육 교육감(superintendent of public instruction), 특수교육 청문회 오피스(special education hearing office; 3200 Fifth Ave. Sacramento, CA 95817)에서 할 수 있다.

3) Assessment 참가 중요 인물들

(1) 학교 심리학자(school psychologist): 아이에 대한 심도있는 검사와 이에 대한 해석을 통해 학교 행정가, 부모, 그리고 IEP 팀을 도와준다.

(2) 특수 교육자(프로그램 스페셜리스트): 장애가 있는 아동에 대한 전문적 지식을 갖고, 훈련받은 전문인이며, 교장, Special Day-program Teachers, Resource Specialist들의 자문을 받는다. 프로그램의 계획이나 교과 과정의 결정도 도와준다. 새로운 장애 학생의 IEP 미팅이 있을 때 이를 주관하여 어느 반으로 보낼지 등을 결정한다.

(3) 기타: Resource Specialist, Special Day-class Teacher, Designated Instruction Service Specialist

3 Designated Instruction and Services(DIS)

정규반이나, Special Day Class, or Resource Specialist Program에 있는 학생 중 부가적인 도움이 필요할 때 해주는 서비스로 다음과 같은 내용이 포함된다.

1) 언어 교육
2) 물리치료와 작업치료(Physical and occupational therapy)
3) 청각 서비스(Audiologic services)
4) 시각 장애자를 위한 서비스
5) 전문 교육(Specialized instruction)
6) IEP에 서면으로 표시된 기타 서비스(Other services as indicated in the written IEP)

4 Non-public school

일반 공립학교에서 도와주기 힘든 문제가 있는 학생들의 경우, 교육구의 결정으로 non-public school에 보낼 수 있다. 내가 치료하던 학생 중 심한 행동 장애나, 학교 무단 결석, 심한 조울증으로 인한 불안 증상 등의 이유로 일반 공립학교 생활이 불가능한 경우, 응급 IEP를 열어 non-public school로 보내줄 것을 요청했는데 받아들여진 경우가 많다. 이런 특수 학교는 학급당 학생수가 아주 적고, 교사와 학생 비율이 우수하며,

학교 캠퍼스 안에 상담자가 상주하고 있어서 문제 해결이 편리하다. 내가 일하던 당시 이들 학교의 1년 등록금은 $40,000 정도였는데, 전액을 교육구에서 지불하도록 되어있다. 따라서 필요한 경우 반드시 요구하라고 부모들에게 권한다. 추후 학생의 상태가 좋아지면 공립학교로 다시 전학할 수 있다.

이와 관련된 더 많은 정보를 더 얻길 원하면 아래 책들을 참고하길 바란다.

Attention Problems and Hyperactivity

The Hyperactive Child, Adolescent, and Adult: Attention Deficit Disorder Through the Lifespan 3rd Edition by Paul H. Wender

The ADD Hyperactivity Workbook For Parents, Teachers, And Kids by Harvey C. Parker

The Parent's Guide to Attention Deficit Disorders: Intervention Strategies by Stephen B. McCarney, Angela Marie Bauer

Taking Charge of ADHD: The Complete, Authoritative Guide for Parents by Russell A. Barkley

Teenagers with ADD and ADHD: A Guide for Parents and Professionals by Chris A. Zeigler Dendy

What is attention deficit hyperactivity disorder? ADHD: A primer for parents and teachers by Keith E Bauer

Why Johnny Can't Concentrate: Coping With Attention Deficit Problems by Robert A. Moss

Your Hyperactive Child: A Parent's Guide to Coping with Attention Deficit Disorder by Ph.D Barbara Ingersoll and Judith L. Rapoport

닥디 모쓰는 내가 일하던 병원에서 갈라져 나간 우드랜드 힐 카이저 병원의 소아과 과장이며, 주의 산만증 클리닉을 경영하였다. 따라서 소아과 의사들이 본 산만증의 견해와 치료 방법이 서술되어 있다. 그의 환자 중에 우울증, 조울증, 심한 불안 증세가 있는 환자들은 나에게 보내서 자문을 구하는 전문성을 보였다.

Learning Problems

An Education Handbook for Parents of Handicapped Children by Stanley I. Mopsik, Judith A. Agard

Learning Disabilities, A Family Affair - by Betty B Osman

Learning Disabilities Handbook – Howell

— The Complete Learning Disabilities Handbook (Ready-to-Use Strategies and Activities for Teaching Students with Learning Disabilities) by Joan M. Harwell, Rebecca Williams Jackson

The Misunderstood Child: A Guide for Parents of Learning Disabled Children by Larry B. Silver

No Easy Answer: The Learning Disabled Child at Home and at School by Sally Smith

Something's wrong with my child: A Parents' Book About Children with Learning Disabilities by Milton Brutten

Square Pegs, Round Holes: The Learning-Disabled Child in the Classroom and at Home by Harold B. Levy

Parenting and Behavior Modification

The Defiant Child – Turecki

— The Difficult Child by Stanley Turecki, Leslie Tonner

Driven to Distraction – Halowell and Ratey

— Driven to Distraction: Recognizing and Coping with Attention Deficit Disorder by Edward M. Hallowell M.D. and John J. Ratey M.D

Living with Children – Patterson and Gillian

— Living With Children: New Methods for Parents and Teachers by Gerald Roy Patterson

Parents Are Teachers – Becker

— Parents Are Teachers: A Child Management Program by Wesley C. Becker

Social Skills: Activities for Children – Manning

— Social Skills Activities for Special Children by Darlene Mannix

SOS! Help for Parents by Lynn Clark

ADHD 학생을 지도하는
교사를 위한 조언

학년에 따라 교사의 역할과 교육 방법이 다르겠지만, 심한 과잉 행동을 하는 학생은 유치원이나 1학년 때, 부주의형이나 그 밖의 ADHD 증세를 가진 학생들은 3학년 혹은 그 이후에 많이 나타난다. 그 나이의 학생을 가르치는 선생님들께 다음과 같은 조언을 해드리고 싶다.

부모들이 아이를 낳아 양육할 때 자기 부모가 자신을 어떻게 키웠는지에 대한 기억, 또는 그들에게 들었던 말들을 토대로 삼는 경우가 많다. 우리가 강아지를 입양해 올 때 반려견 키우기에 대한 안내서를 읽거나 유튜브 등을 참고하여 훈련시키고 먹이도 골라 주는 것과는 사뭇 다르다. 그러나 나 역시 3명의 자녀를 기르는 동안 따로 공부한 기억이 없다. 내가 엄마의 역할에 대해 생각할 때 늘 떠올린 것은 초등학교를 졸업한 후 행여 정신대에 끌려갈까 봐 일찍 결혼하여 18살에 나를 낳으셨던 어머니이고, 그분의 양육 방법이다. 나는 51년간 소아정신과 의사로 일하면서 부모님들에게 자녀 교육에 대해 가르칠 기회가 제법 많았는데, 그때는 물론 현대적인 육아 방법에 대해 열변을 토했었지만 말이다. 특히 미국으로 이민 와서 아이를 낳고 기르는 부모들은 자신이 집에서 사용하는 말이나 습관, 음식 등이 아이들이 학교에서 대하는 것들과는 아주 다르다는 것을 뒤늦게 깨닫는다. 그래서 아이의 학교 선생님이 부모의 문화 교육자가 되기도 한다.

둘째 딸 카니가 초등학교 4학년 때였다. 아침에 일어난 이 아이에게 미열이 있고, 감기 기운도 있는 것 같았다. 하지만 내가 누구인가. 초등학교를 졸업할 때 6년 개근상을 받았던 학생이 아니던가. "카니야, 그래도 학교에 갈 수 있지?" 엄마의 말에 군소리 없이 따라나서는 딸이 약간 애처롭기도 했지만 나도 직장에 가야 하지 않겠나. 두 시간쯤 지났을까. 나는 전화기 너머로 상냥한 카니 선생님의 음성을 들을 수 있었다. 카니가 아무래도 열이 나는 것 같으니 학교에서 데려 가는 것이 좋겠다고 했다. 전화 통화를 하는 동안 나는 얼굴이 붉어졌다. 카니가 아프니 쉬게 하는 것이 좋을 뿐 아니라, 주위의 아이들에게 감염을 시킬 수도 있으니 조금이라도 아픈 기색이 있으면 집에서 쉬게 해 달라고 선생님이 차분한 어조로 나에게 일렀다. 미국에서 십여 년 이상을 의사로 일한 내가 이런 충고를 듣게 되다니. 문화 차이를 실감하는 순간이었다.

내가 한국에서 초등학교를 다니던 6년 동안 아팠던 날이 어떻게 하루도 없었겠는가. 부모님은 내가 얼마나 더 많이 배우나에 신경을 쓰셨지, 다른 아이들에게 병균을 옮길 수 있다는 과학적 사실에 관심을 가질 만큼 지식이나 마음의 여유가 없으셨을 것이다. 의과대학 시절 배웠던 세균학이나, 내과나 소아과 실습을 나가면 입에 담고 있었던 감염병 확산에 대한 위험성은 떠오르지 않고, 개근상 기억만 남아 있었을까? 나는 이전에도 선생님들에 대한 존경심을 갖고 있었지만 그 이후로는 더욱 선생님들에게 고마운 마음을 갖게 되었다. 아마 이것 역시 엄마에게 받은 어린 시절 교육의 영향인지도 모른다.

이런 이야기를 ADHD에 대해서 배우려는 선생님들에게 꺼낸 이유는 무엇일까. 많은 부모들이 ADHD에 대해서 들어본 적도 없고, 약물 치료가 있다는 것도 잘 모를 가능성이 높기 때문이다. 게다가 이민 가정의 부모들이야 말로 새로운 환경에 적응하고 새로운 언어를 익히느라 어려움을 겪고 있는 상황에서 또 하나의 장애물을 해결해야 할 처지에 놓였다. 이런 부모들에게 댁의 아이가 교실에서 산만하고 충동적이며, 의자에서 아무 때에나 일어나서 걸어다니니 의사에게 데려가서 진단과 치료를 받으라고 하면 어떻겠는가. 놀라거나 충격을 받는 것이 당연하다. 그래도 2-3년 동안 다른 선생님들로부터도 같은 권고를 받은 부모들이 결국 아이를 정신과로 데리고 오는 것을 보면서 나는 그 선생님들 모두를 칭찬했다. 왜냐하면 ADHD를 치료하지 않은 경우에 올 수 있는 우울증, 알코올 중독이나 마약 중독, 범죄 행위 등 여러 합병증이 떠오르기 때문이었다. 나는 LA 시내에 있는 '가정 상담소'에서 40년 넘게 봉사를 하고 있는데, 한 어머니가 ADHD 증상이 심한 아들을 데리고 오셨다. 각성제를 작은 용량에서 시작하여 차츰 올리는 방법과 어떤 부작용이 있을 수 있는지 자세히 설명해 드렸더니 고개를 끄덕이며 이렇게 중얼거렸다. "그럼 아이의 선생님 말이 맞나 보네."

그 어머니의 사연은 다음과 같았다.

어느 날 학교에 갔더니 아이가 교실의 가장 앞 줄에, 그것도 선생님 책상 바로 앞에 앉아 있었다. 본래 말썽꾸러기인데다 말이 많아서, 유치원 때부터 다른 학생들을 방해한다고 자주 지적을 받았던 경력(?)이 있었던 아들이다. 아이는 그 자리가 싫다는 말만 엄마에게 했다. 엄마는 당장 아이를 다른 학교로 전학시켰다.

아이에게는 이렇게 말했다.

"선생님이 우리가 한국 사람이라고 차별했기 때문이야."

내가 아이에게 물었다.

"선생님이 왜 너를 앞자리에 앉게 했는지 이야기해 주셨니?"

"아니요."

"그럼 앞자리에 앉고나서 공부시간에 전처럼 친구랑 이야기 많이 했니, 아니면 이전보다 말을 덜했니?" 아이가 우물쭈물 대답을 안 한다.

"어머니, 아이에게 대답해보라고 하세요."

엄마의 추궁에 아이가 기어드는 소리로 대답 했다. "전보다 덜 했어요."

"어머니, 그 선생님께서는 아이를 도와주려고 일부러 자기 바로 앞에 앉혀서 주의를 집중시킨 겁니다. 그리고 학교를 자주 옮기면 아이는 새 환경이라 처음에는 신이 나겠지만, 적응하느라 점점 더 힘이 들고 공부에도 지장이 올 수 있습니다. 다음에는 이유를 모르는 변화가 학교에서 일어나면 꼭 선생님에게 물어 보세요. 이 아이는 공부시간에 말 없이 앉아 있는 것보다 뒤에 앉아서 친구들과 이야기하는 게 좋으니까 엄마에게 그 자리가 싫다고 말했겠지요. 이곳 미국의 교육 환경은 예전에 우리가 한국에서 학교 다닐 때와는 많이 다릅니다. 일단 학급 당 학생 수가 비교적 적은 데다 ADHD 환자를 포함하여 특별한 도움이 필요한 학생들은 적절한 다방면의 도움을 받을 수 있도록 제도적 장치가 되어 있어요. 앞으로는 IEP라는 제도를 이용해서 도움을 받도록 하고 학교를 자꾸 옮기지 않는 것이 좋겠습니다. 그동안 여러 선생님들이 권하신 대로 정신과 의사를 찾아오셔서 다행입니다. 잘 하셨습니다. 이 병은 유전적으로 뇌에서 분비되는 화학 물질의 불균형 때문에 생긴 것이지 아이나 엄마의 잘못이 아니에요. 약을 쓰며 상담을 받고 함께 노력하면 반드시 좋은 결과가 나올 겁니다."

아이에게 주의가 산만하고 행동 항진 증세가 있는 경우, 대개 선생님이 가장 먼저 발견하게 된다. 서로 자란 배경이 다른 부모들은 아이가 문제가 있다는 결론을 내리는 데 오랜 시간이 걸려서 적절한 치료 시기를 놓칠 수 있다. 게다가 아버지에게도 같은 문제가 있다면 이 부부는 이미 이혼해서 따로 살 확률이 높다. 이런 경우 자녀를 보게 되는 시간은 주말 한가한 시간인데 그때는 아무 문제가 나타나지 않을 가능성이 높다. 숙제를 할 때 보이는 집중력 결여는 아버지 집에서 TV를 보거나 게임을 할 때는 전혀 안 나타난다. 게다가 아이들은 떠나 버린 부모에게는 특별한 충성을 보이는 경향이 있다. 이것은 '내가 잘하면 아버지가 되돌아올 수 있지 않을까?'라고 기대하는 마술적 사고 (magical thinking)와도 관계가 있다.

1 ADHD 학생들을 지도할 때 선생님들이 알아두면 좋을 사항들

1) 부모에게 아이의 청각 검사와 시각 검사를 받게 하라고 권한다.

내가 아는 어느 공학 박사는 어린 시절에 미시시피주의 가난한 시골 동네에서 자랐는데, 자신이 근시인 것을 부모님도 몰랐다고 한다. 어느 날 학교 교실의 칠판 옆에 있는 휴지통에 휴지를 버리러 갔다가 우연히 선생님이 칠판에 쓴 것을 보고 금방 외운 후 노트에 적어 공부를 따라 갈 수 있었다고 한다. 그 후에 아이에게 ADHD 증상이 있는 것 같으니 의사를 만나서 확실한 진단을 받으라고 권하고 안내해 드린다.

2) 한 교실 안에 ADHD 장애아가 두 명만 있어도 가르치는 것이 어렵다. 다른 교사나, 특수 교육 교사, 부모 등의 도움을 청하도록 한다.

이것은 교사나 학생 모두를 위해 필요하다. 교사가 ADHD에 대해 모두 알 수는 없다.

3) ADHD가 있는 학생에게 어떤 식으로 배우는 것이 효과적인지 본인이 생각한 대로 직접 말해 보도록 한다.

환자들 중에는 숙제를 할 때 음악을 켜 놓아야만 집중이 되는 학생이 적지 않다. 이런 소리(어떤 아이는 이것을 white noise라고 말했다)들은 중요한 다른 소리들, 예를 들어 '엄마의 음성'을 차단시키기 때문인 듯한데 본인도 정확한 이유는 모른다. 선생님과 둘이 앉아 조용하게 이야기하다 보면 부끄러운 비밀을 털어놓을 수도 있고, 그렇게 해서 잘 배우면 두 사람 모두에게 Win-win의 결과를 가져올 것이다.

4) ADHD 학생들은 감정의 영향을 많이 받으므로 칭찬을 듣거나 기분이 좋으면 공부에 잘 집중한다.

학생들이 중학교에 들어간 후 과목에 따라 성적이 차이가 많이 나는 경우도 아이들의 감정과 관계가 깊다. 좋아하는 선생님이 가르치는 과목은 성적이 우수한데, 자신이 싫다고 느끼는 선생님의 과목은 많이 떨어진다. 사춘기는 호르몬이 왕성하게 분비되는 시기라 마치 '발정 난 개'처럼 감정 뇌의 활동이 활발한 데 비해 감정을 제어하고 이성적인 판단을 내리는 데 관여하는 전두엽의 성장은 아직 미숙하기 때문이다. 이 시기가 지나면 나아지는 경우가 많으니 희망을 갖고 지켜보는 것이 중요하다. 혹시 지적할 일이 있을 때에도 우선 예전에 잘했던 일을 언급한 뒤에 고칠 것을 말하면 기분이 좋아져서 잘 알아듣는다.

5) ADHD 학생들은 틀이 필요하다.

순한 감정과 끝없이 떠오르는 생가을 조절하는 것이 어렵기 때문에 지아의 내부가 혼란스러울 수 있다. 따라서 외부 환경에라도 짜여진 틀(structure)이 있어야 한다. 할 일 목록이나, 숙제를 적는 노트, reminder, 미리보기(preview) 등을 반복해서 말해준다. 짜임(structure)과 반복(repetition)이 가장 중요하다.

6) 규칙(rule)을 학생이 직접 쓰게 하고 이를 잘 보이는 곳에 붙여 놓는다.

7) 지시 사항(direction)도 우선 쓰게 하고, 쓴 것을 말하게 한다. 그리고 다시 한 번 더 말하게 한다. 주의산만증 환자들은 한 번 이상 들어야 한다.

8) 자주 아이와 눈을 맞춘다.

9) 이런 아이들은 선생님과 가장 가까운 곳에 앉게 한다.

10) 문제 행동의 제어(limit-setting)나 사람과 사람 사이의 경계(boundaries)를 지키는 것에 대해서는 단호해야 한다.

이렇게 하는 것이 아이를 오히려 편하게 한다. 그 자리에서 바로, 단순하게, 권위를 갖고 하는 것이 좋다. 굳이 장황한 설명을 할 필요가 없다(나의 5살 난 환자가 문제를 일으킬 때마다 울음을 터뜨리는 그의 엄마에게 나는 이렇게 이야기했다. 이 아이는 자기 자신을 조절하는 것이 힘들어서 사고를 치는데, 그걸 도와줘야 할 엄마가 울면 아이는 이 세상에서 누구를 믿겠느냐고).

11) 이 아이들은 변화에 가장 취약하다. 스케줄 변화가 예상되면 미리 칠판에 써 놓고, 반복해서 말해준다.

12) 아이들이 방과 후에 무엇을 할지 도와준다. 이 아이들은 어떤 결정이든지 미루고(procrastination) 또 미루기 때문이다.

13) 아이들이 스트레스가 쌓여 있거나 지루해할 때 교실 밖에 나갔다 올 수 있는 기회를 준다.

이는 자기 자신을 관찰할 수 있는 좋은 기회도 된다. 그대로 참게 하여 더 큰 문제가 생길 수 있으니 미리 예방을 하는 것이 좋다.

14) 숙제는 양보다 질에 중점을 둔다. 이 아이들은 양이 적어도 시간이 오래 걸린다.

15) 아이의 발달 과정을 자주 지켜보고 잘하는 것에 대해서는 칭찬을 많이 해준다. 왜냐하면 나중에 문제가 많이 쌓인 후에는 고치기가 어렵기 때문이다.

16) 분량이 많은 과제나 프로젝트는 작게 나누어 하도록 도와준다. 이것은 부모의 스

트레스도 줄여 주는 일석이조의 효과가 있다. 부모들 중 많은 이들이 ADHD 환자들 임을 잊지 말자.

17) 교사가 가끔 색다른 놀이를 하거나 아이들과 재미있는 시간을 가지면 ADHD가 있는 아이들에게 큰 도움이 된다.

내 손녀가 다니는 파사데나 초등학교의 4학년 담임 선생님은 30대의 남자 분인데 가끔씩 분홍색 수트나 광대 같은 복장을 하고 나타나 아이들로 하여금 환호성을 지르게 하는 것을 본 적이 있다. 이 시기가 사춘기에 접어드는 발달단계상 어려운 시기 임을 감안하면, 선생님의 이 같은 행동이 ADHD의 유무와 관계없이 아이들로 하여금 학교 생활에서 즐거움을 느끼게 하거나 학교가 좋아지도록 만들지 않았을까. 또 내가 일하는 병원에서 인기가 높았던 소아과 의사 한 분은 갖가지 동물들의 그림이 새겨져 있는 넥타이를 수십 개를 번갈아 매고 와서 어린 환자들을 기쁘게 했다. 의사는 무섭고, 아프게 한다는 선입견을 자연스레 깨뜨린 현명한 분이다. 그러나 너무 지나치면 아이들이 과도 항진(overstimulate)이 되는 수도 있으니 조심해야 한다.

18) 어떤 아이들은 특수한 도움이 필요하다.

가령, 쓰기가 힘든 아이들에게는 컴퓨터를 이용하여 타이핑을 하게 한다. 강박 증상이 너무 심했던 7살 환자 한 명은 숙제를 하는 동안 너무 여러 번 지우개로 지우는 바람에 결국에는 숙제하던 종이가 찢어져 버리는 적이 여러 번 있었다. 이 환자가 타이핑하여 숙제하는 것을 허락을 받은 후로는 모든 가족이 행복해졌다.

19) ADHD 환자의 부모들이 선생님에게 가장 고마워한 것은 '가정-학교-가정(home to school to home)'이라는 일종의 가정통신문 노트북을 만들어 교사와 부모 사이에 대화의 고리를 만든 것이었다. 아이에게 작은 발전의 흔적을 발견하는 것이 부모들에겐 큰 기쁨을 주는 일이었다. 어떤 선생님들은 매일 '하루 성적표'를 주는 것으로 학생과 부모들을 격려하기도 했다.

20) 이 아이들에게는 무엇이든 단순 명료한 것이 좋다.

각종 지시 사항(instructions), 선택 여부(choices), 앞으로의 시간표(scheduling) 등을 눈에 띄는 색상과 단순한 형태로 만들어 보이는 곳에 본인이 붙여 놓도록 한다.

21) 많은 것들을 게임 형태로 하면 아이들의 의욕이 높아지고 지루해하지 않는다.

소아정신과 의사가 초등학교 저학년 아이들을 진단, 치료하는 과정에 각종 놀이를 사용하는 것과 비슷한 원리이다. 아이들은 말로 대답하기에 힘든 것들도 그림을 그리게 하거나 인형 놀이를 하게 하면 어렵지 않게 진심을 나타낸다. 여섯 살 여자 아이가 인형을 가지고 놀 때 마지막에는 꼭 엄마 인형이 아이 인형을 '맴매'하며 야단치는 장면으로 끝이 나는 것을 보았다. 엄마에게 물어보니 그동안 숨겨 왔던 체벌 문제가 심각했다. 엄마는 자신이 어린 시절에 아이의 증상과 비슷한 행동을 하다가 어른들에게 많이 맞았다는 이야기를 울면서 했다. 그 후 이 엄마도 ADHD 치료를 받았는데 그 이후로는 소녀의 놀이에 때리는 장면이 없어졌다.

일곱 살의 한 사내 아이가 우울증과 ADHD가 동반된 문제로 치료를 받았다. 어느 날 소년에게 "식구들과 무엇을 하고 지냈는지 기억나는 것을 그려 볼래?"하고 말했다. 소년이 열심히 그림을 그리는 동안 나는 어느 정도 마음을 놓았다. ADHD가 있는 아이들은 대개 자신의 나이보다 2~3년 정도 더 어리게 행동하기 일쑤인데 십 분이 넘도록 꼼짝하지 않고 열중하여 그림을 그리고 있으니 말이다. 산만증 증세가 심하지 않거나 그림 그리는 것을 좋아해서 이때만은 집중에 문제가 없나 보다 생각했다. 게다가 우울한 아이들은 의욕이 떨어져 있어서 모든 일에 시큰둥하기 쉽다.

드디어 아이가 그림을 끝냈다고 보여 준다. 그런데 뭔가 이상하다. 자신의 옆에 있는 사람이 흰색 크레용으로 그려져 있었다. 나는 아이에게 그림 속 사람들이 누구인지, 또 무엇들을 하고 있는지 물었다. 그림은 자신이 좋아하던 그리피스 공원에서 가족들이 함께 놀던 장면이었다. 하얗게 그려진 사람은 자신의 아버지라고 했다. 술에 취한 채 운전을 하다가 몇 사람을 '살해'해서 지금은 감옥에 가 있다고 엄마가 나중에 말해 주었다. 온 가족이 아빠랑 그 공원에 갔던 것이 이삼 년 전이었다는데, 기억이 희미해져서 아빠를 흰색으로 그린 것인지, 아니면 늘 술에 취해 있어 가족들과 소원했던 아빠를 정확하게 기억할 수가 없어서인지 나는 더 물어보지 못했다. 책임감 없는 아버지의 유전인자를 통해 ADHD를 물려받은 아이에게 연민이 생겼다. 예민한 어린이에게 우울증까지 동반되어 나타난 이유가 아버지를 잃은 상실감 때문일까, 알코올을 남용하는 부모의 자녀들에게서 많이 나타나는 우울 증상 때문일까. 나는 가슴이 아팠다.

나는 유소년기를 보내는 동안 만났던 선생님들을 잊을 수 없다. ADHD를 가지고 태어나 책이나 학용품을 자주 잃어버리고, 공상에 잠겨 있는 시간이 많았던 나를 격려해 주시고 칭찬을 아끼지 않으셨던 여러 선생님들 덕분에 오늘의 내가 있을 수 있었다. 나 자신도 모르는 나의 문학적 소질(?)을 발견해서 극작가의 꿈을 꾸게 해주셨던 국어 선생님, 한국에도 강한 여성이 필요하다며 의사의 길로 이끌어 주신 스승님, 이민 초기, 문화의 충돌성 가운데에서 있는 나를 친절하게 이끌어 주셨던 내 자녀의 선생님들, 이 모든 선생님들에게 감사를 드린다.

Parent, Name
Address
Telephone Number

Date
(appropriate date)

(Address of the relevant school district)
Department of Special Education
Los Angeles Unified School District
450 N. Grand Ave.
Los Angeles, CA 90012

Reg: Child's Name
DOB: Child's date of birth
SS#: Child's social security number

To whom it may concern: (if you know the person's name, it's better to address
his/her name)

I would like to request an educational evaluation/assessment for my son
(daughter), __(child's name), in order to assess his/her current difficulty at
school. I further ask you to formulate an appropriate educational plan based on
his/her specific educational needs. ____(child's first name) is a ___
_____(child's grade) grader at _____(child's school name). Her/his teacher,
_____(teacher's name) told me that _____(child's name) has been
disruptive and hyperactive in her/his class (describe child's behavior /problem). I
also have observed that it has been difficult for him/her to maintain his/her
attention long enough to accomplish his/her daily work and has been acting
impulsively (add more problem if you like).

Pursuant to the Section 504 of the Rehabilitation Act of 1973 and the Individuals
with Disabilities Education Act (IDEA), the School District is responsible to
provide a prompt and thorough evaluation on his/her disability as well as
creating an individual educational plan (IEP) to help him/her with his/her current
difficulties.

I feel I should have taken the necessary action for my child (or child's name)
sooner. However, I have confidence in our school district. I believe my
son/daughter will receive a fast and appropriate attention in this matter. I would
greatly appririciate your kind and timely action taken for my son/daughter.
Please, feel free to call me at _____(parent's telephone #).

Sincerely yours,

Parent' signature
Parent's Printed name

I.E.P. 요청 시의 Sample Letter

ADHD를 가진
아이의 부모를 위한 조언

"ADHD는 아이의 잘못도, 부모의 잘못도 아니다."

ADHD는 부모나 조부모로부터 유전인자를 통해서 내려오는 가족의 병이다. 내 가족의 예를 보더라도 아버지, 나 자신, 큰 딸 은하, 큰 손자인 세종, 그 밖의 많은 사촌들, 조카들에게 증상이 있다. 나는 만나보지 못했지만 할아버지도 증상이 심했다고 한다.

또한 이 장애는 어린 시절에만 발견되는 것이 아니다. ADHD가 있는 아이들 중 60-70%는 어른이 되어서도 이 증세를 갖고 있다. 하지만 충동성이나 과잉 행동보다 집중하는 데 문제를 보이는 경우가 많다. 그런데 어른이 된 후에는 이 증상이 쉽게 발견되지 않을 가능성이 있다는 것이 문제다. 동반해서 올 수 있는 병인 우울증, 불안증, 알코올 남용 장애, 반사회적 행동, 강박 증세, 조울증 등의 뒤에 숨겨져 있기 때문이다. 따라서 환자를 볼 때 ADHD를 미리 염두에 두고 있지 않았다면 진단을 놓치기 쉽다.

나는 여고 시절, 예체능 분야에는 통 소질이 없는 데다 책을 읽을 때면 자연스럽게 하이퍼포커스(hyperfocus)하게 되는 덕에 3년 내내 학년 전체(360명)에서 1등을 했다. 그리고 연세대학교 의과대학에 입학하여 별탈 없이 졸업한 후 원주 기독 병원에서 내과 수련을 받았다. 미국에 온 후에는 소아청소년 정신과 전문의 수련을 마치고 일반 정신과 전문의와 소아청소년 전문의 자격을 취득했다. 그러다가 한국에 가서 용산에 있는 121 Evacuation Hospital에서 미 육군 군의관 자격으로 일하게 되었다. 거기서 일하게 된 동기는 홀로 되신 시어머니의 환갑연을 해드리고 싶었고, 동시에 한국을 떠난 지 5년 만에 그리운 고국에 가서 일하고 싶었기 때문이었다. 미국으로 돌아온 후 워싱턴 주에 위치한 메디간 육군 병원에서 3년 반을 일하다가 소령으로 명예 제대를 했다. 그 후 LA로 내려와 지금까지 40여 년 동안 '천사의 도시' 생활을 즐기고 있다. 처음 3년 동안은 아시아 태평양 상담 치료 센터(Asian Pacific Counseling and Treatment Center)에서 일했고, 그 후 카이저 병원에서 35년 반을 일했다. 2020년 1월에 은퇴를 하였으니 1970년 연세대 의과대학을 졸업한 지 꼭 50년 만이다.

내 과거 이력을 장황하게 기술한 것은 50여 년간 정신과 의사 일을 계속하며 많은 환자들을 치료했으면서도 정작 나 자신에게 ADHD 장애가 있다는 것은 몰랐다는 사실 때문이다. 내가 이것을 깨닫게 된 것은 큰 딸 나이 30살이 넘어서였다. 정신과 의사가 ADHD에 대해서 쓴 "Driven to Distraction"이라는 책을 읽은 후 은하는 자신에게 이 문제가 있다는 것을 느꼈다고 한다. 본인이 살고 있는 샌프란시스코 인근의 정신과 의사를 찾아가서 상담을 했더니 진단을 내리고 각성제를 처방해 주었는데, 많은 도움이 된다는 것이었다. 그제서야 나는 20여 년 간 딸과 같이 살면서 일어났던 크고 작은 사건들의 원인을 알게 되었다. 큰 딸과 나는 공통적으로 갖고 있는 비슷한 문제들이 무척 많다. 자신의 물건이나 서류를 정돈하지 못하고(organization 기능 문제), 내가 수표 정리를 해야 할 때(은하의 경우는 시간이 오래 걸리는 숙제들을 해야 할 때), 시작도 못하고 계속 미루는 버릇(procrastination, task initiation 기능 문제), 침착하게 충분히 생각하지 않고, 충동적으로 행동부터 하는 버릇(response inhibition 기능 문제) 등이 우리가 공유하고 있는 약점이다. 부모가 일생 동안 애를 태우며 노력했지만 고치지 못했던 문제가 사랑하는 자식에게 똑같이 나타날 때 부모는 더욱 실망하고 분노하는 듯하다. 자신이 싫어하던 행동, 즉 '문제 행동'이 자식에게 나타날 때는 무의식적이지만 폭풍 같은 분노에 휩싸이게 된다. 이렇게 부모와 자식 사이에 서로의 강하고 약한 집행기능이 잘 맞지 않는 경우, '적합성(goodness of fit)'에 문제가 생기는 경우에 대해 아래에서 살펴보도록 하자.

앞에서 이야기 한 대로 ADHD는 도파민이나 노르에피네피린 등과 같은 신경전달물질의 불균형 상태로 인해 전두엽의 역할인 집행기능(executive function)에 문제가 온 상태다. 그렇다면 '집행기능(executive function)'이란 무엇일까?

집행기능이란 신경 과학 분야(neuroscience)에서 처음 쓰기 시작한 단어로서 모든 인간이 수행해야 되는(execute) 일들을 통틀어서 말한다. 어린 시절에 머리를 다쳤던 환자들을 연구하던 학자들이 흥미로운 발견을 했다. 이들이 사고나 행동하는 데 있어 집행기능의 문제가 많다는 것을 알게 되었다. 그런데 이같은 집행기능의 문제가 머리를 다친 적이 없는 ADHD 환자들에게서도 나타나는 것이 아닌가.

1) 집행기능의 종류

(1) 반응 억제 기능(Response inhibition): 행동하기 전에 먼저 생각부터 할 수 있는 기능이다.

(2) 실행 기억 기능(Working memory): 복잡한 일을 하는 도중, 과거에 기억했던 정보를 유지하여 과제를 완성할 수 있는 능력이다.

(3) 감정 조절 기능(Emotional control): 과제를 끝내거나 목표에 도달할 때까지 감정을 조절할 수 있는 능력이다.

(4) 주의 집중 유지 기능(Sustained attention): 피곤하거나 지루하더라도 끝까지 하던 일에 집중을 할 수 있는 기능이다.

(5) 작업 개시 기능(Task initiation): 오래 미루지 않고 적당한 시간에 일을 시작할 수 있는 기능이다.

(6) 우선권/계획의 기능(Plan/Prioritization): 어떤 일을 시작할 때 목적지에 도달할 수 있는 방법을 구상하고, 어떤 것이 중요하고 중요하지 않은지를 구분할 수 있는 능력이다.

(7) 조직 기능(Organization): 정보나, 물건들을 창조하고 잘 간직해서 필요할 때 찾아내는 기능이다.

(8) 시간 관리 기능(Time management): 자신에게 얼마나 시간이 있는지, 그 주어진 시간을 어떻게 써야 할지, 시간 안에 끝낼 수 있을지를 가늠하는 기능이다. 시간의 중요성을 아는 것도 여기에 해당된다.

(9) 목표를 향한 지구력 기능(Goal-directed persistence): 목표를 설정하고 이를 끝낼 수 있는 기능이다. 중간에 다른 길로 새지 않는 기능도 포함한다.

(10) 융통성 기능(Flexibility): 변화가 있을 때 적응할 수 있는 기능이다. 장애물, 실수, 새로운 정보 등이 있을 때 계획을 변경할 수 있다

(11) 메타인지 기능(Metacognition): 한 발짝 뒤로 물러나서 자신의 현 위치를 볼 수 있거나, 문제를 해결하는 상태를 알아낼 수 있는 기능이다. '내가 지금 어떻게 하고 있나', 또는 '내

가 과거에 어떻게 했나'를 살필 수 있는 기능이다.

2) 집행기능의 발달 시기

(1) 영아를 연구하는 학자들에 의하면 6-12개월 사이의 아기들이 이미 반응 억제(response inhibition), 실행 기억(working memory), 감정 조절(emotional control) 등의 집행 기능을 시작한다고 한다. 특히 아이가 걸음을 떼기 시작할 무렵 이 기능이 두드러지게 나타난다.

(2) 12-24개월 무렵에는 융통성(flexibility)이 발달한다.

(3) Preschool-초등학교 저학년: 작업 개시(task initiation), 조직력(organization), 시간 관리(time management), 목표를 향한 인내(goal-directed persistence) 등이 발달된다.

3) 집행 능력이 발달하는 과정

타고난 생리적인 능력과 경험이 합쳐져서 집행 능력이 발달된다고 본다. 예를 들어 아이가 언어를 익히기 위해서는 중요한 발달 시기에 좋은 환경이 필요하다. 처음 탄생했을 때에 뇌에는 언어를 배울 수 있는 가능성만 존재한다. 그러다가 엄마가 아기를 쳐다보면서 이야기를 해주고 아기의 옹알이를 웃고 받아주며, 책도 읽어주고 형제들도 말을 건네는 등 사랑스러운 환경이 조성되면 아이의 뇌 안에 있던 언어의 가능성이 실제 언어 사용으로 나타난다. 또한 아이가 2살쯤 되었을 때에는 세상을 향해 걸어 나가며 동시에 많은 단어들을 익힌다. 예를 들어서 아이가 앞으로 걸어가다 책상에 부딪쳤다고 하자. "어머나, 책상에 부딪쳤네."라는 엄마의 말을 들으면서 아이는 저도 모르게 '책상'이라는 단어를 배운다. 그리고 이러한 중요한 시기에 언어뿐만 아니라 집행기능도 발달된다. 만일 이 시기에 아이가 학대 또는 버림을 받았거나, 납 같은 독극물에 중독되는 경우, 정상적인 뇌 발달이 이루어지지 못 하고 언어 습득에 지장이 온다. 아이들의 환경이나 경험이 뇌 발달에 얼마나 중요한지 알 수 있다.

'늑대 소년(wolf boy)'이라고 명명되는 8세 가량의 소년이 프랑스의 깊은 산골에서 발견되었다. 바로 옆에 늑대 굴이 있었던 것으로 보아 아마 늑대들과 함께 살며 자랐던 것으로 추정되었다. 소년은 인간의 언어를 전혀 몰랐고 동물처럼 행동했다. 당시의 유명한 심리 학자가 "내가 이 아이를 진정한 인간으로 만들겠다."라고 선언한 후 열심히 아이를 가르쳤다. 그러나 그는 마침내 두 손을 들고 말았다. 중요한 발달 시기를 놓치면 언어를 익힐 수 있는 가능성도 사라진다는 것을 알게 된 것이다.

신생아의 뇌무게는 약 13온스(389 gm)이다. 청소년 말기나 성인이 되면 3파운드(1,360 gm)가 된다. 뇌에는 많은 신경세포(neuron)가 있다. 어린 아이 때 신경 세포에서 발달되어 나온 돌기들(dendrites or axons)은 정보를 교환하는 '대화(communication)'의 친구가 된다. 이들 돌기끼리 만나거나, 뇌세포와 만나는 장소를 '시냅스(synapse)'라 부르고, 시냅스에서 생성되어 나오는 화학 물질을 '신경전달물질(neurotransmitter)'이라 부른다.

이 신경전달물질 중에는 도파민, 세로토닌, 엔돌핀, 가바(GABA), 노르에피네프린 등이 있다. 또한 이 시기에 발생된 Axon이라는 길다란 돌기는 아주 먼 장소에까지 뻗어 나가서 뇌세포가 전하는 정보를 다른 신경세포나 수상돌기(dendrites)에게 보내준다. 이때 전파 속도를 빠르게 하기 위해, 축삭(axon) 둘레를 감싸는 마이엘린(Myelin)이 생성되어 양초 심지를 둘러싸고 있는 초 모양으로 된다(뉴욕 양키스의 전설적인 프로야구 선수 루 게릭(Lou Gehrig)이 근위축성 측삭 경화증(amyotrophic lateral sclerosis)이라는 병에 걸려서 사망해서 '루게릭 병'이라고 부르게 되었는데, 이 병은 마이엘린이 서서히 파괴되는 병이다. 또한 한국의 사진작가 김영달 씨는 제주도를 무척 사랑하여 그곳의 산과 바다 오름을 생을 마칠 때까지 렌즈를 통해 담아 후세에 남겼는데 이분도 같은 병으로 사망했다. 루게릭 병으로 고생하던 삼사 년 동안 그는 오래된 초등학교 건물을 개조해서 자신의 작품들을 전시해 놓았다. "모리와 함께 한 화요일(Tuesdays with Morrie)"이라는 책의 모리 씨도 이 병자였다. 마이엘린처럼 보조적 역할을 하는 조직을 백색질(white matter)이라 부르고, 신경세포와 시냅스가 모여 있는 부분을 회색질(gray matter)이라 부른다.

태아가 엄마의 자궁에서 5개월 정도 자라면 태아의 뇌에 약 1,000억(100 billion) 개의 신경세포가 만들어진다. 이것은 성인의 뇌세포 수와 같다. 어린 아이들의 신경세포와 중요한 시냅스로 구성된 회색질은 많은 것을 배워야 하는 유아기에 증가하다가 쓰이지 않거나 필요 없는 것들은 사라진다. 그러다가 11-12세경에 다시 증가되고, 청소년기를 지나면서 가지치기(pruning)를 통해 많이 정리가 된다. 그러니까 청소년기 이전에 모든 준비를 해놓았던 뇌(특히 전두엽 부분)는 청소년기를 지나면서 많은 변화가 생긴다. 미국에 있는 정신 건강 연구소, NIMH(National Institute of Mental Health)의 연구에 의하면 이 시기에 많이 쓰였던 뇌세포나 연결 부위들은 그대로 남아 있지만, 별로 사용되지 않았던 것들은 가지치기를 당해 없어진다. 'Use it or Lose it(쓰면 살고, 안 쓰면 죽는다)' 따라서 이 시기에 집행 기능을 많이 사용해야 어른이 된 후에 이 기능들의 도움으로 독립된 생활을 할 수 있다.

전두엽의 기능을 다시 한 번 정리하면서 집행 기능에 대한 이해를 높이자.

4) 전두엽의 기능

(1) 전두엽은 우리가 어디에 집중을 해야 될지 결정해 줌으로써 우리 행동을 좌우한다.

(예: 7살 난 지미는 다른 친구들처럼 나가서 놀고 싶지만, 그랬다가는 엄마를 실망시킬 테니 숙제를 먼저 한다).

(2) 전두엽은 과거에 우리가 경험했던 것을 현재에 연결시켜 주고 미래를 위한 설계를 도와준다.

(예: 10살 혜성이는 세 살 위의 형과 함께 자신들이 좋아하는 삼촌의 낚시 여행에 초대를 받았다. 그러나 형은 게임에 몰두해 있느라, 내일 새벽에 떠날 여행 가방 싸는 것은 잊어버린 것 같다. 그러면 삼촌이 다시는 초대를 하지 않을 것이다. 그래서 혜성은 자기 가방은 물론 형의 것도 싸놓았다)

(3) 전두엽은 우리의 감정과 행동을 조절해 준다.

(예: 6살이 된 린디는 꼭 가지고 싶은 장난감이 있어서 할머니와 함께 장난감 가게에 갔다. 그러나 그 물건이 다 팔려서 다음 주일에야 온다는 점원의 말에 다른 상점으로 향하는 할머니를 따라나섰다. 린디는 무척 속이 상했지만 할머니의 마음이 바뀔까 싶어 꾹 참고 울거나 떼쓰지 않았다)

(4) 전두엽은 사태를 관망하고, 계산하고, 잘 조절해서 과거의 잘못된 행동을 고치거나, 새로운 방법을 찾는다.

(예: 12살 된 클로이는 학교에 가지고 갈 수학 여행(field trip)허가서를 깜박 잊어버리고 갔기 때문에 그토록 기다리던 즐거운 여행에 참석할 수가 없었다. 그 이후에는 자기 전에 부모님의 사인을 받은 후 책가방 안에 미리 넣어 두어서 아침에 잊어버리는 일이 없도록 하였다)

위에서 본 바와 같이 집행 기능은 아기가 태어났을 때 '가능성'으로 뇌에 존재한다. 아이가 성장하면서 이 기능은 점점 향상되어 25–30세가 될 때까지 나아진다. 이 기능이 충분히 성숙해져야 독립된 생활이 가능하다. 따라서 부모의 과업은 아이가 자라는 동안 아이의 전두엽 역할을 해주는 것이다.

아기가 태어난 후 안전하고 평화로운 환경에서 잘 자고 잘 먹을 수 있는 환경을 제공하고, 아프지 않도록 살펴주는 집행 기능을 하는 것은 엄마의 몫이다. 그러다가 생후 6개월쯤 되면 working memory 기능이 시작된다. 엄마가 방을 나간 후 금방 돌아오지 않으면 마지막으로 엄마가 있던 곳을 바라보고, 그래도 엄마가 안 보이면 울기 시작한다. '엄마가 안 보이네. 기다려도 안 와. 그런데 예전에 내가 울면 나에게 왔었어.' 이미 '신택'과 '결정'을 한 것이다. Working memory는 아이가 과거의 일을 기억하고 그것을 현재 상황에 응용해 보며, 미래를 예측하는 기능이다. 11살 된 린디는 지난주에 엄마가 빨래 개는 것을 도와 드렸다. 그리고 나서 30분 동안 두 사람만의 산보 시간을 가졌는데 무척 즐거웠다. 오늘도 빨래나 다른 일을 도와 드려서 다시 둘만의 시간을 갖자고 이야기해 볼 계획이다.

6개월 된 아기와 11살 린디의 working memory 기능 사이에는 많은 차이가 있다. 그런데 6개월 된 아이가 이런 기능을 배우려면 먼저 엄마의 얼굴을 기억할 수 있어야 한다. 그리고 아기에게 특별하게 기억할 수 있는 경험이 있어야 한다. 이와 비슷한 때에 시작되는 집행기능 중에 반응 제압(response inhibition)이 있다. 이 기능은 어떤 사람이나 사건에 대해 반응을 할지의 여부를 결정해서 행동을 조절하는 능력이다. 이 시기의 아기들이 아무거나 만지거나 먹지 않는 것도 여기에 해당된다.

6-12개월 시기에 보이는 '반응 억제 기능(response inhibition)'은 아이가 어떤 사람이나, 사건에 대해 전혀 반응을 보이지 않아서 간혹 심한 '거부(rejection)' 같이도 느껴진다. 이 기능은 9살 된 그의 형이 차도로 농구공이 날아가도 금방 뛰어나가지 않고 좌우로 자동차가 오는지 살피는 기능과 같다.

아이가 걷기 시작하면, 부모님은 게이트(gate)나, 잠금 장치(lock system)를 사용하여, 한계 설정(limit setting)과 경계(boundaries)를 정해주고 자세히 관찰하며 "안돼.", "앗 뜨거워!" 등의 언어도 가르친나. 또한 alternative action도 배운다(고양이 꼬리를 잡고 흔드는 대신, 안고 쓰다듬어 준다. 동생이 귀찮게 굴면 때리는 대신 말로 한다). 이때 아이들은 어른의 말보다는 그들의 행동을 보면서 따라 한다.

그렇다면 ADHD가 있는 아이의 집행 기능에 문제가 생기는 원인은 무엇인가? 이들의 가장 큰 문제는 반응 제압 또는 반응 억제(response inhibition)를 못 하는 데 있다. 이와 관련하여 생기는 기능의 문제는 지속된 집중(sustained attention), 작업 기억(working memory), 시간 조절(time management), 작업 개시(task initiation), 목적을 위한 지속(goal directed persistence) 등이다.

아이들의 ADHD가 전두엽의 '성장의 지연(developmental lag)'과 관련되어 있다고 보는 학자도 있다. 이 때문에 다른 아이들에 비해 2-3년 뒤늦게 성장을 하지만,

완성되면 정상적 기능을 하게 된다. 그러나 간혹 문제가 계속 남아 있을 수 있다.

부모가 아이들의 집행기능에 대해 강점과 약점을 미리 파악하고 있으면 더욱 적절하게 도움을 줄 수 있다.

앞에서 예로 들었던 나와 은하의 문제, 즉 두 사람이 똑같이 약한 집행 기능을 가졌을 때 학자들은 다음의 방법을 권한다.

5) 집행 기능의 문제를 함께 극복하는 방법

(1) 문제를 고치려고 노력하지만 이것이 얼마나 힘든지를 알고, 유머를 사용하여 관심을 갖게 한다.

은하가 세종이에게 쓴 방법이다. "우리 두 사람 모두 조직적으로 정리하는 것이 얼마나 힘든지 알지 않니? 마치 장님 한 명이 다른 장님을 이끌고 가는 듯 하겠지만 어쩌겠니? 우리 두 사람 말고는 도와줄 사람이 없는걸."

(2) 두 사람 중 더 나은 사람이 없으니 가장 큰 문제를 한 가지 골라서 'brain storm(각자 여러 가지 의견을 내고 그중 가장 좋은 것으로 결정하는 회의 방법)'을 해서 방법을 결정한다

(3) 가끔 아이 때문에 너무 속이 상하면 부모 자신도 비슷한 문제가 있었다는 것을 기억해 본다. 그런 문제에도 불구하고 지금 어른이 되어 자식을 기르며 잘 살고 있는 것을 상기하고 아이에게 말한다. "사실은 나도 지금의 너에 못지않게 정리정돈에 약했어. 그렇지만 그런대로 어른이 되어서 잘 살고 있으니, 아마 너도 모든 것이 잘 될 거야."

(4) 아이의 약한 기능을 고쳐주는 동시에 부모 자신의 문제 기능도 고친다. 그러기 위해 은하는 다음과 같은 방법을 실행했다.

① 내가 갖고 있는 문제점들을 모두 종이에 적는다.

② 아이가 갖고 있는 문제점들을 모두 종이에 적는다.

③ 나와 아이의 문제점들 중 동일한 것이 있는지 찾아낸다.

④ 이 중 부모가 생각하기에 아이에게 가장 문제가 되는 것을 2-3개 찾아낸 후, 이에 대한 해결 방법을 써본다.

⑤ 똑같은 문제점이 자신에게 있어서 그동안 많은 사람들에게 지적 당했던 것 중 한 가지를 적어 본다.

⑥ 아이와 함께 한 가지 문제 상황을 골라서 아이가 그 문제를 어떻게 해결할지 의논한다. 또한 어떻게 부모가 신호를 주어서 미연에 방지할지도 결정해 놓는다.

⑦ 그 후 아이의 행동을 관찰하며 의논했던 대로 신호주기를 계속한다.

한국에서 이민 오신 부모들이 위와 같은 방법을 실제로 행동으로 옮기는 것은 무척 어려울 수 있다. 한국에서는 부모가 "내가 하라는 대로 해."라는 지시나 명령을 하면 무조건 그대로 따라야 했다(적어도 내 세대는 그랬다). 그러나 우리가 이민을 온 가장 큰 이유가 무엇인가? 많은 경우 자녀 교육을 위해서가 아니었던가. 여기서 학교를 다니고, 여기서 자란 친구들을 사귀며, 앞으로 이 사회에서 성공적으로 뿌리내리고 살게 되길 원한다면 부모와 자식의 관계가 수직적이 아닌, 수평적인 관계를 맺어야 한다.

은하와 세종이는 이런 방법을 사용했다.

세종이는 저녁에 숙제를 끝낸 후 과제를 다시 가방에 넣는 것을 잊어버리고 다음 날학교에 가곤 했기 때문에 숙제 미제출로 성적이 떨어지기 시작했다. 그런데 은하 역시일주일에 두세 번은 핸드폰을 챙기는 것을 잊고 직장이나 집 밖에 나서곤 했다. 혹시 전화기를 넣었더라도 배터리가 충전되어 있지 않았다. 계획을 세운 후 매일 직장에서 돌아오자마자 전화기를 충전대에 꽂아 놓았다. 아침에는 전화기의 알람이 울리게 했다. 이렇게 해서 잊어버리지 않고 전화기를 가지고 나가게 되었다.

확실히 자신의 문제가 해결되었다 싶었을 때 은하는 세종이에게 그동안 자신이 썼던방법을 말해 주었다. 그리고 세종이의 가장 큰 문제가 무엇인지 물었다. 세종이는 학교에서 숙제를 적어 두는 노트북(assignment book)을 집으로 가지고 오지 않아서 숙제를 못 하거나, 다 끝낸 숙제를 학교로 다시 가지고 가는 것을 잊어버리는 것이라고 했다. 그리고는 자신의 계획을 말했다. 그 후 세종은 네온 칼라로 만든 큼직한 사인을 침대 옆에 놓아두었다. 아침에 일어나서 'assignment book이 가방에 있니?'라고 씌어 있는 네온 싸인이 눈에 띄면 바로 가방 안을 조사했다. 그리고 사인을 침대 옆에 놓아두고 학교에 갔다. 오후에 집에 와서 숙제를 마친 후에는 우선 숙제 적는 노트북을 가방 안에 넣은 후에야 침대에 누웠다.

이렇게 몇 달을 계속했고 두 사람이 모두 성공했다. 물론 그 후에도 은하는 전화를 잊어버리는 날이 간혹 있었다. 대부분 스트레스가 높아진 경우였다. 이럴 때면 남편이나친구들, 동료들, 아니면 아이들에게라도 스트레스가 어디에 있을지 물어보고 일을 줄이거나 다른 방법을 사용했다. 그런데 부모의 스트레스뿐만 아니라, 아이의 스트레스도 문제가 된다. 여러 선생님들이 내주는 숙제가 너무 많이 쌓여 있거나, book report처럼 생각을 많이 해야 되고 open ended된 '골치 아픈' 숙제, 아니면 친구 문제 등일 것이다. 이때는 아이의 말을 경청하여 들은 후 학교나 가정에서 아이에게 스트레스를 많이 주는원인들을 제거하거나 줄여 줌으로써 더 깊은 수렁에 빠지는 일을 방지할 수 있었다.

6) 특정 분야에서 아이의 집행기능의 문제가 많을 때

(1) 아이의 감정적, 또는 행동 반응에 대해 자세하게 관찰하는 것이 중요하다.

어떤 아이들은 자신이 감당하지 못할 것이라는 염려 때문에 해결하는 데도 문제가 생긴다. 이런 걱정이 마음 속에 오래 있을수록 결과가 나빠진다. 가능하면 아이가 자신의 감정을 누구에게인가 빨리 표현할수록 기능 회복이 효과적으로 된다.

아이가 어떤 과제를 지나치게 피할 때, 사실은 어떻게 하는지 몰라서 피하는 것일 수 있다. 어떤 때는 남을 피해 혼자 있는 시간이 많아지고 어떤 경우에는 배나 머리가 아프다고 호소한다. 어떤 아이들은 화를 내며 문제 행동을 한다(acting out). 글씨 쓰는 것이 너무 싫은 아이는 일어나서 연필 깎는 기계에 가다 말고 근처 아이들에게 말을 시킨다. 아니면 주위의 친구나 동생들에게 싸움을 걸어서 쓰는 과제를 피하거나, 간혹은 피곤하다고 불평하며 그 과제를 끝까지 피하는 아이도 있다. 이 모든 일들은 "어떻게 하는지 모르겠어요."라고 말을 하면 해결될 수 있을 것이다. 하지만 이 아이들은 모른다고 정직하게 말을 하기에는 자긍심이 너무나 떨어져 있는 수가 많다. 아이가 어떤 분야에서 특히 이런 행동을 하는지 어른들이 관심을 가지고 찾아내게 되면 돕는 방법이 떠오를 것이다.

(2) 아이에게 특별한 문제가 있을 때 집행기능 중 어느 부분이 약하기 때문인지 알아내면 도와주기 쉽다.

세종이나 다른 십대들이 부모와 자주 부딪치는 문제 중 하나는 자기 방 청소다. 내가 한국에서 자라던 때는 내 방이 따로 없었고 청소하라는 어머니의 잔소리도 없었다. 지금 생각해도 고맙기 그지없다. 왜냐하면 나처럼 청소하는 것을 싫어하고, 또 하더라도 했는지 안 했는지 구별이 안 되게 하는 사람은 이 세상에 없는 듯하니까. 나의 이런 약해 빠진 청소집행 능력을 어머니는 어떻게 아셨는지 한 번도 청소 관련된 일로 꾸중을 하신 적이 없었다. 나는 그 때문에 이 세상에서 내가 못하는 일은 없는 줄 알았다. 내 딸이나 나 자신이 가지고 있는 ADHD 증상을 그토록 오랫 동안 인지하지 못했던 이유도 어떻게 보면 어머니가 나에게 심어주신 크나큰 자신감(confidence) 때문인지도 모른다. 아니면 나의 어머니와 나는 서로가 다른 강점과 약점을 가지고 있으면서 필요하면 도와줄 수 있는 'goodness of fit'과 상관이 있는지도 모른다. 어머니는 자신의 향학열에도 불구하고 일제 시대라는 험난한 사회 환경 때문에 공부를 일찌감치 포기해야 했다. 그런데 그런 공부를 자식이 하고 있으니 아무런 요구도 하지 못하신 것이 아닐까. 세탁기, 식기세척기, 진공청소기가 없었던 그 시절, 네 명의 자식들과 까다로운 남편의 요구를 충족시키며 모든 일을 혼자 도맡아서 하셨다. 나는 한 번도 어머니가 불평하시는 것을 보거나 들은 적이 없다. 밤을 새워가며 시험준비를 한 후에도 행여 실수를 하지 않을까 마음을 졸이곤 했던 나의 비관적 미래상에 비해 어머니는 늘 웃음 띤 표정이었고 희망을 잃지 않으셨다. 한국전쟁 이후 어려운 살림 중에도 유쾌함을 잃지 않고 사셨던 것으로 기억한다. 우리가 예산에 살 때는 모든 동네 아주머니들이 우리집 대청에 모여 어려운 살림에도 큰 맘 먹고 장만한 라디오에서 흘러나오는 '청실 홍실' 드라마에 함께 귀를 기울이셨다. 서울에 올라온 후에는 TV를 보시며 유쾌하게 웃으시는 그 웃음소리가 내게는 아름다운 자장가였다.

나는 운이 좋게도 집행 기능의 강점과 약점을 서로 보완해 줄 수 있는 배우자를 만났다. 남편의 강한 반응 억제 기능(response inhibition)은 내 충동성을 기분 좋게 예방해 주었고, 그의 지속된 집중력 기능(sustained attention)과 강한 집행 기억력(work memory) 덕분에, 24년간의 결혼 생활 동안 수표 정리나 세금보고 등으로 인한 나의 집행 기능 결함을 느낄 필요가 없었다. 하느님이 도와주신 'goodness of fit'이 아닐 수 없었다. 이 또한 내가 자신에게 있는 ADHD 장애를 오십이 훨씬 지나서야 발견하게 된 어쭙잖은 변명일지도 모른다.

은하는 세종의 방 청소를 돕기 위해 우선 그 일에 필요한 집행 기능들을 써 보았다.

✓ Task initiation(작업 시작 기능) – 본인이 혼자 힘으로 청소를 시작할 수 있어야 한다.
✓ Sustained attention(지속된 집중 기능) – 끝까지 계속해서 청소를 끝낼 수 있어야 한다.
✓ Planning/prioritization(계획 기능) – 어떤 일이 특히 중요한지, 또한 버릴 것과 버리지 않을 것을 구별할 수 있어야 한다.
✓ Organization(조직 기능) – 자신이 가진 물건을 어디에 둘 것인지 결정해 놓아야 한다.

위의 기능 중에서 어디에 문제가 있는지를 알아낸 후 다음과 같이 도와주었다. 만일 '작업 시작'이 힘든 것 같으면 엄마가 아이에게 청소할 시간이 언제인지를 일러 준다. '집중의 연속'이 어려운 듯하면, 청소 일을 작게 나누어서 하도록 돕는다. '계획'이 어려우면 아이와 함께 앉아서 청소할 때 필요한 모든 일들, 즉 더러운 옷들은 빨래통에 가져가고, 바닥에 떨어져 있는 옷이나, 책들은 옷장이나 책장에 올려놓고, 책상이나 옷장 위는 걸레질을 하고, 바닥은 청소기를 돌려서 먼지를 제거한다. 이 모든 것들에 대해 하나하나 체크리스트로 만든다. 마지막으로 조직력에 문제가 생겼다면, 아이에게 자신의 침실을 디자인하고, 어디에 자기 물건들을 둘 것인지 그려 보게 한다. 그런 다음 그림을 보며 그대로 정리한다.

아이가 어떤 때에는 과제를 잘하고, 어떤 때엔 잘 못한다면, 꾸준함(consistency)이 부족한 상태다. 잘 했을 때의 환경이나, 도움 받았던 것이 무엇이었는지 적어 보고 그런 환경이나, 주위 인물들을 고려해 본다. 간혹 과거의 나빴던 경험 때문에 그 일을 피하는 수도 있다. 이런 경우에는 우선 작은 문제부터 해결하도록 해서 자신감을 갖게 하면 도움이 된다. 또는 아이가 과제를 시작할 때 부모가 끝까지 지켜보고 도와주겠다고 약속한 후 성공할 때까지 도와주어 아이의 자신감을 길러 준다.

2 학교에서 받을 수 있는 도움

나는 ADHD 진단을 받은 새로운 환자가 학업 성적이 너무 많이 떨어져 있어 혼자 힘으로는 따라가기가 어려운 상태라고 느낄 때 환자와 부모의 승인을 받아, IEP와 504 plan을 요구하는 편지를 학교에 보냈다. 아이들에게 무엇보다 중요한 환경은 가정과 학교다. 많은 학교에서 ADHD를 심한 상태의 집행 기능 문제로 보고 있고, IEP도 이에 준해서 계획을 세운다. 학교 적응에 성공한 아이들은 부모님을 자랑스럽게 만든다. 학교가 아이의 행복에 100퍼센트 영향을 끼치는 것은 아니지만 아이가 자신감을 갖는 데 직접적 효과를 나타낸다.

1) IEP란 무엇인가?

집행기능이 약해(ADHD처럼) 아이가 학업을 정상적으로 소화해 내지 못 한다면 이는 교육 장애에 속한다.

1970년경에 케네디 대통령이 서명했던 IDEA(Individuals with Disability Education Acts)는 1980대와 1990년대를 지나면서 변화를 거듭했는데 이런 방법에는 육체적이나 정신적인 원인에 의한 모든 장애자들의 교육을 위해 최대한의 도움을 줄 것이 명문화되어 있다.

'The Americans with Disabilities Act(1990)'는 '장애인'을 다음과 같이 정의한다.

'육체적 또는 정신적인 문제로 인해 삶의 중요한 한 가지나 그 이상의 영역에서 지장을 초래받는 개인'

이 법에 의하면 집행 기능에 문제가 있는 것은 정신적인 장애이며, 삶의 중요한 영역이 학교이니 ADHD를 교육 장애자라고 보는 것은 당연하다. 어떤 교육자들은 이 증상이 있지만 좋은 성적을 내는 아이들이 있으므로 장애자가 아니라고 주장한다. Peg Dawson과 Richard Guare라는 두 명의 심리학자가 쓴 "Executive Skills in Children and Adolescents(3판)"에 의하면 "가끔은 성공을 하지만 항상 할 수 있는 consistency가 없으니 집행 기능 장애자에 속한다"라고 주장한다.

그러나 반드시 특수 교육반에 가야 할 필요가 없을 때는 나는 504 plan을 부모님들께 추천했다. 504는 'Rehabilitation Act of 1973, Section 504'에서 유래된 법 조항이다. 어떤 장애가 있는 학생이라도 교육을 받을 충분한 기회가 주어져야 하고 'Level Playing Field', 즉 장애 때문에 차별 등의 나쁜 대우를 받으면 안 된다는 Civil Rights 법 조항이다. 각기 다른 집행 기능을 돕기 위해 학교에서 어떤 방침이 있으며 어떤 것들이 시행되는지 알아보자.

(1) 반응 억제 기능
  ① 선생님이 지적할 때까지 손을 들고 기다리며, 그 전에 대답하지 않는다.
  ② 앞의 학생이 완전히 끝날 때까지 기다렸다가 선생님이 지시할 때 필요한 행동을 한다.
  ③ 대화나 게임 등 차례를 기다려야 하는 경우 반드시 자기 차례가 올 때까지 기다린다.
  ④ 의견 차이가 생겨도 절대 나쁜 언어를 쓰지 않는다.
  ⑤ 공부 시간에는 의자에 앉아 있는다.
  ⑥ 과제는 정확하게, 완전히 끝마친다.
  ⑦ 과제를 하기 위해서는 비디오, 유튜브, 스마트폰처럼 재미있는 것부터 하지 않고 과제부터 한다.

(2) 작업 기억
  ① 모든 숙제를 assignment book이나 전화기에 기록하고, 숙제를 on line에 적어두는 경우 반드시 그것을 체크한다.
  ② 필요한 자료들, 노트북들을 학교에서 올 때, 또는 학교에 갈 때 반드시 지참한다.
  ③ 끝낸 숙제를 날짜에 맞추어 제출한다.
  ④ 등교 시 필요한 학용품을 모두 가져간다.
  ⑤ 지시 사항이 복잡한 경우에는 필요에 따라 체크리스트를 만들어 쓴다.

(3) 감정 조절
  ① 교실을 무단 이탈하지 말아야 하고, 모르는 것은 도움을 청한다.
  ② 필요하면 잠시 쉬는 시간을 요청할 수 있다.
  ③ Recess 시간에 친구와 놀 때, 공격적인 말이나 행동, 또는 위험한 행동은 하지 않는다.
  ④ 몹시 화가 나거나 불안한 경우에, 가능한 방법을 이용하여 자신을 안정시키는 것을 배운다.
  ⑤ 자신을 안정시키고 시험을 치른다.

⑥ 심한 불안 감정을 나타내지 않은 채, 교실에서 발표할 수 있어야 한다.

⑦ 급우나 다른 학생들이 시비를 걸어도, 반응하지 않거나, 조용하게 한다.

(4) 융통성

① 스케줄이 변경되었거나, 누군가가 '안돼.'라고 했거나, 실망스러운 일이 있을 때, 빨리 그리고 조용히 적응할 수 있어야 한다.

② 환경이나 행동을 변경시켜야 할 때 조용히, 소요를 내지 않은 채로 움직일 수 있어야 한다.

③ 첫 번째 계획이 잘 안 맞으면 다른 방법을 찾아낼 줄 알아야 한다.

(5) 작업 개시 기능

① 교실 안에서 과제를 내주면 3분 안에 시작할 수 있어야 한다.

② 숙제를 정해진 시간에 시작할 수 있어야 한다.

③ 긴 과제인 경우, 짧은 휴식을 취한 후 되돌아와서 끝을 낼 수 있어야 한다.

(6) 계획 기능

① 자신이 매일 공부 계획을 세우고, 이를 따라 실행할 수 있어아 한다.

② 긴 과제는 몇 개의 작은 과제로 나누어, 각각의 시간에 맞추어서 끝낸다.

③ 강의 시간에 중요한 요점과 다른 세부적인 사항들을 구분하여 필기할 수 있어야 한다.

④ 중요한 요점을 파악하고 공부해서 시험에 대해 준비할 줄 알아야 한다.

⑤ 수필 작성 시 가장 핵심되는 의견을 반드시 쓰고, 다른 보충 사항들을 첨가할 줄 알아야 한다.

(7) 조직 기능

① 책상과 책가방, 숙제하는 장소에 필요한 학용품이나 기타 필요한 물품들을 구비해 놓을 줄 알아야 한다.

② 위의 물품들을 늘 정리해 두고, 필요 없는 것들은 버릴 줄 알아야 한다.

③ 공부하는 장소는 항상 깨끗하게 정돈되어 있어야 한다.

(8) 시간 운영 기능(Time management function or skill)

① 항상 시간에 맞춰 도달한다.

② 숙제는 제시간에 끝내서 제출한다.

③ 오랜 시간을 요하는 숙제나 시험 준비는 미리 스케줄을 짜서 할 수 있어야 한다.

④ 너무 많은 계획이나 책임을 떠맡아서 과제를 완성하는 데 불편함을 겪지 않도록 해야 한다.

"칭찬은 고래도 춤추게 한다."라는 말도 있지만 많은 동양인 부모들은 칭찬에 익숙하지 않다. 왜냐하면 자신들도 칭찬을 들은 적이 많지 않아서일 것이다. 한국인 어머니 한 분이 ADHD를 가진 내 환자, 자신의 아들에게 "너는 좋은 사람이야."라고 칭찬했지만 아무 효과가 없었다고 하셨다. 그 칭찬을 하게 된 계기나 이유를 기억할 수 있느냐고 물었더니 고개를 저으신다. 아마 어느 날 엄마의 기분이 좋았거나 내가 당부했던 '고래의 춤' 생각이 나서 '그냥 해본 듯'했다. 그런데 이와 비슷하게 부모들이 '일반적인 칭찬'을 하면 아이들은 그것을 다른 사람 이야기로 듣기 쉽다. 많은 심리 학자들이 추천하는 효과적인 칭찬 방법은 다음과 같다.

1) 좋은 행동을 한 후라면 그 자리에서 바로 칭찬을 한다.

내 환자들은 한 장소에서 다른 곳으로 이동할 때 시간이 오래 걸린다. 환자 대기실에서 내 사무실로 옮기거나, 내 사무실을 떠나 밖으로 나가야 할 경우, 그때마다 오랜 시간이 걸린다. 특히 자폐증 환자나 ADHD 환자들이 더욱 심하다. 자폐증 환자들은 심한 불안감 때문일 것이다. 주의산만증 환자들의 경우 대기실에서 자신이 갖고 놀던 장난감이나, 그림 그리기 등 재미있는 놀이를 포기하고, 재미없지만 원래 방문 목적인 의사를 만나러 가야 한다. 이때 필요한 집행 기능인 감정 조절 및 시행 작업의 집행 기능에 문제가 있는 것이 ADHD 증상이다.

이런 경우 그 아이에게 맞는 칭찬을 해주면 아이가 아주 협조적이 된다. 과거에 치료하던 환자라면 예전에 그렸던 그림을 들고나와 "Wow, so colorful!" 혹은 "Well organized.", "아주 creative한 그림을 그렸네.", "오늘은 어떤 그림을 그릴지 기대가 되네."라고 이야기해준다. 정말 색깔이나 구성 등이 확실치 않은 경우엔 '창조성'을 강조해서 칭찬을 해주면 아이는 자신의 장점을 알아주는 의사의 방으로 앞장서 걸어간다. 그러나 거짓 칭찬이나 의례적인 찬사는 아이에게 신빙성을 주지 못하며, 오히려 어른을 불신하게 된다. 환자를 이렇게 대함으로써 함께 있던 어머니에게 power struggle 대신 아이의 '융통성 기능'과 '작업 시작 기능(talk initiation)'을 도와주는 칭찬의 방법을 직접 보여준 셈이다.

2) 어떤 일이나 행동에 대해서 칭찬을 할 때는 정확하게 무엇 때문인지 아이에게 알려준다.

나는 아이들이 내 사무실을 나가기 전, 환자에게 '우리 같이 장난감들을 제자리에 놓아두고 다음에 와서 다시 놀까?"라고 말한 후 환자의 거동을 살핀다. 만일 아이가 너무 어리거나, 심한 행동 장애가 있는 경우에는(예: oppositional defiant disorder) 아주 단순한 것을 시켜서 성공 가능하게 만든다. 그래야 칭찬을 할 수 있고 아이에게 자신감을 줄 수가 있다. 만일 아이가 자동차를 가지고 놀았었다면, "이 자동차를 선반 위에 올려놓을까? 아니면 장난감 통에 넣을까?"라고 묻는다. 그 후 아이가 선택할 시간을 준 후에, "네가 직접 올려놓을래? 그동안 많이 컸으니까…" 그때 아이가 "싫어요" 하면, "어디에 놓는 것이 좋을지 결정을 해주었으니 고마워. 네가 정한 대로 선생님이 놓아둘게.", "이제부터는 집에서도 엄마랑 함께 네 방을 치울 수도 있겠네."라고 칭찬해 준다.

3) 아이의 성공적인 행동에 대한 가치를 알려주는 칭찬을 한다.

위의 환자의 경우, "네가 사무실로 빨리 와서 오늘은 선생님이 일을 아주 많이 할 수 있었어. 학교로 갈 편지랑 네 처방전, 또 장난감까지 다 치우게 되었네. 고마워!"

4) 아이가 일을 성공적으로 하려고 노력한 것에 대해 칭찬해 준다. 위의 아이의 경우라면, "아까 기다리는 방에서 재미있는 게임을 하다가 더 놀고 싶었을 텐데 중단하고 얼른 선생님 방으로 오려고 애써줘서 고마워."

5) 아이가 자신의 성공적인 행위에 대해 자랑스러움을 느낄 수 있고, 앞으로 문제 해결의 길을 보여주는 칭찬을 한다.

앞의 환자의 경우, "네가 사무실에 빨리 들어와서 오늘 선생님이랑 엄마가 많은 일을 했네. 그리고 앞으로 네 방 청소를 엄마하고 할 때도 오늘처럼 네가 어디에 놓을지 결정하고, 함께 하면 빨리 되겠지?"라고 칭찬해 보자.

내가 칭찬을 강조할 때마다 부모들의 대답은 한결같다. "그런데 칭찬할 일을 해야 어떤 칭찬이라도 하지요."라고 말하며 한숨을 짓는다. "부모님도 힘드시겠지만, 아이들이야말로 정말 피해자인걸요. ADHD 유전인자를 모든 형제가 다 받는 것도 아니고, 유독히 이 아이에게만 왔기 때문에 아무리 노력을 해도 실수를 하고, 머리는 좋아도 충분히 발휘를 못 하니 본인은 얼마나 속상하겠어요? 이 장애는 전두엽을 항진시켜서 모든 집행 기능들(감정을 제압하고, 과제에 집중해서, 계획을 세우고, 할 일을 끝까지 하도록 하는 기능)을 도와주는 도파민이나 노르에피네프린이 충분히 분비되지 않아서 생기는 뇌의 문제이니, 우선 뇌가 충분히 성숙하는 25세까지 어떻게 도와줄 수 있을지 생각해 봅시다. 이 아이들의 뇌 성숙도는 제 또래보다 2-3년 낮다는 것을 기억하시죠? 그러니 아드님이 지금 8살이지만 뇌에서 하는 기능은 5-6살 정도인 것을 잊지 마십시오. 5살이면 유치원에, 6살이면 이제 막 1학년이 된 나이지요. 다른 2학년 학생들과 같은 것을 배우고 따라 하기가 얼마나 힘들겠습니까? 그러니 매일 아침에 일어나 준비하고 학교에 가려고 집을 나설 때 진심으로 자랑스럽게 느끼시고, 어려운 공부를 하러 간다는 사실에 박수를 쳐주십시오. 또 학교 갔다가 오면 중간에 무척 힘이 들었을 텐데, 수업을 다 마치고 왔으니 이런 큰 승리가 또 어디에 있겠습니까. 만일 잘못된 행동이 있어서 고쳐야 될 일이 있다면 우선 3가지의 칭찬 거리를 이야기한 다음 한 가지의 잘못을 이야기 하는 게 좋다고 전문가들은 말합니다. 우선 칭찬을 듣는 순간 아이의 뇌에서 도파민이 나오는데 이 물질은 '보상(칭찬이나 상)'을 받을 때 나오는 물질이니 아이가 최고도의 집중 상태이겠지요. 그 다음에 고쳐야 할 것을 말씀하시면 열심히 알아듣고 잊어버리지 않을 겁니다. 그런데 먼저 잘못된 행동부터 지적하는 순간, 아이는 '나는 바보야.' 또는 '왜 사람들은 모두 나를 싫어하지?' 등 5-6살보다 더 퇴행한 감정에 빠져서 부모의 말 뜻을 알아듣지 못하게 되겠죠.

하루에 평균 100가지 잘못을 저지르는 아이라고 가정합시다. 어느 날 칭찬을 많이 들어서인지 보통 8살다운 행동을 했다면 특별히 기억해 주시고 칭찬을 아끼지 마십시오. 그러나 막연하게 "너는 미남이야."(내 환자의 어머니가 실제로 하신 칭찬입니다.)라든가 "너는 좋은 사람이야." 대신 "오늘 동생이 너의 장난감 트럭을 망가뜨렸는데도 화를 내거나, 때리지 않고 말로 잘 타일러서 다시는 그런 일이 없도록 한 것은 너무나 의젓한 형다운 모습이었어. 엄마는 네가 자랑스러워."라고 칭찬해 보십시오. 100가지의 행동 중 1%의 좋은 행동이라고 말하는 것은 나쁜 행동을 위주로 한 통계입니다. 좋은 행동을 기준으로 하면 이렇게 말할 수 있겠네요. 1에서 2로 올라갔으니 50%의 발전이라고."

어린 아이에게 가장 중요한 것은 엄마의 사랑과 인정(approval)이다. 엄마가 하느님보다 훨씬 더 중요하다. 엄마는 눈에 보이고, 음성이 들리고, 따뜻한 품이 있다.

미국의 링컨대통령, 과학자 토마스 에디슨, 노벨상 수상자, 알버트 아인스타인, 외교관이자 훌륭한 정치가, 봉사 소방 대원인 벤자민 프랭클린 등 많은 역사적 인물들이 ADHD 환자라는 것은 잘 알려진 사실이다.

아이에게 꿈을 주고, 자신들도 꿈을 키워나가는 용감한 어머니들이 우리 한국의 여성들이었음을 잊지 말자.

부록

ADHD 환자나 가족이
도움을 받을 수 있는 공공 기관

1 전국적인 기관들

1) CHADD: Children and Adults with ADHD

Tel. 301-306-7070, 800-233-4050

8181 Professional Place, #150, Landover, MD 20785

www.chadd.org

ADHD를 가진 한 명의 환자를 돕기 위해서 몇 명의 부모와 한 심리학자가 시작한 기관으로서 현재 세계의 모든 ADHD를 가진 어린이, 청소년, 어른들을 위해 다음과 같은 일을 한다.

(1) ADHD에 대한 낙인 또는 오명(stigma)을 없앤다.
(2) 개인의 장점을 살려주어서 인생의 도전들을 헤쳐나가게 한다.
(3) Executive function과 자신을 조절하는 능력을 이해하고, 조사하고, 진단한다.
(4) ADHD의 신경생리학에 대한 연구를 발전시킨다.
(5) 성인이 된 후의 결과를 계속 추적 연구한다.
(6) 이 장애의 새로운 치료 방법을 찾는다.
(7) 부주의성 산만증의 심리적, 사회적 치료 방법을 찾는다.
(8) 효과적인 자녀 양육 방법을 찾는다.
(9) 학교에서의 학습 및 행동 문제 해결 방법을 찾는다.

이상은 내가 2013년에 발표자로 참석 당시의 현황으로서, 당시 미국에는 1,500만 명의 환자가 있다고 추산했다.

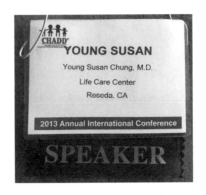

2) NAMI 한국인 가족 서포트 그룹(National Alliance on Mental Illness)

Naml Help line: 800-950-6264

www.NAMI.org

http://www.namiurbanla. org/nami

323-294-7814, 213-884-8156

최대 규모의 풀뿌리 정신 건강 기관으로 수백만 명의 정신병 환자와 가족의 보다 나은 삶을 위해 노력한다. 주로 조울증이나 조현병과 같이 증상이 심한 만성 환자들과 가족들이 회원으로 속해 있다. 교육과 집단 치료 등 여러 가지 서비스를 제공한다(각 지역마다 지부가 있어서 구글을 찾아보면 주소와 전화 번호를 알 수 있다).

내가 치료했던 두 명의 조울증 환자 부모님이 각각 부모 모임과 환자의 집단 치료에 참석해서 도움을 받았다고 보고했다. ADHD 환자들 중에서 이런 병과 동반 이환될 경우 도움이 될 것이다. 뉴멕시코 주의 주지사가 자신의 자녀의 문제 때문에 이 기관에 소속하여 많이 활동한 바 있다.

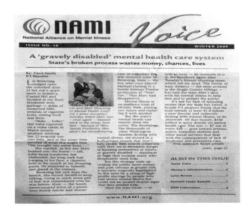

1) 한인 가정 상담소(KFAM , Korean American Family Service Center, Los Angeles)

Tel. 213-389-6755 (대표), 213-769-1617 (상담), 888-979-3800 (핫라인)

3727 W. 6th Street, #320, Los Angeles CA 90020

http://dmh.lacounty.gov/

첫 번째 한국인 여성 변호사이며, 여성과 어린이의 권리를 위해 앞장섰던 이태영 박사에게 깊은 영향을 받은 몇 명의 한인 이민 여성들이 1983년에 설립한 기관으로서 가정 폭력 희생자들의 권리와 복지를 위해 처음 세워졌었다. 30여 년이 지나며 로스엔젤레스 지역에 살고 있는 한인 이민자들을 위해서 언어와 문화적으로 적합한 정신 건강과 가정을 지키기 위한 탁월한 봉사 기관으로 자리 잡았다. 한인 이민자 가정이 이민자로서의 도전들을 헤쳐나가는 과정에 자신의 능력을 기르고, 좋은 관계들을 이룰 수 있도록 매년 5,000여 명의 어른, 아이 그리고 청소년들을 위해 다음과 같은 일을 하고 있다.

(1) 정신질환의 치료와 재활

이중 언어를 사용하며, 이중 문화에 익숙한 상담자들이 어린이, 청소년 및 어른들을 위해서 개인 상담, 가족 상담, 집단 치료, 정신과 약물 치료 등을 함으로써 정신 질환의 치료와 재활, 건강 상태의 유지를 도와준다.

이십여 년간의 봉사 활동을 통해서 나는 이곳에서 많은 숫자의 주의산만증 환자를 진단하고 치료하였다. 특히 인상적인 사실은 많은 어린이들이 학교에서 ADHD로 인한 행동 문제나 학습 문제로 KFAM으로 의뢰되어서 온 경우에 부모님 자신들에게 같은 문제가 있었지만 전혀 그에 대한 지식이나, 치료 방법을 모르고 있는 경우가 많았다.

(2) 가정 폭행 문제

Ben Hong Center for Women and Children을 통해서 가정 폭력 희생자들의 복지를 돕는다.

위기 상황의 도움으로 시작하여, 직업 알선, 경제적 상담, 생존자의 보조는 물론, 이런 문제에 가장 먼저 자문을 받는 종교 지도자들의 훈련도 정기적으로 한다. 최근에는 성적 폭행이나 human trafficking 문제도 다루고 있다.

많은 ADHD 장애를 가진 성인들 중에, 충동성이 높고, 분노 조절 능력의 저하 때문에 가정 폭력 가해자가 되기 쉽다. 재판정에서 선고를 받고서 52회 교육을 받으러 오는 가해자 중에는 학력, 지위, 직업에 관계없이 여러 계층의 사람들이 있다.

(3) Asian Foster Family Initiative

힌인이나 다른 아시아 태평양 민족(Asian Pacific Islander) 부모들을 모집하고, 훈련시켜서 언어와 문화적으로 적합하게 한인이나 태평양 제도 출신의 foster children을 양육하는 프로그램을 전국 최초로 실시하였다. 로스엔젤레스 카운티와 오렌지 카운티에서 온 이런 foster children들을 위해서 상담 치료와 장학금 지급, 학용품이 든 가방 전달 등의 행사를 정기적으로 하고 있다.

(4) Child and Youth Wellness

어린이의 건강을 위한 교육, 예방, public awareness를 높이기 위해서 '청소년 우울증', '어린이 학대' 등에 대한 세미나와 초등학교 입학 준비, 대학 입학 준비, 'Mommy and Me', 'Youth mentorship' 등의 workshop을 개최하였다.

(5) Child care Food Program과 Community Program 등이 있다.

2) 코리안 복지 센터(KCS, Korean Community Services)

http://www.kcsinc.org/

〈Orange County〉

Tel. 714 449 1125

7212 Orangethorpe Ave., #B, Buena Park, CA 00621

1975년에 '한인봉사회'라는 이름으로 안마태 신부와 그레이스 안 부부가 시작하였다가 2004년에 '한인 복지센터'라는 이름으로 개칭하고, 따님되는 엘렌 안이 사업을 확장하였으며 다음과 같은 일을 히고 있다.

(1) 상담 프로그램: 개인, 가족, 학교 의뢰, 법정 의뢰나 보호 관찰관 의뢰를 하고 있다.

(2) 교육: 자발적인 부모 교육, 알콜이나 마약 교육, 금연 교육을 하고 있다.

(3) 법원 명령에 의한 교육: 가정 폭력, 아동 학대, 음주 운전, 약물, 분노 조절 교육을 하고 있다.

(4) Project Outpace: Outreach for children, adolescents and adults

(5) Project Focus: 0-25세 사이의 심한 정신 건강 문제가 있는 가정을 도와준다. 의식주 문제, 상담, 치료, 부모 교육, 직업 알선 등을 통해 독립할 수 있도록 도와준다.

(6) 문화 프로그램: 미술, 영어, 컴퓨터, 시민권 교실, 재테크 컨설팅을 하고 있다.

3) 로스엔젤레스 카운티 정신 건강국(LADMH, Department of Mental Health)

응급/비응급 상담 전화(주 7일, 24 시간 가능)

Access: 1-800-854-7771

http://dmh.lacounty.gov/

지원 무료 전화

자살 예방 센터 생존자/유가족 상담 전화 1-877-727-4747

전국 청소년 학대 방지 상담 전화 1-800-448-3000

가출 청소년 위기 상담 전화 1-800-843-5200

아동 학대 상담 전화 1-800-540-4000

가정 폭력/성폭력 상담 전화 1-800-978-3600

약물 남용/노숙자 보건 1-800-564-6600

4) 아시아 태평양 상담 및 치료 센터
(APCTC, Asian Pacific Counseling and Treatment Center)

www.apctc.org

⟨Main Center⟩

Tel. 213-252-2100

520 S, Lafayette Place, 3rd floor, Los Angeles, CA 90057

⟨Metro Center⟩

Tel. 213-553-1850

605 W. Olympic Blvd., #350, L.A. CA 90015

⟨San Fernando Valley Center⟩

818-267-1100

5900 S. Sepulveda Blvd., #425, Van Nuys, CA 91411

⟨Cerritos Center⟩

Tel. 562-860-8838

11050 E. Artesia Blvd., #E, Ste.E, Cerritos, CA 90703

〈Torrance Center〉
Tel. 310-316-9664
3528 Torrance Blvd., #210, Torrance, CA 90503

〈Long Beach Center〉
Tel. 562-988-8822
1040 E. Wardlow Road, Long Beach, CA 90807

〈Wilshire Center〉
Tel. 213-483-3000
1310 Wilshire Blvd., L.A., CA 90017

필자는 미 육군 군의관으로 4-5년간을 복무한 후 소령으로 명예 제대를 하고, 남편을 따라 LA로 왔다. UCLA 의과대학에 전화해서 아시아 계통의 의사를 바꾸어 달라 요청하여 일본계 정신과 의사인 닥터 야마모토와 통화를 하였다. 그리고 자신을 소개한 후 혹시 어느 기관에서 소아정신과나 성인 정신과 의사를 찾는지 아느냐고 물었다(워싱턴 주 타코마시에 있는 메디간 육군 병원에서 일하다가 갑자기 이사를 왔으니 아는 사람도 없고 정신과 저널을 뒤져서 직업을 찾아 보는 것도 큰 도움이 안 될 것 같았다. 팔이 안으로 굽는다는 생각에서 아시아인 의사를 찾은 것이다).

그분은 무척 반가워하며 아시아 태평양 상담 치료 센터로 가보라고 했다. 자신이 그곳의 이사 중 한 명인데 그동안 한국어 구사가 가능한 정신과 의사를 열심히 찾아왔다고 했다. 전화한 다음 날부터 일하기 시작한 APCTC에는 한국인, 중국인, 일본인, 필리피노, 월남인 등 이민자들이 자신의 언어를 사용하고 고유의 문화를 이해하는 상담자 및 정신과 의사들을 볼 수 있기 때문에 환자들에게 무척 유익하고 편리한 곳이었다. 그리고 유교식 교육을 받은 공통적인 배경이 있어서인지 나는 중국 의사나 필리핀 의사들과 잘 어울렸다. 그곳을 찾아와서 남가주 의과대학 정신과 4년 차 수련을 한 닥터 러보 (Leveaux)를 수퍼바이즈한 것이 인연이 되어 결국 나는 1984년에 카이저 병원으로 일터를 바꾸게 되었다. 최근에는 알메니안을 비롯 훨씬 많은 민족 이민자들을 치료하며 지부를 여러 곳으로 확장했다.

5) 한미 특수 교육 센터(KASEC, Korean American Special Education Center)

info@kasecca.org

Tel; 562-926-2040

〈Orange County〉

1661 N., Raymond Ave., #109, Anaheim, CA 92801

〈LA County〉

1233 S. Western Ave., Los Angeles, CA 90006

발달 장애, 정신 건강, 특수 교육과 관련된 전문가 칼럼을 통해 올바른 최신 정보와 지식을 전달하는 비영리 단체이다. 발달 장애인을 지원하기 위해 2000년도에 특수 교육 및 정신 건강 전문가들을 중심으로 설립된 비영리 단체(501 C, 3)로서 미주 한인 커뮤니티 내의 발달 장애인과 그 가족을 위한 정보 및 서비스를 제공하는 최초의 특수 교육 센터이다. 또한 장애와 더불어 이민자로서 언어적, 문화적 어려움을 동시에 겪고 있는 가정들을 위해 필요한 자원과 정보 지원 및 권리 증진을 위해 노력하고 있다.

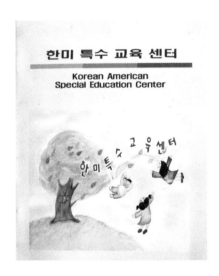

6) Regional Centers(리저널 센터스)

각각 다른 지역에 있는 21개의 비영리 단체와 칼리포니아 주정부가 계약을 맺고, 모든 나이의 발달 장애자와 가족이 도움을 받을 수 있도록 도와주는 기관이다. '발달 장애자'란 법적으로 저능아(mental retardation), 소아마비(cerebral palsy), 간질(epilepsy), 자폐증(autism) 환자를 말하며 증세가 18세 이전에 발생했어야 한다. 그러나 의학적 병 때문에 3살 이하의 어린이가 발달 장애가 될 '위험(high risk)'이 있다거나 부모가 발달 장애자인 경우에도 이 기관의 도움을 받을 수 있다.

Service coordinator가 환자 자신이나, 그의 부모나, 다른 가족, 지지자(advocate) 또는 간병인(service provider)으로부터 정보를 받아서 혜택을 받을 수 있는지를 결정한다. 궁극적으로 Person-Centered Individual Program Plan을 세우는 것이 목적이다.

(1) 역사적 고찰

1960년도경에 13,000명의 발달 장애자들이 이미 포화 상태에 있던 정신 병원에 입원해 있었고, 3,000여 명이 그곳에 입원하기 위해 2-3년을 기다려야 했다.

1969년에 Lanterman Act가 통과되어서, 나이에 막론하고 발달 장애인들이 자신의 지역 사회안에서 독립적이고, 생산적인 삶을 살 수 있도록 치료와 보조를 받을 수 있게 되었다.

현재 가주 안에는 180,000명의 발달 장애자가 58카운티 안에 있는 21개의 리저널센터에서 도움을 받고 있다.

(2) 센터에서 제공하는 서비스

정보 및 의뢰(referral), 진단 및 평가, 유전 상담(genetic counseling), 위기 및 행동의 중재, support groups, 성인의 Day Program, Residential Care, 교통 수단의 도움(transportation), 훈련 및 교육, Advocacy(지지, 옹호) 등이 있다.

위급상황인가요?
긴급지원 및 HOT LINE

- **ACCESS CENTER**
  800-854-7771
  La 카운티 정신건강국에서 24시간 운영하는 핫라인(한국어서비스 가능)

- **988 자살 예방 라이프라인(988 Suicide and Crisis Lifeline)**
  https://988lifeline.org/
  365일 24시간 무료 상담 제공, 전화기에서 988을 누르세요.

- **Orange Coounty Crisis Assessment Team(CAT)**
  http://www.ochealthinfo.com/
  855-625-4657 연중무휴 24시간
  정신건강 전문가들이 긴급대응 서비스를 제공합니다.

- **헬프라인 청소년 상담(Helpline Youth Counseling)**
  http://www.hycinc.org/
  562-273-0722
  Los Angeles, Norwalk, Long Beach 등 여러 지역에서 위기 상황의 청소년을 대상으로 상담을 제공합니다.

- **Teen Line**
  http://www.teenline.org/
  800-852-8336, [TEXT] 839863
  청소년 정신건강 전문가들이 전화, 이메일, 텍스트를 통해 도움을 제공합니다.

- **LA 카운티 가정폭력 핫라인(LA County Domestic Violence Hotline)**
  http://www.namiurbanla.org/nami
  800-978-3600, 365일 24시간 운영

카운슬러, 테라피스트를 검색해서
찾아볼 수 있어요!

- Psychology Today
  http://www.psychologytoday.com/us/

- Open Path
  http://openpathcollective.org/

- Asian Mental Health Collective
  http://www.asianmhc.org/